2024

합격 선배들의 맥 one pick!

퍼시픽 작업치료사 국시대비 문제집

OCCUPATIONAL THERAPY

신경계작업치료 Ⅱ

2

V·O·L·U·M·E

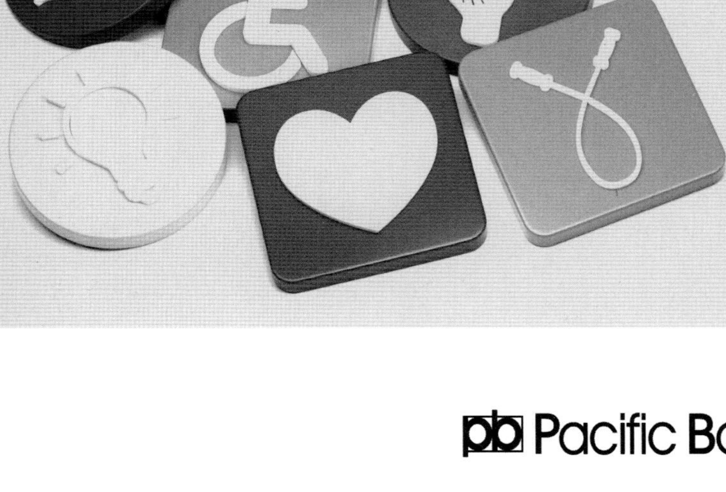

Pacific Books

작업치료사 국가시험
시험시간표 및 합격기준

시험과목

시험종별	시험 과목 수	문제수	배점	총점	문제형식
필기	3	190	1점/1문제	190점	객관식 5지선다형
실기	1	50	1점/1문제	50점	객관식 5지선다형

시험시간표

구분	시험과목(문제수)	교시별 문제수	시험형식	입장시간	시험시간
1교시	1. 작업치료학 기초 (70) 2. 의료관계법규 (20)	90	객관식	~08:30	09:00~10:10 (70분)
2교시	1. 작업치료학 (100)	100	객관식	~10:30	10:40~12:20 (100분)
3교시	1. 실기시험 (50)	50	객관식	~12:40	12:50~13:55 (65분)

* 의료관계법규 : 「의료법」, 「의료기사 등에 관한 법률」, 「장애인복지법」, 「정신건강증진 및 정신질환자 복지서비스 지원에 관한 법률」, 「노인복지법」과 그 시행령 및 시행규칙

합격기준

- 필기시험에 있어서는 매 과목 만점의 40퍼센트 이상, 전과목 총점의 60퍼센트 이상 득점한 자를 합격자로 하고, 실기 시험에 있어서는 만점의 60퍼센트 이상 득점한자를 합격자로 합니다.
- 응시자격이 없는 것으로 확인된 경우에는 합격자 발표 이후에도 합격을 취소 합니다.

머·리·말

작업치료 분야는 그 어떤 영역보다 광범위하고 다차원적인 분야이다. 의학, 심리학, 사회학 등 인간 관련 다영역적 학문으로 매우 다양하고 복합적 성격을 지닌 학문이다. 국내 작업치료 역사는 한국전쟁을 시작으로 이미 반세기가 지났으며, 매우 다양한 분야로 진출하고 있다. 반면, 국내 작업치료의 교육 현실은 예전보다 많이 발전하였으나 전공 교육과정에 필요한 교재는 여전히 부족한 상태이며, 이로 인해 국가시험을 준비해야 하는 재학생들에게 큰 부담이 되고 있다. 이에 본 교재는 부족한 교육과정을 보충하고 중요한 내용들을 요약정리하므로 보다 쉽게 작업치료사 국가고시를 준비할 수 있도록 구성하였다.

최근 국가시험은 보다 전문적이고, 과학적이며, 다양한 문제들이 출제되는 경향을 보이고 있다. 과거 출간된 서적들 대부분이 암기형 문제 풀이식으로 구성되어 있어 국가시험을 준비하는 학생들에게 큰 도움을 주지 못했던 반면, 본 서적은 다양한 분야의 실기형·사례형 문제들을 탑재하는 동시에 풍부한 해설을 통해 체계적이고, 논리적 학습이 가능하도록 편집하였다.

본 교재는 학생들의 이해도를 높이기 위해 구체적이고, 보다 체계적인 해설과 매뉴얼을 제공하고 있으며, 실전 문제와 같은 문제들을 통해 국시 및 임상대비 능력을 극대화하고자 하였다. 국시에 필요한 전공과목의 체계적인 정리는 학생들 스스로 학습이 가능하도록 하였으며, 출제 비중이 높은 이론과 실기, 그에 따른 해설을 통해 학생들의 학습효과를 극대화하여 국가시험에 대한 자신감을 높여주고자 한다.

작업치료사 국가시험을 준비하는 모든 학생들에게 등대와 같은 교재가 되기를 희망하며…

2024년 4월

작업치료 국시연구회

CONTENTS

OCCUPATIONAL THERAPY

1

C·H·A·P·T·E·R

척수 손상 (SCI : spinal cord injury)

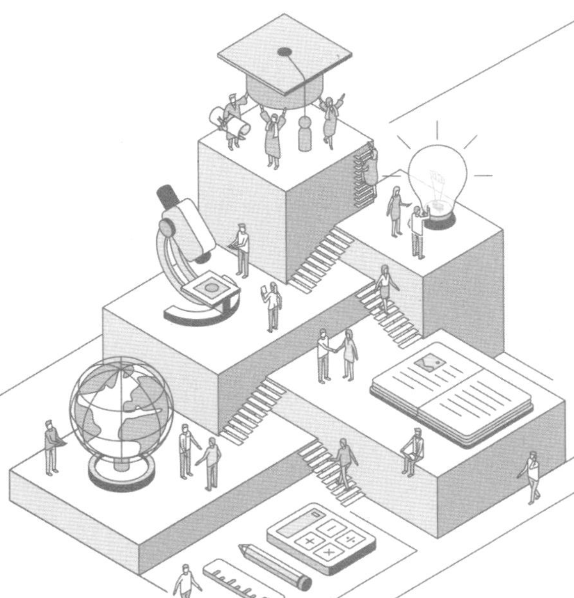

예·상·문·제·풀·이

01

다음 중 ASIA 스케일의 C 등급에 해당하는 설명으로 가장 타당한 것은?

1) 운동과 감각 기능이 없는 경우
2) 신경학적 수준 이하의 감각 기능이 존재하는 경우
3) 신경학적 수준(level) 이하의 운동 기능이 존재하는 경우
4) 신경학적 수준(level) 이하의 운동과 감각 기능이 모두 존재하는 경우
5) 신경학적 수준(level) 이하의 주요 근육들의 근력이 '3(F)' 미만인 경우

02

50세 이 남성은 사다리에서 떨어져 척수손상 T4 진단을 받았으며 종종 자율신경계 반사부전증이 나타난다. 응급조치로 옳지 않은 것은?

1) 혈압체크
2) 소변배출
3) 복대착용
4) 기립자세
5) 압박제거

문제해설

01 ASIA 스케일의 등급과 잔존기능
- A : 완전 손상
- B : 감각(sensation)
- C : 운동(motor) – 3 미만
- D : 운동(motor) – 3 이상
- E : 운동 및 감각

답 5)

02 복대착용은 기립성 저혈압 증상 완화를 도울 수 있는 것이다.

답 3)

03

T3 수준에서 척수의 왼쪽 절반이 손상된 SCI 환자에게 예상되는 결과(Rt/Lt)로 가장 타당한 것은?

1) 팔꿉 굽힘 : G5/G3
2) 어깨 굽힘 : G3/G5
3) 어깨 온도감각 : −/+
4) 팔꿈치 고유감각 : +/−
5) 젖꼭지 부위 온도감각 : −/+

04

세갈래근(triceps)의 근력이 zero(0)인 C6사지마비 환자의 앉기 균형을 위해 적절한 자세는?

1) 어깨뼈 올림
2) 어깨뼈 돌출
3) 팔꿉관절 굽힘
4) 어깨 안쪽돌림
5) 손목관절 굽힘

05

30대 남성은 뇌수막염 의심 진단을 받아 정확한 진단을 위해 뇌척수액을 추출하고자 한다. 바늘의 적절한 삽입 위치는?

1) L_1~L_2
2) L_3~L_4
3) T_5~T_6
4) T_8~T_9
5) T_{10}~T_{11}

06

'mouse stick'을 이용하면 ADL 활동에 가장 많은 도움을 받을 수 있는 척수손상 수준은?

1) C_2
2) C_4
3) C_6
4) C_7
5) C_8

문제해설

03 브라운시쿼드 손상 환자는 손상 수준 이하 레벨에서 동측으로는 motor weakness 또는 paralysis 및 고유감각 등에 소실을 보이며, 반대측에선 통각 및 온도감각의 소실을 보인다. 위 환자는 T2 레벨 손상이기에 어깨의 온도감각은 정상이다.

답 5)

04 C6사지마비 환자가 앉아서 균형을 유지하기 적절한 자세는 어깨뼈 돌출, 어깨뼈 내림, 팔꿉관절 폄, 어깨 바깥돌림, 손목관절 완전 폄이다.

답 2)

05 척수가 일반적으로 L_1~L_2에서 끝나기 때문에 그 이하의 척추 레벨에서 뇌척수액을 추출하는 것이 바람직하다.

답 2)

06 $C_{3\sim4}$

- 독립적인 호흡
- 어깨뼈의 올림(scapular elevation)
- 전동 휠체어 : 턱이나 호흡으로 조절
- 의사소통 : 마우스 스틱(mouthstick), ECU 등을 이용한 컴퓨터 사용

답 2)

07

척수손상 환자의 감각평가 사례이다. 예상되는 결과는?

> 뾰족한 감각인지 뭉툭한 감각인지를 정확히 구분할 수 있으며, 핀의 뾰족한 부분이 얼굴에 닿았을 때와 동일하게 느낀다.

1) +
2) −
3) 0
4) 1
5) 2

08

치료사는 척수손상 환자의 휠체어에 가죽 루프를 휠체어에 묶어 주고 몸을 앞으로 기울이는 훈련을 하고 있다. 치료 목적으로 가장 타당한 것은?

1) 균형 훈련
2) 상지근력 훈련
3) 욕창 예방 훈련
4) 휠체어 조절 훈련
5) 목 근육 강화 훈련

09

다음과 같은 방식의 욕창 방지법이 적용되는 척수손상 수준은?

> 상지로 엉덩이의 체중을 감소시키기 어려우므로 가죽 루프를 휠체어에 묶어 몸을 앞으로 기울여 엉덩이에 압력을 감소시켜준다.

1) $C_{1\sim2}$
2) $C_{3\sim4}$
3) $C_{5\sim6}$
4) $C_{7\sim8}$
5) $T_{1\sim2}$

문제해설

07 Pin-Prick

- 측정 도구 : 안전핀의 뾰족한 면과 무딘 면
- 측정 자세 : 눈을 감거나 시각이 차단된 상태에서 실시함
- 적용 : 검사에 대해 간단하게 설명 후 도구를 이용하여 신체를 자극함 그리고 무딘지 따가운지 확인함
- 점수
  - 0점 : 뾰족한 감각과 뭉툭한 감각을 구분하지 못함
  - 1점 : 뾰족한 감각인지 뭉툭한 감각인지를 정확히 구분할 수 있지만 핀의 뾰쪽한 부분이 얼굴에 닿았을 때와는 다르게 느낌
  - 2점 : 뾰족한 감각인지 뭉툭한 감각인지를 정확히 구분할 수 있으며 핀의 뾰족한 부분이 얼굴에 닿았을 때와 동일하게 느낌

답 5)

08 **욕창(decubitus ulcer) 방지를 위한 압력감소 욕창**

- 어깨와 팔꿈치의 근력이 $F^{+}(3^{+})$ 이상인 사지마비
  - 상지로 엉덩이의 체중을 감소시키기 어려움
  - 가죽 루프를 휠체어에 묶어 몸을 앞으로 기울여 엉덩이에 압력을 줄여줌
- 상지의 근력이 좋은 C7 수준의 사지마비
  - 팔로 밀어서 체중을 이동시킴, 매 60분마다 수행해야 함

답 3)

09 어깨와 팔꿈치의 근력이 F^{+}이상인 사지마비 환자에게 적용하는 방법이다. 상지의 근력이 좋은 C_7 수준의 사지마비 환자부터 상지를 이용한 체중감소가 가능하다.

답 3)

10

보조도구를 사용하지만 자르기(cutting)를 제외한 모든 면에서 식사가 독립적인 SCI 환자의 최소 수준은?

1) C_5
2) C_6
3) C_7
4) C_8
5) T_1

11

SCI 유형 중 앞척수증후군 환자에게 잔존하는 신경로는?

1) Dosal columns
2) Vestibular tracts
3) Spinocerebllar tracts
4) Lateral corticospinal tracts
5) Lateral spinothalamic tracts

문제해설

10

C_5	• 식사(준비는 의존적) – 적절한 컵이나 빨대로 독립적인 마시기(drink)가 가능함 – 보조도구를 이용한 독립적 식사(utensil feeding)가 가능함
C_6	• 식사 – 자르기(cutting)를 제외한 모든 면에서 독립적임 – 보조도구의 사용 또는 사용 없음
$C_{7\sim8}$	• 식사 : 독립적(보조도구의 사용이 필요함)

답 2)

11 해설내용 참조

답 1)

앞척수 증후군(anterior cord syndrome, ventral horn syndrome)

Explanation

• 앞척수 증후군 환자는 Dosal columns을 제외한 신경로들이 손상이 된다.

원인	• 척추의 과굽힘(hyperflexion) 손상에 의해 전방 척수동맥 및 전방 척수의 압박으로 인해 발생됨 • 앞뿔(ventral horn)의 운동신경이 파괴됨(예, 급성 회백수염)
증상	• 손상 받은 레벨 양쪽 모두에서 근육의 이완(flaccidity)이 나타남 • 완전한 운동신경 마비와 '통각 및 온도' 감각의 소실이 나타남 – 뒷뿔(posterior horn) 세포의 기능은 잔존하므로 심부 감각, 가벼운 촉각, 고유수용성 감각은 보존됨
예후	• 앞뿔 세포의 기능상실로 척수의 불완전 손상 중 가장 나쁜 예후를 지님

12

경추손상 환자가 체중이동을 하기 위해 휠체어에 앉아 양팔에 끈을 끼우고 앞으로 숙이는 훈련을 하고 있다. 이 환자에게 필요한 근력과 대상 근육의 연결이 옳은 것은?

1) Deltoid — Fair 이상
2) Trapezius — Fair 이상
3) Rhomboids — Fair 이상
4) Trapezius — Good 이상
5) Serratus anterior — Good 이상

문제해설

12 경추손상 환자의 W/C

- 욕창(decubitus ulcer) 방지를 위해 압력 감소 방법을 결정하는 시기
  - 어깨와 팔꿈치의 근력이 $F^{+}(3^{+})$인 사지마비 환자
    - ◦ 가죽 루프를 휠체어에 묶어 몸을 앞으로 기울여 엉덩이에 압력을 줄여줌
  - 상지의 근육이 남아있는 C_7 수준의 사지마비
    - ◦ 팔로 밀어서 체중 이동
    - ◦ 매 60분마다 수행되어야 함

답 1)

13

C_5 척수손상 환자에게 가장 적절한 이동방법은?

1) dependent transfer
2) bent pivot transfer
3) independent transfer
4) sliding board transfer
5) standing pivot transfer

13 해설내용 참조

답 1)

Transfer

Explanation

1. Dependent transfer

1) 기능이 전혀 없거나 최소의 기능을 가진 환자에게 적용하는 방법
2) 종류

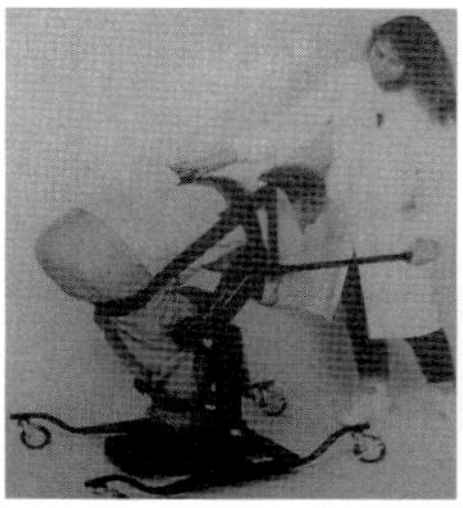

1인 이동

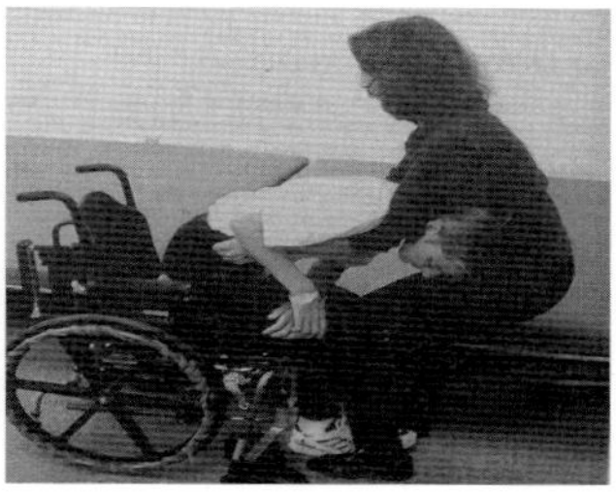

2인 이동

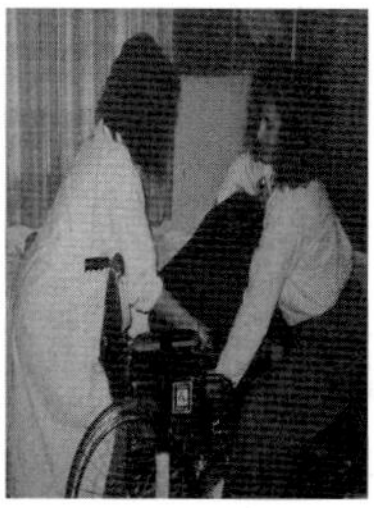

기계적 이동(mechanical lift transfer)

14

퇴행성 중추신경계 질환인 알츠하이머에 관한 내용이다. 이 질환은 대뇌피질과 해마에 느리고, 점진적이며, 확산적인 신경손상이 발생된다. 증상으로 옳은 것은?

1) 점진적인 신경근육 침범이 주증상이다
2) 전형적인 증상으로 진전, 강직, 보속증 등이 나타난다
3) 초기엔 기억력이 약해지고, 점차 운동장애, 실어증, 인지불능이 나타난다
4) 후기에는 호흡근이 마비되고, 사지의 근력약화가 나타나며, 식음장애가 발생된다
5) UMN(upper motor neuron)과 LMN(lowor motor neuron)의 조화가 이루어지지 않는다

문제해설

14 Alzheimer's Disease

- 인지 기능의 장애
  - 기억력 손상
    - 초기에 기억 장애로부터 증상이 시작되는 수가 많음
    - 새로운 정보의 수용과 단기 회상 능력의 장애
    - 시간이 지나면서 학습 능력이 더욱 악화되며 과거 회상(recall) 능력이 줄어듦
  - 지남력(orientation)의 장애
  - 언어 장애
    - 초기에는 정확한 단어를 찾지 못함
    - 악화되면서면 정확한 단어 구사가 힘들어짐
    - 질문에 엉뚱한 대답을 하게 됨
    - 반복해서 이야기하기 또는 구음장애 발생

답 3)

Alzheimer's Disease

Explanation

1. 발병

1) 전체 치매의(dementia)의 약 2/3정도를 차지함
2) 연령이 높을수록 발병률도 높음
   (1) 65세 이상 성인 6~8% 정도가 알츠하이머 질환(AD)을 앓고 있음
   (2) 85세 이상 성인 인구의 20~40% 차지함
3) 가족력(family history)
   - 유전 인자와 관련됨
4) 기타 원인
   (1) 과거의 뇌 손상(head trauma)
   (2) 낮은 교육 수준(lower educational level)
   (3) 다운 증후군(down's syndrome)
   (4) 여성

2. 병리(pathology)

1) 중추 신경계(CNS)의 퇴행적 변화
   (1) 대뇌 피질(cerebral cortex)과 히포캄프스(hippocampus)에 발생
   (2) 폭넓게 퍼지는(diffuse) 손상

3. 주요 증상

1) 실행증(apraxia)
2) 실어증(aphagia)
3) 실인증(agnosia)
4) 기억력 손상

4. 인지 기능의 장애

1) 기억력 손상

(1) 초기에 기억 장애로부터 증상이 시작되는 수가 많음
(2) 새로운 정보의 수용과 단기 회상 능력의 장애가 있음
(3) 시간이 지나면서 학습 능력이 더욱 악화되며 과거 회상(recall) 능력이 줄어듦

2) 지남력(orientation)의 장애

3) 언어 장애

(1) 초기에는 정확한 단어를 찾지 못함
(2) 악화되면서 정확한 단어 구사가 힘들어짐
(3) 질문에 엉뚱한 대답을 하게 됨
(4) 반복해서 이야기하기 또는 구음 장애 발생함

4) 실행증(apraxia)

(1) ideational apraxia
(2) ideomotor apraxia

5) 실인증(agonsia)

(1) 감각 기능의 장애가 없음에도 사물을 인식하지 못함
(2) 제시한 물건의 모양이나 색깔은 파악하나 용도와 의미는 파악하지 못함
(3) 청각 실인증, 색상 실인증 등

6) 시공간 지각 능력의 장애

(1) 길을 자주 잃어버림
(2) 심한 경우 집안에서 화장실을 찾아가지 못함
(3) 시계 등을 그리기가 어려움

7) 수행 능력(executive function)의 장애

- 일을 계획하고 사고하는 능력의 손상

5. 정신 증상

1) 정동 장애
   - 불안, 조증, 우울증 등 심한 감정 굽힘 혹은 감정 실조가 동반됨
2) 행동 및 인격의 변화가 나타남
3) 망상이나 환각이 나타날 수도 있음

15

SCI 환자의 성기능에 관한 설명으로 틀린 것은?

1) 장시간의 성교를 수행하기 힘들다
2) 통증은 성교를 방해하는 요소이다
3) 일반인과 같은 성교자세가 바람직하다
4) 감각손실로 인해 성교 시 상처가 발생될 수 있다
5) 제한된 운동성과 구축은 성교를 위한 자세를 제한한다

문제해설

15 SCI 환자의 성기능

- 통증은 성행위를 하는데 방해가 됨
- 하루 중에 통증이 가장 적고 에너지가 가장 높은 시간에 성적 활동을 계획함
- 약물을 이용해 통증을 감소시켜 성교를 함

답 3)

Purdue Pegboard Test

Explanation

1. 개요

1) 저자
   - Joseph Tiffin, 1948
2) 목적
   (1) 손가락, 손과 팔의 대움직을 평가
   (2) 소운동 기민성의 평가 및 기본 자료 제시
3) 대상
   - 제한 없음

2. 테스트 구성 및 시간 측정(test batteries and timing)

1) 평가자는 각각의 평가를 완전히 마친 후 다음 5개의 분리된 점수를 조합해야 함
   (1) 오른손(30초)
   (2) 왼손(30초)
   (3) 양손(30초)
   (4) 오른손+왼손+양손(Note : 실제로 평가하지 않음−수학적인 점수 합산)
   (5) 조립(60초)
2) 이 테스트 조합(test batteries)은 연속적인 순서로 진행함
3) 왼손잡이의 경우는 예외(1번과 2번이 반대로 진행)
   - 왼손이 먼저, 그다음에 오른손
4) 3회 수행을 권장함

16

SCI C_5 환자가 팔꿈관절 폄을 이용해 'locking' 동작을 만들고 있다. 이 동작의 목적이 균형잡기라면 관계 없는 동작은?

1) wrist extension
2) elbow extension
3) scapular depression
4) shoulder protraction
5) shoulder internal rotation

문제해설

16 **C_5 환자의 팔꿈관절 폄에 의한 locking**
- 팔꿈관절의 온전한(full) 폄은 균형 유지를 위한 버팀(propping)에 기본이 됨
  - 앉은 자세에서, 이동 시
- 삼두근(triceps)의 근력이 0(Zero)인 C_6 사지마비 환자
  - 앞으로 기울여 앉기 시 균형 유지를 위해 팔꿈관절 폄을 이용
  - '어깨의 depression, protraction, external rotation'+'팔꿈관절 폄'+'손목의 완전 폄'

답 5)

평형반응

Explanation

1. 평형 반응(equilibrium reaction) 발달

1) 초기
- 양발에 균등한 체중이 실림

2) 후기
- 양발에 체중이동이 일어남

3) 보다 상위의 신경학적 통합의 결과
- 정위반응(righting reaction)과 평형반응(equilibrium reaction)

2. CNS 통합의 수준(level)에 대한 요약

1) 척수레벨(spinal level : 무족)
- flexor withdrawal, extensor thrust, crossed extension

2) 뇌간레벨(brainstem level : 무족)
- tonic neck reflexes(TNRs), tonic labyrinthine reflex(TLR), associated reactions, positive and negative supporting reactions

3) 중뇌(midbrain level : 네발)
- neck righting, body righting, labyrinthine righting, optical righting, amphibianreaction, Moro reflex

4) 피질레벨(cortical level)
- equilibrium reactions

17

좌석 등받이를 뒤로 기울여 몸 위로 휠체어를 뒷좌석으로 보낼 수 있는 최소 레벨의 SCI 환자는?

1) $C_4 \sim {}_5$
2) $C_5 \sim {}_6$
3) $C_6 \sim {}_7$
4) $C_7 \sim T_1$
5) $T_2 \sim T_4$

18

SCI L_2 완전손상 환자의 구내식당 이용을 위한 환경평가 시 가장 필요한 요소는?

1) 숟가락의 무게
2) 의자 등받이 높이
3) 식당 내부의 조명
4) 식권 판매대의 색
5) 식탁과 식탁 사이의 통행로

19

화장실에서 하반신마비 환자가 휠체어에서 변기로 이동하고자 한다. 훈련의 내용으로 틀린 것은?

1) 브레이크를 반드시 잠근 후 이동한다
2) 변기와 약 30도 각도로 휠체어를 놓는다
3) 휠체어에 'seat belt'가 있다면 이동 전에 제거해야 한다
4) 양발은 지면에 균형감 있게 놓고 양 무릎은 서로 떨어지게 한다
5) 이동에 필요한 양쪽 팔걸이는 견고하게 잠겼는지 확인한 후 이동한다

문제해설

17 척수손상과 운동능력

- C_5 : elbow flexion
- C_6 : wrist extension
- C_7 : elbow extension, wrist flexion
- C_8 : finger flexion
- T_1 : finger abduction, adduction

답 4)

18 기대되는 기능적 결과 (functional outcomes)

$L_2 \sim S_5$
• 목욕 : 독립적(bench, hand held shower) • 휠체어 : 수동 휠체어 사용이 실내외 모두 독립적 • 서기 및 걷기 – 서기 : 독립적 – 걷기 : 기능적, 약간의 도움 또는 독립적 • 운전이 독립적(휠체어 올리기 내리기 포함) • 가사일 : 단순하지 않은 식사준비 및 가벼운 청소에 독립적 • 대·소변 관리하기(bladder and bowel) – 대변 소변 모두 독립적(변형된 도구 사용)

답 5)

19 이동 전 휠체어 위치하기

- 옮겨갈 면과 약 30° 각도로 위치시킨다.
- 브레이크를 잠근다.
- 환자의 양발을 바닥에 견고히 위치한다.
- 발 위의 무릎 부분은 서로 떨어지도록 위치한다.
- 팔걸이를 제거한다.
- 휠체어의 'seatbelt'를 제거한다.

답 5)

20

척수손상 환자가 'wrist driven hand splint'를 이용하여 화장하기를 수행하였다. 이 환자의 일상생활에 필요한 보조장비로 거리가 먼 것은?

1) pencil aid
2) button hook
3) mouth stick
4) typing device
5) transfer board

문제해설

20 mouth stick

SCI환자 $C_{1\sim3}$환자들이 컴퓨터를 할 때 입을 사용하여 컴퓨터를 할 때 쓰는 보조도구

답 3)

척수손상 환자의 기능

Explanation

1. 척수손상과 운동능력

1) $C_{1\sim3}$: neck flexion, extension, rotation
2) C_4 : scapular elevation, inspiration
3) C_5 : shoulder flexion, extension, abduction elbow flexion, supination scapular abduction, adduction
4) C_6 : scapular protraction wrist extension
5) C_7 : elbow extension, wrist flexion
6) C_8 : finger flexion, extension
7) T_1 : finger abduction, adduction

2. 테노데시스(tenodesis) 잡기

1) 잡기 능력이 상실된 것을 보상
2) 'long finger flexor'의 힘줄 고정(tenodesis)을 이용
3) 어느 정도의 구축(contracture)이 필요
4) '손목 폄과 동시에 손가락 굽힘'+'손목 굽힘과 동시에 손가락 폄'
   - $C_{6\sim7}$
5) 손목의 움직임을 이용한 스플린트(wrist driven hand splint)
   - 'tenodesis splint'

3. Mouth Stick

- SCI $C_{1\sim3}$ 환자들이 컴퓨터를 사용할 때 입을 사용하여 쓰는 보조도구

21

'wrist driven hinge splint'에 대한 설명으로 틀린 것은?

1) 힘줄고정술(tenodesis)을 이용한다
2) 삼점(tripod) 잡기를 위해 사용된다
3) 엄지손가락이 모음 자세를 유지한다
4) C_5 완전 손상 사지마비 환자에게 사용된다
5) 손목의 폄이 fair+이상일 경우에 대상이 된다

문제해설

21 테노데시스(tenodesis) 잡기
- 잡기 능력이 상실된 것을 보상
- long finger flexor의 힘줄 고정(tenodesis)을 이용
- 어느 정도의 구축(contracture)이 필요
- '손목 폄과 동시에 손가락 굽힘'+'손목 굽힘과 동시에 손가락 폄'

답 4)

C_5 환자의 팔꿉관절 폄에 의한 Locking

Explanation

1. 팔꿉관절의 온전한(full) 폄은 균형 유지를 위한 버팀(propping)에 기본이 됨

- 앉은 자세에서 이동 시

2. 삼두근(triceps)의 근력이 0(zero)인 C_6 사지마비 환자

1) 앞으로 기울여 앉기 시 균형 유지를 위해 팔꿉관절 폄을 이용
2) '어깨의 depression, protraction, external rotation'+'팔꿉관절 폄'+손목의 완전 폄

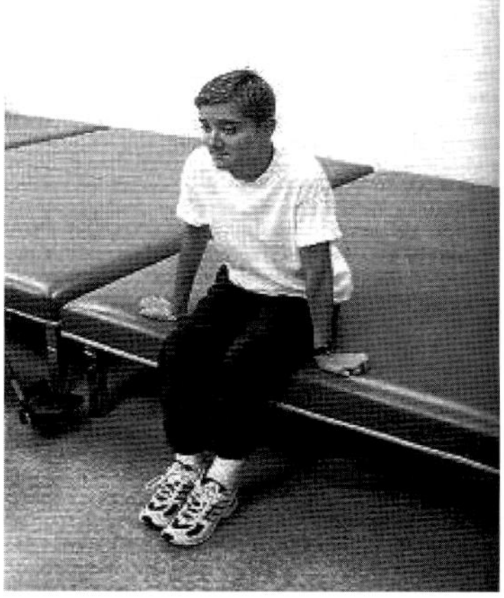

C_6 사지마비 환자의 앞으로 기울여 앉기 시 균형 유지

22

C_5 척수손상 환자는 팔꿈 굽힘 근력이 F^+이다. 이 환자의 욕창 예방을 위한 체중 이동방법으로 가장 적절한 것은?

1) 혼자 할 수 없다
2) 미끄럼판을 이용해 할 수 있다
3) 손을 이용해 체중이동을 할 수 있다
4) 상지의 근육을 이용해 엉덩이 들기를 한다
5) 휠체어에 달린 가죽 끈을 아래팔에 끼워 체중을 이동한다

문제해설

22 욕창(decubitus ulcer) 방지를 위한 압력 감소 방법

- 어깨와 팔꿈치의 근력이 $F^+(3^+)$인 사지마비 환자
  - 가죽 루프를 휠체어에 묶어 몸을 앞으로 기울여 엉덩이에 압력을 줄여줌

답 5)

신경계작업치료 II

C_5 척수 손상 환자

Explanation

1. 욕창(decubitus ulcer) 방지를 위한 압력 감소 방법

1) 어깨와 팔꿈치의 근력이 $F^+(3^+)$인 사지마비 환자
   - 가죽 루프를 휠체어에 묶어 몸을 앞으로 기울여 엉덩이에 압력을 줄여줌

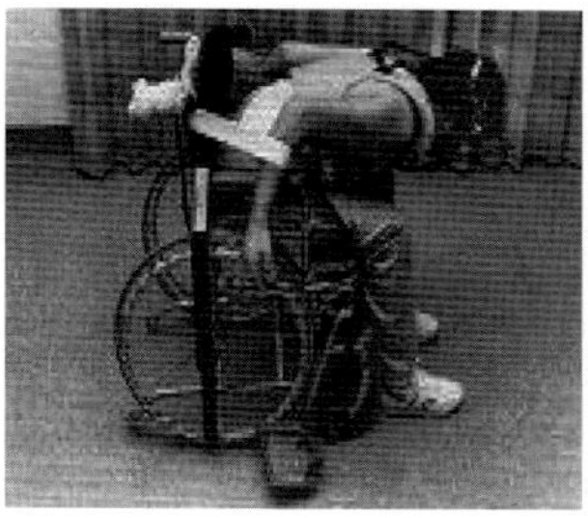

2) 상지의 근육이 남아있는 C_7 수준의 사지마비
   (1) 팔로 밀어서 체중 이동을 함
   (2) 매 60분마다 수행되어야 함

2. ASIA 스케일('American Spinal Injury Association' impaired scale)

ASIA impairment scale	내용
A	• 완전 손상을 의미 • 운동과 감각 기능이 전혀 없음($S_{4\sim5}$는 잔존)
B	• 불완전 손상을 의미 • 손상된 신경학적 수준(level) 이하의 감각(sensation) 기능이 존재($S_{4\sim5}$ 포함)
C	• 불완전 손상을 의미 • 손상된 신경학적 수준(level) 이하의 운동(motor) 기능이 존재 • 손상된 신경학적 수준(level) 이하의 대부분의 주요(key) 근육들의 근력 등급이 '3' 미만
D	• 불완전 손상을 의미 • 손상된 신경학적 수준(level) 이하의 운동(motor) 기능이 존재 • 손상된 신경학적 수준(level) 이하의 대부분의 주요(key) 근육들의 근력 등급이 '3' 또는 '3' 이상
E	• 운동과 감각 기능이 정상임을 의미

23

다음 사례의 기능을 보이는 척수손상 환자의 레벨은?

- 어깨뼈 올림(scapular elevation)이 가능하다.
- 턱으로 조절하는 전동 휠체어를 사용한다.
- 마우스 스틱(mouthstick)을 이용해 컴퓨터를 사용한다.

1) $C_{1\sim2}$
2) $C_{3\sim4}$
3) $C_{5\sim6}$
4) $C_{7\sim8}$
5) $T_{1\sim2}$

24

척수손상 후 나타나는 2차적 문제에 대한 설명이다. 무엇인가?

- 첫 6개월 동안 점진적으로 증가한다.
- 발병 후 1년이 되면 고원기(plateau)에 이른다.
- 적당한 발생은 오히려 유익하다.

1) 경직
2) 부종
3) 통증
4) 근위축
5) 저혈압

문제해설

23 척수손상 환자의 기능과 레벨

- $C_{1\sim3}$
  - 씹기, 삼키기, 말하기, 보기, 듣기, 냄새, 미각 지각 등의 감각운동은 존재함
  - 모든 ADL에서 의존적 상태
  - 호흡의 심각한 손상 : 호흡기 사용
  - 전동 휠체어 : 턱과 호흡을 이용한 전동 휠체어의 사용
  - 의사소통 : 'mouth stick', ECU 등을 이용한 컴퓨터 사용(많은 도움이 필요함)
  - 필요한 장비
    - 두 개의 호흡기 : 침대용, 휴대용
    - 흡입장치(suction equipment)
- $C_{3\sim4}$
  - 독립적인 호흡이 가능함
  - 어깨뼈의 올림(scapular elevation)이 가능함
  - 전동 휠체어 : 턱이나 호흡으로 조절하여 사용함
  - 의사소통 : 마우스 스틱(mouthstick), ECU 등을 이용해 컴퓨터를 사용함
- C_5
  - 식사(준비는 의존적)
    - 적절한 컵이나 빨대로 독립적인 마시기(drink)가 가능함
    - 보조도구를 이용한 독립적 식사(utensil feeding)가 가능함
  - 독립적 글씨쓰기(handwriting) 및 타이핑(typing)
    - 보조도구(long ponens splint 등)를 착용시켜주면(setting) 수행이 가능함
  - 고도의 기술을 지닌 장비를 통해 독립적 이동이 가능함
  - 독립적 전동 휠체어의 사용 및 약간의 수동 휠체어의 사용이 가능함
    - 수동 휠체어 : 카펫이 없는 실내의 평평한 바닥에서 운전이 가능함
  - 필요한 장비 : 'long opponens splint'

답 2)

24 경직

- 원인 및 증상 : 상위 신경(higher center)의 억제 부족으로 인해 근육이 불수의적으로 수축하는 현상, 첫 6개월 동안 점진적으로 증가하며, 발병 후 1년이 되면 고원기(plateau)에 이르게 됨
- 예방 및 관리
  - 적당한 경직은 오히려 유익할 수 있음 : 근육의 크기 유지, 침대 및 휠체어 이동에 도움이 됨
  - 구축(contracture)이 발생되므로 침상자세(positioning)가 매우 중요함
  - 심한 경우 신경차단, 절개, 주사 등의 처치가 필요함

답 1)

25

70대 노인은 넘어지면서 목이 뒤로 젖혀지며 척수손상을 입었다. 걷기는 가능하지만 상지의 사용이 어렵다면 예상되는 노인의 진단은?

1) 말총 증후군(cauda equina syndrome)
2) 후 척수 증후군(posterior cord syndrome)
3) 브라운 세카르 증후군(brown-sequard syndrome)
4) 전 척수 증후군(anterior cord syndrome, ventral horn syndrome)
5) 중심성 척수 증후군(central cord syndrome, schneider syndrome)

26

다음과 같은 2차적 문제들이 발생되었다면 1차적 문제는?

- 두개내압(ICP) 증가
- 혈종(hematoma) 발생
- 뇌부종(cerebral edema) 발생

1) RA
2) TBI
3) SCI
4) CVA
5) COPD

문제해설

25 중심성 척수 증후군(central cord syndrome, schneider syndrome)

- 원인
  - 가장 흔하며, 척수 중심부의 파괴로 회색질 및 백질이 모두 손상됨
  - 퇴행성 경추증이 있는 노령층에서 과도한 폄에 의해 발생됨
  - 소아에서는 굽힘 손상에 의해 발생됨
  - 노인에게 주로 발생함
- 증상
  - 양쪽 통증 및 온도의 감각상실 : 척수시상로(spinothalamic tract) 손상
  - 촉각, 진동, 고유수용성 감각이 부분적으로 남아 있을 수도 있음
  - 상지에서는 이완성 운동신경원의 마비가 나타나며, 하지에서는 경직성 운동신경원의 마비가 나타남
  - 상지로 가는 피질척수로(cortico spinal tract)가 중심부에 위치하므로 상지의 기능장애가 심하며, 상대적으로 하지의 기능장애는 작은 것이 특징임 : 환자는 사지마비를 보이지만, 상지의 마비가 상대적으로 더 심한 것이 특징임
  - 보통 항문 주위의 감각(sacral sensation)은 보존됨
- 예후
  - 50%의 환자에서 배뇨 및 배변 기능이 회복됨
  - 일반적으로 보행이 가능하며, 손의 기능은 일부 회복되기도 함
  - 환자의 50% 정도에서 몸통과 하지의 운동 및 감각 기능이 회복됨
  - 중심성 회백질의 파괴로 인해 상지의 기능회복은 어려움

답 5)

26 TBI 후 2차적 문제들

- 두 개내 압렵(ICP : intercranial pressure)의 증가
  - 가장 흔한 반응, 뇌부종(cerebral edama), 혈종, 뇌척수액(CSF)의 차단 등이 원인이 됨
- 뇌부종(cerebral edema)
  - 저산소증(hypoxia) 후 자연스러운 신체의 반응임, ICP를 증가시키는 주요 원인이 됨
- 손상 후 뇌수종(posttraumatic hydrocephalus) : 비정상적인 뇌척수액(CSF)의 축적, ICP를 증가시킴
- 혈종(hematoma) 발생 : 혈액이 특정 장소에 모이는 것, 뇌 조직의 변형, CSF의 차단, 뇌혈류 감소로 인해 발생
- 기타 : 지주막하 출혈(subarachnoid hemorrhage), 외상 후 간질(posttraumatic epilepsy), 뇌의 변형, 이동(shift), 이탈(herniation)

답 2)

27

다음 중 SCI C_6 환자에게 적절한 보조도구는?

1) MAS
2) mouth stick
3) axillary crutch
4) overhead sling
5) tenodesis splint

문제해설

27 해설내용 참조

답 5)

기대되는 기능적 결과(Functional outcomes)

Explanation

C_6	• 식사 – 자르기(cutting)를 제외한 모든 면에서 독립적 – 보조 도구의 사용 또는 사용 없음 • 이동(transfer) – 편평한 곳 : 약간의 도움 또는 독립적 이동 – 편평하지 않은 곳(uneven) : 의존적 • 옷 입기 – 상지는 독립적, 하지는 의존적 – 'loop', 'dressing stick', 'button hook', 'velcro closure' 등을 사용 • 치장(grooming) – 약간의 도움 또는 독립적 – 'U–cuff', 변형된 핸들 등을 사용 • 목욕 – 상체는 독립적, 하체는 의존적 – 'bench', 'chair' 등의 사용 • 휠체어 – 전동 : 모든 지면에서 독립적 – 수동 : 실내에서 독립적, 실외에서는 의존적 – 코팅된 핸드림(hand rim)이 필요함 • 의사소통 – 보조 도구의 사용으로 독립적 – 'handwriting', 'typing aid', 'telephone holder', 'page turner' 등 – 'tenodesis' 스플린트(RIC 스플린트)의 사용 • 테노데시스(tenodesis) 잡기 가능 • 운전이 독립적(리프트 달린 밴 등의 보조 장치 필요) • 대·소변 관리하기(bladder and bowel) : 약간 또는 완전 의존

28

발의 엄지 폄근(extensor hallucis)의 기능적 사용이 가능한 척수 손상 수준은?

1) L_1
2) L_2
3) L_3
4) L_4
5) L_5

문제해설

28 척수손상의 기준을 결정하는 하지의 주요 근육은
- L_2 – 엉덩관절 굽힘 – iliopsoas
- L_3 – 무릎관절 폄 – quadriceps
- L_4 – 발목 발등쪽 굽힘 – tibialis anterior
- L_5 – 발가락 폄 – extensor hallucis
- S_1 – 발목 발바닥쪽 굽힘 – gastrocnemius, soleus

답 5)

29

20대 불완전척수손상을 지닌 남성은 오른쪽 다리에 통증과 온도 감각이 없다. 예상되는 손상 부위는?

1) 뒤쪽기둥(Posterior column tract)
2) 앞겉질척수로(Anterior corticospinal tract)
3) 가쪽겉질척수로(Lateral corticospinal tract)
4) 가쪽척수시상로(Lateral spinorhalmic tract)
5) 앞척수시상로(Anterior spinothalamic tract)

29 해설내용 참조

답 4)

주요 신경로(tract)

Explanation

올림 신경로	가쪽척수시상로(Lateral spinorhalmic tract)	• 통증, 온도자극을 전달
	앞척수시상로(Anterior spinothalamic tract)	• 단순촉각(투박한 접촉, 압력)을 전달
	뒤쪽기둥(Posterior column tract)	• 진동감각, 고유감각, 분별감각 등을 전달
	앞척수소뇌로(Anterior spinocerevellar tract)	• 잠재의식적인 고유감각(양쪽)을 소뇌로 전달
	뒤척수소뇌로(Posterior spinocerebellar tract)	• 잠재의식적인 고유감각을 신체의 한쪽 면으로부터 같은 쪽 소뇌로 전달
	기타	• 쐐기소뇌로, 척수덮개로, 척수그물로 등
내림 신경로	앞겉질척수로(Anterior corticospinal tract)	• 민첩하고 숙련된 운동의 시작 • 수의적 운동의 조절 • 반사운동의 조절 • 수의적 운동을 위하여 위한 운동자극 조절
	가쪽겉질척수로(Lateral corticospinal tract)	

30

20대 척수손상 환자인 여성은 손상된 신경학적 수준 이하의 주요 근육들 대부분이 MMT 3 이상이다. 예상되는 ASIA 스케일은?

1) A
2) B
3) C
4) D
5) E

31

척수에 관통상을 입은 20대 남성은 손상 부위와 같은 쪽 이하에서 이완이 나타나지만 반대쪽에서는 통증과 온도 감각 손상이 나타난다. 이 남성의 문제는?

1) 말총 증후군
2) 앞척수 증후군
3) 척수원뿔 증후군
4) 중앙척수 증후군
5) 브라운세카르 증후군

문제해설

30 ASIA 스케일('American Spinal Injury Association' impaired scale)

ASIA impairment scale	내용
A	• 완전 손상을 의미함 • 운동과 감각 기능이 전혀 없음 (S4~5는 잔존)
B	• 불완전 손상을 의미함 • 손상된 신경학적 수준 이하의 감각(sensation) 기능이 존재함 ($S_{4\sim5}$ 포함)
C	• 불완전 손상을 의미함 • 손상된 신경학적 수준 이하의 운동(motor) 기능이 존재함 : 손상된 신경학적 수준 이하의 주요(key) 근육들 대부분이 근력 등급 '3' 미만인 경우
D	• 불완전 손상을 의미함 • 손상된 신경학적 수준 이하의 운동(motor) 기능이 존재함 : 손상된 신경학적 수준 이하의 주요(key) 근육들 대부분이 근력 등급 '3' 또는 '3' 이상인 경우
E	• 운동과 감각 기능이 모두 정상임

답 4)

31 브라운 세카르 증후군(Brown-sequard syndrome)

- 원인 : 척수의 절반이 손상된 것으로 일명 브라운 세카르 증후군(Brown-Sequard syndrome)이라고 함–오직 한쪽만 손상된 경우를 의미함, 골절, 관통상, 돌림 손상, 종양 등에 의해 발생됨
- 증상
  - 동측(ipsilateral)
    - 운동조절의 손상과 손상 레벨 이하에서의 강직이 나타남 : 가쪽겉질척수로(lateral corticospinal tract) 손상으로 인해
    - 손상 부위 이하에서 이완(flaccidity)이 나타남 : 'lateral corticospinal tract' 손상으로 인해
    - '촉각/압박/진동/고유수용성' 감각의 상실이 나타남 : 등쪽기둥(dorsal column) 손상으로 인해
  - 반측(contralateral) : 반대쪽 손상 레벨 이하에서 '통증과 온도' 감각의 상실이 나타남
    - 척수시상로(spinothalamic tracts) 손상으로 인해
- 예후 : 90% 이상의 환자에서 방광 및 대장조절 기능이 회복되고 보행이 가능하게 됨

답 5)

32

휠체어에 앉아있는 시간이 많은 SCI T_1 손상 환자의 욕창관리를 위해 강화해야하는 근육으로 옳은 것은?

1) 등세모근
2) 어깨올림근
3) 어깨세모근
4) 위팔두갈래근
5) 위팔세갈래근

문제해설

32 C_7 이하의 척수손상 환자는 욕창 관리를 위하려 30분~1시간 간격으로 푸쉬업을 해야 하기 때문에 위팔 세갈래근을 강화해야 한다.

답 5)

33

옷 입고 벗기 시 상의는 독립적이지만 하의는 약간 또는 전체적 도움이 필요한 척수손상 수준은?

1) C_5
2) C_6
3) C_7
4) C_8
5) T_1

33
- C_5 : 상의는 약간의 보조, 하지는 완전의존
- $C_{7\sim8}$: 상의는 독립적, 하의는 약간의 의존
- T_1 : 독립

답 2)

34

척수손상 C_6 환자의 기능적 활동을 위해 구축을 유발해야하는 근육은?

1) 손가락폄근
2) 노쪽손목폄근
3) 손가락뼈사이근
4) 노쪽손목굽힘근
5) 긴손가락굽힘근

34 손목폄을 이용해 물건을 잡기 위해 (tenodesis grasp) 긴손가락굽힘근의 구축을 유도해야 한다.

답 5)

35

척수손상 환자가 손목힘줄고정술을 이용하여 컵을 쥘 수 있는 수준은?

1) $C_2 \sim C_3$
2) $C_4 \sim C_5$
3) $C_6 \sim C_7$
4) C_8
5) T_1

35 손목힘줄고정술(tenodesis)을 이용하여 컵을 쥐기 위해서는 손목의 움직임이 나타나야 한다. C_6의 운동기능이 손목폄이기 때문에 손목힘줄고정술을 사용할 수 있는 수준이다.

답 3)

36

$C_{7\sim8}$ 환자를 대상으로 FIM을 평가할 때 기대가능한 최대 수준은?

1) 목욕 : 전체적인 보조
2) 대변관리 : 전체적인 보조 필요
3) 하의 입고 벗기 : 약간에서 전체적 도움
4) 소변관리 : 약간의 도움을 받고 독립적 수행
5) 식사하기 : 음식자르기를 제외하고 독립적 수행

37

척수손상 환자에게 앞바퀴 들기(wheelie)를 훈련하는 목적은?

1) 건물의 층계를 올라가기 위해
2) 좁은 공간을 통과하기 위해
3) 필요 시 휠체어를 젖혀 이동하기 위해
4) 뒤쪽에 있는 물건을 조작하기 위해
5) 경사로, 턱 이동 시 부상을 방지하기 위해

38

C_6 사지마비 환자가 앉은 상태에서 균형을 유지하고자 한다. 이 환자의 자세로 옳은 것은?

1) 손목은 굽힘 자세이다
2) 손가락은 벌림 자세이다
3) 손가락은 굽힘 자세이다
4) 어깨관절은 폄 자세이다
5) 팔꿈치는 약간 굽힘 자세이다

문제해설

36 • 목욕 : 상체는 독립적 수행
• 대변관리 : 약간에서 전체적인 보조 필요
• 하의입기 : 약간 도움을 받고 독립적 수행
• 식사하기 : 필요한 경우 보조도구 사용해서 독립적 수행

답 4)

37 wheelie를 실시하는 목적은 경사로나, 턱 이동 시 부상을 방지하기 위한 데 있다. wheelie를 이용하더라고 건물의 층계는 오를 수 없다.

답 5)

38 C_6 사지마비 환자의 앉기 시 균형유지 방법

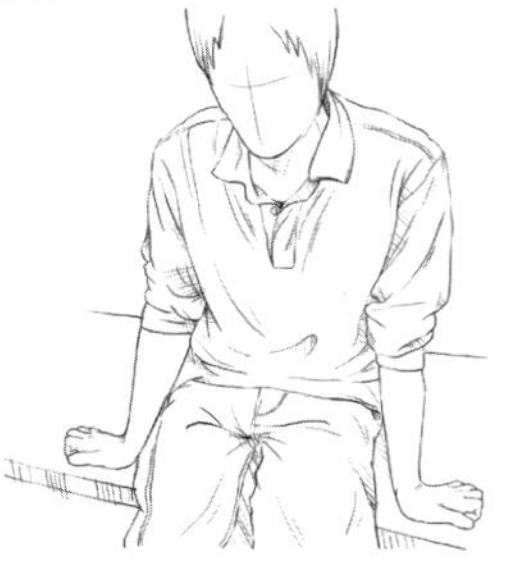

답 3)

39

SCI C_7 환자인 30대 여성의 옷 입기 시 필요한 최소 근력과 ROM 기준으로 옳은 것은?

1) 상지의 근력은 G~N이다
2) 팔꿉관절 굽힘은 15~140°이어야 한다
3) 손으로 잡기가 보조도구 없이 가능해야 한다
4) 어깨관절 굽힘과 벌림은 120° 이상이어야 한다
5) 앉기 균형은 침대 손잡이나 벨트 없이도 가능해야 한다

40

척수손상 환자인 남성에게 치료사는 머리 위의 물건을 팔을 뻗어 닿게 하는 훈련을 실시하고 있다. 치료사는 휠체어에서 체중이동을 하기 위한 준비라고 말하였으며, 많은 활동들에 위팔세갈래근이 사용되었다. 예상되는 남성의 기능적 수준은?

1) C_5
2) C_6
3) C_7
4) C_8
5) T_1

41

다음 중 손상된 척수로와 나타나는 증상의 연결이 옳은 것은?

1) Lateral Corticospinal Tracts — 폄근의 긴장을 촉진
2) Dorsal Columns — 반대쪽의 촉각, 압박, 진동 감각 손상
3) Vestibulospinal Tracts — 반대쪽의 자발적 운동 조절 손상
4) Spinocerebellar Tracts — 반대쪽의 통증과 온도 감각 손상
5) Lateral Spinothalamic Tracts — 무의식적인 고유수용성 감각 손상

문제해설

39 상지의 근력은 F~G이며, 어깨관절의 굽힘 및 벌림은 90도 이상이다. 손으로 잡기는 보조도구를 이용해서 가능해야 하며, 앉기 균형은 침대 손잡이나 벨트를 이용해 가능해야 한다.

답 2)

40 위팔세갈래근은 경수 7번 환자의 주요 근육이 된다.

답 3)

41
- Lateral Corticospinal Tracts : 반대쪽의 자발적 운동 조절 손상
- Dorsal Columns : 반대쪽의 촉각, 압박, 진동 감각 손상
- Vestibulospinal Tracts : 폄근의 긴장을 촉진
- Spinocerebellar Tracts : 무의식적인 고유수용성 감각 손상
- Lateral Spinothalamic Tracts : 반대쪽의 통증과 온도 감각 손상

답 2)

42

수동 휠체어(manual wheelchair)를 실내외 모든 지형에서 독립적으로 사용할 수 있는 척수손상 환자의 최소 수준은?

1) $C_{4\sim5}$
2) $C_{5\sim6}$
3) $C_{7\sim8}$
4) $T_{1\sim9}$
5) $T_{10}\sim L_{1}$

43

척수손상 환자인 50대 K씨는 식사 시 변형된 컵이나 빨대로 물을 마신다. 글씨쓰기도 가능하지만 보조도구가 필요하다. 주로 전동 휠체어를 이용하지만 장애물이 없는 실내 평지에서는 수동 휠체어의 사용이 일부분 가능하다. 예상되는 K씨의 기능적 수준은?

1) C5
2) C6
3) C7
4) C8
5) T1

44

다음 중 걷기 기능이 가능한 최소 수준의 척수손상 레벨은?

1) T4~6
2) T7~9
3) L2~5
4) S1~5
5) T10~L1

45

SCI C_5 완전손상 환자에게 훈련과 보조기를 모두 적용해도 수행하기 어려운 활동은?

1) 옷입기, 식사준비
2) 컴퓨터 사용, 식사준비
3) 글씨쓰기, 컴퓨터 사용
4) 식사하기, 전동 휠체어 사용
5) 수동 휠체어 사용, 타이핑하기

문제해설

42 해설내용 참조

답 4)

43 해설내용 참조

답 1)

44 해설내용 참조

답 5)

45 해설내용 참조

답 1)

SCI 환자에게 기대되는 기능적 결과(Functional outcomes)

Explanation

레벨(level)	기능적 결과
$C_{1\sim3}$	• 씹기, 삼키기, 말하기, 보기, 듣기, 냄새-맛 알기 등의 감각 운동 • 모든 ADL은 의존적 상태 • 호흡의 심각한 손상 • 전동 휠체어 : 턱과 호흡으로 전동 휠체어 사용 • 의사소통 : mouth stick, ECU 등을 이용한 컴퓨터 사용(많은 도움이 필요)
$C_{3\sim4}$	• 독립적인 호흡 • 견갑골의 거상(scapular elevation) • 전동 휠체어 : 턱이나 호흡으로 조절 • 의사소통 : 마우스 스틱(mouthstick), ECU 등을 이용한 컴퓨터 사용
C_5	• 식사(준비는 의존적) – 적절한 컵이나 빨대로 독립적인 마시기(drink) 가능 – 보조 도구를 이용한 독립적 식사(utensil feeding) • 독립적 글씨쓰기(handwriting) 및 타이핑(typing) – 보조 도구(longop ponens splint 등)를 착용시켜주면(setting) 수행 • 고도의 기술을 지닌 장비를 통해 독립적 이동 • 독립적 전동 휠체어 사용 및 약간의 수동 휠체어 사용 – 수동 휠체어 : 카펫이 없는 실내의 평평한 바닥에서 가능할 수 있음
C_6	• 식사 – 자르기(cutting)를 제외한 모든 면에서 독립적 – 보조 도구의 사용 또는 사용 없음 • 이동(transfer) – 평평한 곳 : 약간의 도움 또는 독립적 이동 – 평평하지 않은 곳(uneven) : 의존적 • 옷 입기 – 상지는 독립적, 하지는 의존적 – loop, dressing stick, button hook, velcro closure 등을 사용 • 치장(grooming) – 약간의 도움 또는 독립적 – U-cuff, 변형된 핸들 등을 사용 • 목욕 – 상체는 독립적, 하체는 의존적 – bench, chair 등의 사용 • 휠체어 – 전동 : 모든 지면에서 독립적 – 수동 : 실내에서 독립적, 실외에서는 의존적 – 코팅된 핸드림(hand rim)이 필요 • 의사소통 – 보조 도구의 사용으로 독립 – handwriting, typing aid, telephone holder, page turner 등 – tenodesis 스플린트(RIC 스플린트)의 사용 • 테노데시스(tenodesis) 잡기 가능

레벨(level)	기능적 결과
C_6	• 운전이 독립적(리프트 달린 밴 등의 보조 장치 필요) • 대·소변 관리하기(bladder and bowel) – 약간 또는 완전 의존
$C_{7\sim8}$	• 식사 : 독립적(보조 도구의 사용) • 이동(transfer) – 평평한 곳 : 독립적 이동(트랜스퍼 보드의 사용 또는 비사용) – 평평하지 않은 곳(uneven) : 독립적 또는 약간의 도움 • 옷 입기 – 상지는 독립적, 하지는 독립적 또는 약간의 도움(변형된 도구의 사용) • 치장(grooming) : 독립적(보조 도구의 사용) • 목욕 – 상체는 독립적, 하체는 독립적 또는 약간의 도움 – bench, chair, 보조 도구 등의 사용 • 휠체어 – 수동 : 실내에서 독립적, 실외의 평지에서 독립적 – 평평하지 않은(uneven) 지역에서는 도움이 필요 – 가벼운 폴딩(folding)형 휠체어, 코팅된 핸드림(hand rim)이 필요 • 의사소통 : 독립적(보조 도구의 사용) • 운전이 독립적(보조 장치 필요) • 대·소변 관리하기(bladder and bowel) – 대변 : 약간 또는 완전 의존 – 소변 : 독립적 또는 약간의 도움(보조 도구 사용)
$T_{1\sim9}$	• 식사 : 독립적 • 이동(transfer) : 독립적 이동(트랜스퍼 보드의 사용 또는 비사용) • 옷 입기 : 상하지 모두 독립적, 하지는 독립적 또는 약간의 도움(변형된 도구) • 치장(grooming) : 독립적 • 목욕 : 상·하체 모두 독립적(bench, chair, 보조 도구 등의 사용) • 휠체어 : 수동 휠체어 사용이 실내외 모두 독립적 • 서기 및 걷기 – 서기 : 독립적 – 걷기 : 기능 없음 • 의사소통 : 독립적 • 운전이 독립적(보조 장치 필요) • 가사일 : 단순하지 않은 식사 준비 및 가벼운 청소에 독립적 • 대·소변 관리하기(bladder and bowel) – 대변 소변 모두 독립적(변형된 도구 사용)
$T_{10}\sim L_1$	• 이동(transfer) : 독립적 • 옷 입기 : 상·하지 모두 독립적 • 목욕 : 독립적(bench, hand held shower) • 휠체어 : 수동 휠체어 사용이 실내외 모두 독립적 • 서기 및 걷기 – 서기 : 독립적 – 걷기 : 기능적, 약간의 도움 또는 독립적 • 운전이 독립적(휠체어 올리기 내리기 포함) • 가사일 : 단순하지 않은 식사 준비 및 가벼운 청소에 독립적

레벨(level)	기능적 결과
T_{10}~L_1	• 대·소변 관리하기(bladder and bowel) – 대변 소변 모두 독립적(변형된 도구 사용)
L_2~S_5	• 목욕 : 독립적(bench, hand held shower) • 휠체어 : 수동 휠체어 사용이 실내외 모두 독립적 • 서기 및 걷기 – 서기 : 독립적 – 걷기 : 기능적, 약간의 도움 또는 독립적 • 운전이 독립적(휠체어 올리기 내리기 포함) • 가사일 : 단순하지 않은 식사준비 및 가벼운 청소에 독립적 • 대·소변 관리하기(bladder and bowel) – 대변 소변 모두 독립적(변형된 도구 사용)

46

40세 여성은 척수손상(SCI) 이후 손상된 척수의 반대쪽의 '통증과 온도감각'을 잃었다. 손상이 예상되는 척수의 신경로는?

1) dorsal column
2) corticospinal tract
3) spinocerebellar tract
4) vestibulospinal tract
5) lateral spinothalamic tract

47

40세 척수손상(SCI) 환자인 K씨는 장골(long bone)에 체중지지를 목적으로 매일 서 있기 연습을 하고 있다. 또한 스탠딩프레임(standing frame)을 이용한 치료가 병행되고 있다. K씨가 받고 있는 치료의 목적으로 타당한 것은?

1) 욕창(pressure sore) 예방
2) 무용성 골다공증(osteoporosis) 예방
3) 이소성 골화증(heterotopic ossification) 예방
4) 자율신경반사 부전(autonomic dysreflexia) 예방
5) 기립성 저혈압(orthostatic hypotension)의 응급처치

문제해설

46 주요 신경로(tract)

Track	기능
Lateral Corticospinal Tracts	반대쪽의 자발적 운동 조절에 관여
Dorsal Columns	반대쪽의 촉각, 압박, 진동, 고유수용성 감각의 구별에 관여
Lateral Spinothalamic Tracts	반대쪽의 통증과 온도 감각에 관여
Spinocerebellar Tracts	무의식적인 고유수용성 감각에 관여
Vestibulospinal Tracts	폄근의 긴장을 촉진

답 5)

47 무용성 골다공증 (osteoporosis of disuse)

• 원인 및 증상
 – 사용하지 않는 장골(long bone)에서 많이 발생
  ◦ 특히 하지에서 자주 발생
  ◦ 손상 후 일 년 후에는 병적 골절로 이어질 수 있음
 – 호발 부위
  ◦ 대퇴골 : supracondylar, 경부(neck), intertrochanter 부위
  ◦ 경골 : 근위부와 원위부
• 예방 및 치료법
 – 스탠딩 프레임(standing frame)과 틸트 테이블(tilt table)을 이용함
 – 매일 서있기 훈련을 실시함 : 장골(long bone)에 체중 지지 효과 제공

답 2)

48

다음 설명에 해당하는 'ASIA scale'의 수준은?

- 불완전 손상을 의미하며, 손상된 신경학적 수준 이하의 운동기능이 존재한다
- 손상된 신경학적 수준 이하의 주요 근육들(key muscle)이 MMT '3' 미만이다

1) A
2) B
3) C
4) D
5) E

49

'ASIA scale'의 척도 중 그 결과가 'D'에 해당하는 것은?

1) 운동과 감각 기능이 모두 정상일 경우
2) 완전 손상으로 감각기능만 존재할 경우
3) 불완전 손상으로 손상된 신경학적 수준 이상의 주요 근육들이 MMT '3' 이상인 경우
4) 불완전 손상으로 손상된 신경학적 수준 이하의 주요 근육들이 MMT '3' 미만인 경우
5) 불완전 손상으로 손상된 신경학적 수준 이하의 주요 근육들 대부분이 MMT '4' 또는 '4' 이상인 경우

50

척수손상(SCI)의 신경학적 분류인 'ASIA 스케일' 중 손상된 신경학적 수준 이하의 주요 근육들 대부분에서 'MMT 등급 3 미만'인 경우는?

1) A
2) B
3) C
4) D
5) E

문제해설

48 해설내용 참조

답 3)

49 해설내용 참조

답 3)

50 해설내용 참조

답 3)

ASIA 스케일('American Spinal Injury Association' impaired scale)

Explanation

ASIA impairment scale	내용
A	• 완전 손상을 의미 • 운동과 감각 기능이 전혀 없음($S_{4\sim5}$는 잔존)
B	• 불완전 손상을 의미 • 손상된 신경학적 수준(level) 이하의 감각(sensation) 기능이 존재($S_{4\sim5}$ 포함)
C	• 불완전 손상을 의미 • 손상된 신경학적 수준(level) 이하의 운동(motor) 기능이 존재함 • 손상된 신경학적 수준(level) 이하의 주요(key) 근육들 대부분이 근력 등급 '3' 미만인 경우
D	• 불완전 손상을 의미 • 손상된 신경학적 수준(level) 이하의 운동(motor) 기능이 존재함 • 손상된 신경학적 수준(level) 이하의 주요(key) 근육들 대부분이 근력 등급 '3' 또는 '3' 이상인 경우
E	• 운동과 감각 기능이 모두 정상

51

21세 남성은 교통사고로 인해 척수손상이 발생되었다. 방광과 장의 무반사(areflexia)가 특징이며, 이로 인해 대소변 조절이 어렵다. 또한 심부건반사(deep tendon reflex)가 감소되었고, 교감신경계 기능의 손상으로 혈관수축의 감소와 발한기능의 상실이 나타난다. 이 남성의 증상과 관계 깊은 것은?

1) Automic dysreflexia
2) Schneider syndrome
3) Orthostatic hypotension
4) Cauda equina syndrome
5) Brown sequard syndrome

문제해설

51 cauda equina syndrome

- 원인
  - 직접적인 척수손상 보다는 말초신경 손상의 원인이 더 큼
  - 척추관내 요천추 신경근의 손상으로 척수로 인한 증후군은 아님
- 증상
  - 무반사(areflexia)가 발생되는 것이 특징
    - 방광, 장, 하지 등에 나타남
  - 장, 방광, 항문 주위, 하지로 가는 모든 말초 신경의 기능이 소실됨
    - 모든 반사 기능이 소실됨
  - 대소변 조절이 어려움
  - ‘deep tendon reflex’의 감소
  - 교감 신경계 기능의 손상
    - 혈관수축 감소, 혈압 저하, 심박수 느려짐, 손상 레벨 이하에서의 발한 작용소실
- 예후
  - 척수손상과 달리 완전 마비일지라도 신경근의 기능회복을 기대할 수 있음
    - 회복이 빠르고 예후도 좋음
  - ‘spinal shock’ 기간이 있음
    - 손상 후 24시간에서 6주 사이

답 4)

52

다음 중 2~5번 MP 관절의 굽힘과 동시에 PIP/DIP 관절의 폄을 만들 수 있는 기능을 지닌 척수손상의 최소 기능 수준은?

1) C_7 2) C_8
3) T_1 4) T_2
5) T_3

53

SCI C7 ASIA 스케일 A 환자에게 기능 향상을 위해 적용할 수 있는 보조기는?

1) Thumb splint 2) Hemi shoulder sling
3) Tennis elbow support 4) Wrist driven hand orthosis
5) Anterior elbow extension splint

54

SCI 환자인 K씨는 손바닥 쪽 엄지, 검지, 중지의 감각이 정상이다. K씨의 피부분절(dermatome) 수준은?

1) C_4 2) C_5
3) C_6 4) C_7
5) C_8

55

척수손상수준과 운동능력의 내용이 올바르게 연결된 것은?

1) C_6 — elbow flexion 2) C_7 — thumb flexion
3) C_5 — elbow extension 4) C_8 — finger adduction
5) T_1 — finger abduction

문제해설

52 'intrinsic plus grasp'이 가능한 레벨을 의미하며, 필요한 근육은 손가락의 폄근/굽힘근/벌림근/모음근, 그리고 벌레근이다.

답 3)

53 tenodesis grasp을 만들어 주어 ADL 활동의 독립성을 향상시킬 수 있다.

답 4)

54 다음은 수준별 피부분절 내용이다.
- C_6 : 엄지와 검지
- C_7 : 중지
- C_8 : 약지와 소지

답 4)

55 척수손상과 운동능력
- C_5 : elbow flexion
- C_6 : wrist extension
- C_7 : elbow extension, wrist flexion
- C_8 : finger flexion
- T_1 : finger abduction, adduction

답 5)

56

척수손상(SCI)을 입은 35세 여성은 손가락 움직임이 전혀 없지만, 손목은 중력을 이기고 들어 올릴 수 있다. 이 여성의 운동과 감각이 동일한 수준이라면 이 여성의 촉각 수준은?

1) 엄지(thumb) 손가락까지
2) 검지(index) 손가락까지
3) 중지(middle) 손가락까지
4) 약지(ring) 손가락까지
5) 소지(little) 손가락까지

57

척수손상(SCI) 중 'C_6 완전손상'을 진단받은 환자의 체중지지 훈련 시 손가락 관절의 자세로 옳은 것은?

1) IP 관절의 폄과 손가락의 모음
2) MP 관절의 폄과 손가락의 굽힘
3) IP 관절의 굽힘과 손가락의 벌림
4) MP 관절의 굽힘과 손가락의 모음
5) 팔목 관절의 굽힘과 손가락의 굽힘

58

SCI 환자인 20대 남학생은 교통사고로 C_6 완전손상 진단을 받았다. 이 환자의 일상생활활동에 대한 설명으로 틀린 것은?

1) 독립적인 운전이 가능하다
2) 갈비 사이근 마비로 폐활량이 저조하다
3) 손으로 쥐기는 어렵지만 펴기는 가능하다
4) 식사는 보조도구를 사용하여 독립적으로 가능하다
5) 라운드 티를 독립적으로 입을 수 있으나 바지를 입을 때는 약간의 도움이 필요하다

문제해설

56 C_6 환자

손목을 들어 올리는 운동 수준은 C_6 이며, C_6 수준의 'dermatome'은 검지까지이다.

답 2)

57 척수손상(SCI) C_6 완전 손상 환자의 체중지지

- 위팔세갈래근(triceps)의 근력이 0(zero) 임
- 앞으로 기울여 앉기 시 균형 유지를 위해 팔꿈관절 폄을 이용함
  - 어깨의 depression, protraction, external rotation
  - 팔꿈관절의 폄
  - 손목의 완전 폄
  - 손가락 : MP 관절 폄+IP 관절 굽힘+손가락의 모음

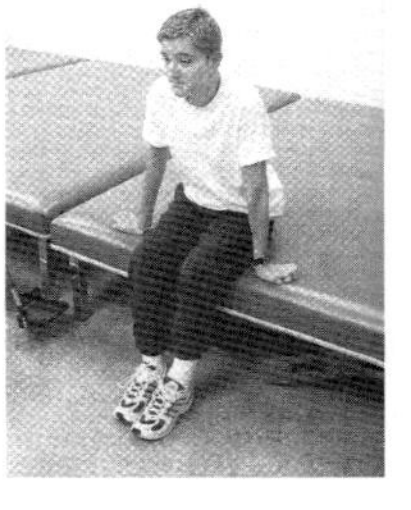

C_6 사지마비 환자의 균형 유지

답 2)

58 SCI level C_6

손목 굽힘과 팔꿈치 폄이 가능하지만 손의 움직임은 없다. 호흡을 위해 갈비사이근의 마비로 폐활량과 지구력이 저하되고 보조도구를 사용하거나 사용하지 않고 독립적으로 가능하다.

답 3)

59

C_8 척수손상(SCI) 환자에게 자율신경반사부전(autonomic dys-reflexia)이 발생되어 두통, 발한, 홍조 등이 발생되었다. 발생 원인으로 타당한 것은?

1) 배고픔
2) 분변 덩어리
3) 피부 알레르기
4) 밝은 빛과 소음
5) 누운 자세에서 선자세로의 자세 변화

60

다음 설명하는 'ASIA 스케일'의 척도는?

> 완전 손상을 의미하고 운동과 감각 기능이 전혀 없다($S_{4\sim5}$는 잔존)

1) A
2) B
3) C
4) D
5) E

문제해설

59 SCI 환자의 기립성 저혈압

누운 자세에서 선자세로 자세 변화를 할 경우 기립성 저혈압이 발생된다.

답 2)

60 해설내용 참조

답 1)

ASIA 스케일('American Spinal Injury Association' impaired scale)

Explanation

ASIA impairment scale	내용
A	• 완전 손상을 의미 • 운동과 감각 기능이 전혀 없음($S_{4\sim5}$는 잔존)
B	• 불완전 손상을 의미 • 손상된 신경학적 수준(level) 이하의 감각(sensation) 기능이 존재($S_{4\sim5}$ 포함)
C	• 불완전 손상을 의미 • 손상된 신경학적 수준(level) 이하의 운동(motor) 기능이 존재 • 손상된 신경학적 수준(level) 이하의 대부분의 주요(key) 근육들의 근력 등급이 '3' 미만
D	• 불완전 손상을 의미 • 손상된 신경학적 수준(level) 이하의 운동(motor) 기능이 존재 • 손상된 신경학적 수준(level) 이하의 대부분의 주요(key) 근육들의 근력 등급이 '3' 또는 '3' 이상
E	• 운동과 감각 기능이 정상임을 의미

61

척수의 상행신경로(ascending tract) 중 온도와 통각을 전달하는 신경로는?

1) spinoreticular pathway
2) spinothalamic pathway
3) dorsal column pathway
4) dorsal spinocerebellar pathway
5) ventral spinocerebellar pathway

62

'후 척수 증후군(posterior cord syndrome)'의 결과로 타당한 것은?

1) 운동세포의 손상이 특징이다
2) 운동, 통각지각, 온도지각 등이 손상된다
3) 예후는 나빠서 회복을 기대하기 어렵다
4) 이 증후군은 가장 흔하며 굽힘 손상이 원인이다
5) 심부감각, 고유수용성 감각, 진동감각이 소실된다

문제해설

61 주요 신경로(tract)

Track	기 능
Lateral Corticospinal Tracts	반대쪽의 자발적 운동 조절에 관여
Dorsal Columns	반대쪽의 촉각, 압박, 진동, 고유수용성 감각의 구별에 관여
Lateral Spinothalamic Tracts	반대쪽의 통증과 온도 감각에 관여
Spinocerebellar Tracts	무의식적인 고유수용성 감각에 관여
Vestibulospinal Tracts	extensor tone의 촉진

답 2)

62 해설내용 참조

답 5)

후 척수 증후군(Posterior cord syndrome)

Explanation

1. 원인

1) dorsal column의 손상
2) 이 증후군은 드물며 폄 손상에 의하여 발생함

2. 증상

1) 심부 감각, 고유수용성 감각, 진동 감각이 소실됨
2) 운동 신경 및 통각, 온도 감각 등은 보존됨

3. 예후

• 예후는 좋아서 거의 완전한 회복이 기대됨

63

초기 TBI 환자의 휠체어 보조도구로 가장 타당한 것은?

1) BFO
2) 쐐기
3) 코팅된 림(rim)
4) 이마 스트랩(strap)
5) 안티 티퍼(Anti tipper)

64

평소 등산을 좋아하던 70대 노인은 숲에서 넘어지면서 목이 뒤로 젖혀지는 사고를 당하였다. 사고 이후 노인에게는 양손에서 통증 및 온도 감각이 사라졌으며, 상지의 이완성 마비가 나타나고 있다. 혼자 걸어 다닐 수는 있지만 일상생활에서 손의 기능적 사용이 어려운 이 노인의 문제는?

1) central cord syndrome
2) anterior cord syndrome
3) cauda equina syndrome
4) posterior cord syndrome
5) brown-sequard syndrome

65

겉질척수로(corticospinal tract)와 척수시상로(spinothalamic tract) 손상이 특징인 불완전 척수손상에 대한 설명으로 옳은 것은?

1) 상지의 손상이 특징이다
2) 방광의 무반사가 특징이다
3) 일반적으로 보행은 불가능하다
4) 상지에 경직성 마비가 특징이다
5) 노인층보다는 젊은 층에서 더 많이 발생한다

문제해설

63 TBI 환자의 머리 조절

- 초기 환자는 머리 조절이 어려움
  - 정중선 중립을 유지하기가 어려움
  - 머리의 정중선 위치는 환경과의 시각접촉(visual contact)을 만들어 줌
- U자 모양의 도구(U shaped device)의 사용
  - 머리를 정중선에 유지시킴
- 이마 스트랩(forehead strap)의 사용
  - 머리가 앞으로 떨어지는 것을 방지함

답 4)

64 해설내용 참조

답 1)

65 해설내용 참조

답 1)

66

'중심성 척수 증후군(central cord syndrome)'에 대한 설명은?

1) 나이가 어린 아동에게 주로 발생한다
2) 양쪽의 통증과 온도감각은 보존된다
3) 상지에서 경직성 운동신경원 마비가 나타난다
4) 중심성 회백질의 파괴로 인해 상지의 기능회복이 어렵다
5) 환자는 사지마비를 보이지만 하지의 마비가 상대적으로 더 심하다

문제해설

66 해설내용 참조

답 4)

중심성 척수 증후군(Central cord syndrome, Schneider syndrome)

Explanation

1. 원인

1) 가장 흔하며 척수의 중심부의 파괴로 회색질 및 백질이 모두 손상됨
2) 퇴행성 경추증이 있는 노령 층에서 과도한 폄에 의해 손상됨
3) 소아에서는 굽힘 손상에 의해 발생함
4) 나이든 사람에서 주로 발생함

2. 증상

1) 양쪽의 통증과 온도 감각 상실(spinothalamic tract 손상)
2) 촉각, 진동, 고유수용성 감각은 부분적으로 남을 수도 있음
3) 상지에서 이완성 운동 신경원 마비, 하지에서는 경직성 운동 신경원 마비
4) 상지로 가는 피질 척수로(cortico spinal tract)가 중심부에 위치하므로 상지의 기능 장애가 심하고 상대적으로 하지의 기능 장애는 심하지 않음
5) 환자는 사지마비를 보이지만 상지의 마비가 상대적으로 더 심함
   - 보통 항문 주위 감각(sacral sensation)은 보존됨

3. 예후

1) 50%의 환자에서 배뇨 및 배변 기능의 회복됨
2) 보행이 가능하며 손의 기능은 일부가 회복됨
3) 환자 50% 가량 몸통과 하지의 운동, 감각 기능이 회복됨
4) 중심성 회백질의 파괴로 인해 상지의 기능 회복이 어려움

67

총상을 입은 50대 남성은 흉수의 오른쪽 1/2이 손상되는 불완전 척수손상을 입었다. 예상되는 남성의 증상으로 옳은 것은?

1) 손상된 쪽 하지의 촉각은 손상되지 않는다
2) 손상된 쪽 하지의 온도감각은 손상되지 않는다
3) 손상된 쪽 하지의 압박 감각은 손상되지 않는다
4) 손상된 쪽 하지의 운동 기능은 손상되지 않는다
5) 손상된 쪽 하지의 고유수용성 감각은 손상되지 않는다

68

다음과 같은 증상이 나타나는 불완전 척수손상은?

- 동측(ipsilateral)에 운동 조절의 상실(부전마비)과 손상 이하 레벨에서의 강직이 나타나고, 촉각, 압박, 진동, 고유수용성 감각의 분별력이 상실된다
- 반측(contralateral)에 반대쪽 손상 레벨 이하에서 통증과 온도감각의 상실이 나타난다

1) Central cord syndrome
2) Anterior cord syndrome
3) Cauda equina syndrome
4) Posterior cord syndrome
5) Brown-sequard syndrome

69

불완전 척수 손상 중 척수의 절반이 절단되어 생기는 증후군으로 손상측의 운동마비, 반대측의 온도 및 통각의 소실이 나타나는 증후군은?

1) 척수좌상 증후군
2) 전방좌상 증후군
3) 후방 척수 증후군
4) 중심성 척수 증후군
5) 브라운 시쿼드 증후군

문제해설

67 해설내용 참조

답 2)

68 해설내용 참조

답 5)

69 해설내용 참조

답 5)

브라운 세카르 증후군(Brown-Sequard Syndrome)

Explanation

1. 원인

1) 척수의 한쪽 절반이 손상된 것으로 일명 'hemi-cord syndrome'이라고도 함
   - 오직 한쪽만 손상
2) 골절, 관통상, 돌림 손상, 종양 등에 의하여 발생함

2. 증상

1) **동측**(ipsilateral)
   (1) 운동 조절의 상실(부전마비)과 손상 이하 레벨에서의 강직이 나타남
      - lateral corticospinal tract 손상
   (2) 손상 부위에서는 이완(flaccidity)이 나타남
      - lateral corticospinal tract 손상
   (3) 촉각, 압박, 진동, 고유수용성 감각 분별력 상실
      - dorsal column 손상
2) **반측**(contralateral)
   (1) 반대쪽 손상 레벨 이하에서 통증과 온도 감각의 상실이 나타남
      - spinothalamic tracts 손상

3. 예후

- 90% 이상의 환자에서 방광 및 대장 조절 기능이 회복되고 보행이 가능하게 됨

70

흉추 손상 환자가 휠체어 농구를 할 때 활동요소와 내용의 연결이 옳은 것은?

1) 인지－두 손으로 공 던지기
2) 운동－상대편 선수 분별하기
3) 언어－코트의 넓이 인식하기
4) 심리－경기 중 반칙의 개수를 조절하기
5) 사회성－경기 종료까지의 점수 계산하기

문제해설

70 심리 사회적(psychosocial) 요소
- 감정처리 능력 및 사회에서의 대인관계 능력을 말함
  - 심리적 요소
    - 가치, 흥미, 자아 개념 등을 말함
  - 사회적 요소
    - 역할 수행, 사회적 규범, 대인관계 기술, 자기표현 등을 말함
  - 자기관리(self management)
    - 극복기술(coping skill), 시간관리, 자기조절(self control) 등을 말함

답 4)

71

'전 척수 증후군(anterior cord syndrome)'에 대한 설명으로 옳은 것은?

1) 등쪽 기둥의 운동신경원 파괴가 원인이다
2) 손상 받은 레벨 양쪽에 근육 경직이 나타난다
3) 완전한 운동신경 마비가 특징이며 감각손상은 없다
4) 운동세포의 기능 상실로 척수의 불완전 손상 중 가장 예후가 나쁘다
5) BPI 문제로 인해 전방 척수동맥과 전방 척수의 압박으로 발생한다

문제해설

71 해설내용 참조

답 4)

전 척수 증후군(Anterior cord syndrome, Ventral horn syndrome)

Explanation

1. 원인

1) 척추의 과굽힘 손상에 의한 전방 척수 동맥과 전방 척수의 압박으로 발생함
2) 전각(ventral horn)의 운동 신경의 파괴
   예 급성 회백수염(poliomyelitis)

2. 증상

1) 손상 받은 레벨에서 양쪽 모두 근육의 이완(flaccidity)이 나타남
2) 완전한 운동 신경 마비 및 통각, 온도 감각의 소실을 특징으로 함
   • 후각(posterior horn) 세포의 기능은 있어 심부 감각, 가벼운 촉각, 고유수용성 감각은 보존됨

3. 예후

• 전각(ventral horn) 세포의 기능 상실로 척수의 불완전 손상 중 가장 예후가 나쁨

72

신경로(track)와 기능의 연결이 옳은 것은?

1) vestibulospinal tracts — 같은 쪽 촉각에 관여한다
2) spinocerebellar tracts — 의식적인 고유수용성 감각에 관여한다
3) lateral corticospinal tracts — 같은 쪽 자발적 운동조절에 관여한다
4) lateral spinothalamic tracts — 반대쪽의 통증과 온도감각에 관여한다
5) dorsal columns — 같은 쪽의 촉각, 압박, 진동, 고유수용성 감각의 구별에 관여한다

73

하위 운동신경원 손상의 임상적 양상으로 타당한 것은?

1) 'hyporeflexia'가 특징이다
2) 경직(spasticity)이 특징이다
3) 근 긴장이 증가되어 자발적인 근육조절이 어렵다
4) 움직임에 어려움이 따르고 한 방향의 움직임이 강하다
5) 굽힘성 경직 또는 폄성 경직 중 한 가지 형태를 보인다

문제해설

72 주요 신경로(tract)

Track	기능
Lateral Corticospinal Tracts	반대쪽의 자발적 운동 조절에 관여
Dorsal Columns	반대쪽의 촉각, 압박, 진동, 고유수용성 감각의 구별에 관여
Lateral Spinothalamic Tracts	반대쪽의 통증과 온도 감각에 관여
Spinocerebellar Tracts	무의식적인 고유수용성 감각에 관여
Vestibulospinal Tracts	extensor tone의 촉진

답 4)

73 해설내용 참조

답 1)

상위 운동 신경(UMN)과 하위 운동 신경(LMN) 손상의 양상

Explanation

Upper Motor Neuron	Lower Motor Neuron
• 경직(spasticity)이 특징 • 근 긴장이 증가되어 자발적인 근육 조절이 어려움 • 움직임에 어려움이 따르고 한 방향의 움직임이 강함 예) 굽힘은 가능하지만 폄이 어려움 • 굽힘성 경직(flexor spastic) 또는 폄성 경직 중 한 가지 형태를 보임 – 만약 두 가지 긴장(tone)이 모두 증가 되었다면 강직(rigidity)이라 함 • Hyperactive reflexes를 보임 • Clonus가 나타남 – 근육의 갑작스런 움직임이 연속적으로 지속됨	• 이완(flaccidity)이 특징 • Hyporeflexia가 나타남 • 하위 운동 신경 손상 후 근육의 위축이 나타남(muscle atrophy) • Fibillations(섬유성 연축)가 나타남 – single muscle fiber에 미세한 경련 – 임상적 실험에는 나타나지 않지만 EMG에서 보임 • Fasciculations(신경섬유 다발) – motor unit의 짧은 수축 – 임상적 실험에서 보임

74

'cauda equina syndrome'의 결과로 타당한 것은?

1) 대소변 조절이 가능하다
2) 'spinal shock' 기간은 없다
3) 'deep tendon reflex'가 감소한다
4) 말초신경보다는 직접적인 척수 손상이 원인이다
5) 장, 방광, 항문 주위, 하지로 가는 모든 말초신경은 보존된다

문제해설

74 해설내용 참조

답 3)

말총 증후군(Cauda equina syndrome)

Explanation

1. 원인

1) 직접적인 척수 손상 보다는 말초 신경 손상의 원인이 더 큼
2) 척추관내 요천추 신경근의 손상으로 척수 증후군은 아님

2. 증상

1) areflexia
   • 방광, 장, 하지 등에 나타남
2) 장, 방광, 항문 주위, 하지로 가는 모든 말초 신경의 기능이 소실됨
   • 모든 반사 기능이 소실됨
3) 대소변 조절 불가
4) deep tendon reflex 감소
5) 교감 신경계 기능 손상
   • 혈관 수축 감소, 혈압 저하, 심박수 느려짐, 손상 레벨 이하의 발한이 안 됨

3. 예후

1) 척수 손상과는 달리 완전 마비일지라도 신경근의 기능 회복이 가능성이 있음
   • 회복이 빠르고 예후도 좋음
2) spinal shock(손상 후 24시간에서 6주) 기간이 있음

75

SCI 환자에게 적용되는 'tenodesis splint'를 사용할 수 있는 신경학적 수준과 손목 폄의 최소 근력은?

1) C_5, F
2) C_5, F^+
3) C_6, F
4) C_6, F^+
5) C_7, F

76

기립성 저혈압(orthostatic hypotension) 발생시 응급처치로 타당한 것은?

1) 재빨리 직립자세를 만든다
2) 재빨리 휠체어를 뒤로 기울이거나 눕혀 응급처치를 한다
3) 온몸에 착용한 압박 보조도구를 제거한다
4) 혈압을 올리기 위해 호흡을 참고 크게 소리친다
5) 예방을 위해 소변과 대변을 수시로 배출해야 한다

문제해설

75 tenodesis splint

- 손목 폄이 가능한 C_6 이상이어야 함
- 손목 폄의 근력이 최소 $F^+(3^+)$ 이상이 될 경우 적용할 수 있음

답 4)

76 해설내용 참조

답 2)

기립성 저혈압(Orthostatic hypotension)

Explanation

1. 원인 및 증상

1) 누워있는 자세에서 갑자기 일으켜 세우거나 빨리 자세를 바꿀 때 발생함
   (1) 누운 자세에서 선 자세로 갑자기 자세를 바꿀 경우
   (2) 복부와 하지의 근 긴장도의 손실로 혈압의 저하와 함께 혈액이 한 부분에 고임
2) 어지럼증(dizziness), 오심(nausea), 의식 상실 등이 나타남

2. 예방 및 응급처치

1) 예방은 복대(abdominal binder), 다리 붕대(leg wraps), 색전 방지용 스타킹(anti-embolism stocking), 약물 등의 사용
2) 앉기 지구력(sitting tolerance) 및 활동 수준을 향상시킴
3) 재빨리 휠체어를 뒤로 기울이거나 눕혀 증상이 사라질 때까지 유지함

77

SCI 환자인 30대 남성은 손으로 붓을 쥘 수 없어 손목고정 목적의 보조기를 착용하고 그림을 그렸다. 이 환자의 척수손상 수준은?

1) C_3
2) C_5
3) C_7
4) C_8
5) T_1

78

척수손상 환자의 무용성 골다공증(psteoporosis) 예방과 치료로 타당한 내용은?

1) 약물치료에 중점을 둔다
2) 충분한 휴식을 제공한다
3) 탄력 붕대, 복대 등을 착용한다
4) AROM 및 AAROM을 실시한다
5) 스탠딩 프레임(standing frame)과 틸트 테이블(tilt table)을 이용한다

문제해설

77 C_5 환자는 어깨굽힘, 벌림, 폄, 팔꿈치 굽힘과 두침, 어깨뼈 모음과 벌림이 가능하지만 손목과 손의 움직임이 어렵다.

답 2)

78 해설내용 참조

답 5)

무용성 골다공증(Osteoporosis of disuse)

Explanation

1. 원인 및 증상

1) **사용하지 않는 장골(long bone)에서 많이 발생**
   (1) 특히 하지에서 자주 발생함
   (2) 손상 후 일 년 이후에는 병적 골절로 이어질 수 있음
2) **발생 부위**
   (1) 대퇴골 : supracondylar, 경부(neck), intertrochanter 부위(area)
   (2) 경골 : 근위부(몸쪽)와 원위부(먼쪽)

2. 예방 및 치료법

1) 스탠딩 프레임(standing frame)과 틸트 테이블(tilt table)을 이용함
2) 매일 서있기 훈련을 실시(long bone에 체중지지)함

79

T_4 수준의 척수손상환자가 치료 중 혈압상승과 더불어 얼굴이 붉어지며 두통과 오한을 호소한다. 응급조치로 적절한 것은?

1) 휠체어 뒤로 젖힌다
2) 압박하는 의복을 제거한다
3) 옆으로 누운 자세를 만들어준다
4) 환자를 앉혀두고 의료진 호출한다
5) 바로 누운 자세에서 다리를 머리보다 높게 올린다

80

SCI 환자의 경직(spasticity)에 대한 내용으로 옳은 것은?

1) 경직은 무익하다
2) 경직을 발생하지 않는다
3) 발병 후 1년이 되면 감소되지 시작한다
4) 심할 경우 신경차단, 절개, 주사 등의 처치가 필요하다
5) 상위신경의 억제 부족으로 인한 근육의 수의적 수축이 원인이다

문제해설

79 위 증상은 자율신경반사부전 증상으로 혈압 감소를 위해 압박 도구 제거, 기립 자세 유지

답 2)

80 해설내용 참조

답 4)

경직(Spasticity)

Explanation

1. 원인 및 증상

1) 상위 신경(higher center)의 억제 부족으로 인한 근육의 불수의적 수축
2) 첫 6개월 동안은 점진적인 증가가 있으며 발병 후 1년이 되면 고원기(plateau)가 됨

2. 예방 및 관리

1) 적당한 강직은 오히려 유익함
   - 근육 크기 유지, 관절 ROM을 보조, 침대 및 휠체어 이동에 도움이 됨
2) 구축(contracture)이 있으므로 침대에서의 자세(positioning)가 중요함
3) 심할 경우 신경 차단이나 절개, 주사 등의 처치가 필요함

81

이소성 골화증(HO)의 예방 및 치료법에 대한 설명으로 타당한 것은?

1) 약물 처방을 피한다
2) 움직임을 방지한다
3) 수술적 제거가 필요할 수 있다
4) 대칭적인 골반의 자세를 피한다
5) 최대의 움직임이 있을 때 주로 발병한다

문제해설

81 해설내용 참조

답 3)

Explanation

이소성 골화증(HO, Heterotopic Ossification, Ectopic bone)

1. 원인 및 증상

1) 뼈가 비정상적인 위치에 형성되는 것
2) 호발 부위
   (1) 주로 엉덩관절(hip), 무릎관절(knee) 주변의 근육에 발생함
   (2) 드물게 팔꿉관절(elbow), 어깨관절(shoulder) 주변의 근육에도 발생함
3) 발생 시기는 손상 후 1～4개월 사이에 발생함
4) 증상
   (1) 처음에는 부종(swelling), 따뜻함(warmth), ROM의 제한 등이 나타남
   (2) 더 진행되면 앉은 자세에서 엉덩관절 굽힘(hip flexion)과 골반 기울어짐이 나타남
      • 측만증(scoliosis), 후만증(kyphosis)과 같은 몸통(trunk)의 변형이 야기됨

2. 예방 및 치료

1) 치료는 약물 처방(칼슘 수치 제거), 초기 ROM 유지, 수술(칼슘 제거) 등
2) 기능적 ROM, 대칭적인 골반의 자세, 최대의 기능적 움직임 유지 등

82

다음 설명을 통해 예측할 수 있는 척수손상 환자의 기능적 수준(level)은?

- 씹기, 삼키기, 말하기, 보기, 듣기 등의 감각/운동이 있다
- 모든 ADL은 의존적 상태이다
- 호흡에 심각한 손상이 있다
- 턱과 호흡으로 전동 휠체어를 사용한다
- mouth stick, ECU 등을 이용한 컴퓨터를 사용한다

1) C_5
2) C_6
3) $C_{1\sim3}$
4) $C_{3\sim4}$
5) $C_{7\sim8}$

문제해설

82 해설내용 참조

답 3)

기대되는 기능적 결과(Functional outcomes)

Explanation

레벨(level)	기능적 결과
$C_{1\sim3}$	• 씹기, 삼키기, 말하기, 보기, 듣기, 냄새－맛 알기 등의 감각 운동 • 모든 ADL은 의존적 상태 • 호흡의 심각한 손상 • 전동 휠체어 : 턱과 호흡으로 전동 휠체어를 사용함 • 의사소통 : mouth stick, ECU 등을 이용한 컴퓨터 사용(많은 도움이 필요)
$C_{3\sim4}$	• 독립적인 호흡 • 어깨뼈의 올림(scapular elevation) • 전동 휠체어 : 턱이나 호흡으로 조절함 • 의사소통 : 마우스 스틱(mouthstick), ECU 등을 이용한 컴퓨터 사용
C_5	• 식사(준비는 의존적) － 적절한 컵이나 빨대로 독립적인 마시기(drink) 가능 － 보조 도구를 이용한 독립적 식사(utensil feeding) • 독립적 글씨쓰기(handwriting) 및 타이핑(typing) － 보조 도구(long ponens splint 등)를 착용시켜주면(setting) 수행 • 고도의 기술을 지닌 장비를 통해 독립적 이동을 함 • 독립적 전동 휠체어 사용 및 약간의 수동 휠체어를 사용함 － 수동 휠체어 : 카펫이 없는 실내의 편평한 바닥에서 가능할 수 있음

83

'SCI C_7' 환자의 휠체어 측정에 관한 내용이다. 무엇을 측정하려고 하는가?

> 치료사는 대상자를 휠체어에 앉히고, 시트에서 어깨 윗부분까지의 길이를 측정하였다

1) seat width
2) seat depth
3) back height
4) seat height
5) armrest height

84

다음 사진 속 남성은 팔꿈치관절 폄근의 기능이 없으며 사진 속 보조도구를 사용하는 SCI 환자이다. 이 사진을 보고 예측 가능한 남성의 기능은?

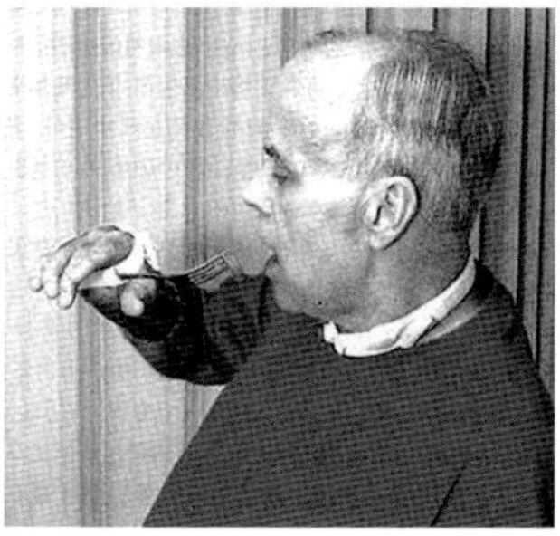

1) 상의 입기가 의존적이다
2) 하의 입기가 독립적이다
3) 목욕하기는 상체와 하체 모두 독립적이다
4) 자르기를 제외한 식사에 있어 독립적이다
5) 수동(manual) 휠체어의 사용은 실내 사용이 불가능하다

문제해설

83 등 높이(back height) 측정

목적	• 물리적, 기능적 요구에 맞는 등 지지를 위해 – 높이가 낮으면 기능은 증가됨 – 높이가 높으면 지지(support)가 증가됨
측정	• 체간 전체 지지의 경우 – 시트에서부터 어깨 윗부분까지 측정 • 최소 지지의 경우 – 등 끝부분이 팔의 움직임을 방해해서는 안 됨 – 피부의 변성, 견갑골의 움직임 방해, 신체 정렬 어려움
체크	• 환자의 상체가 앞이나 뒤로 기울어지는지 확인 – 등이 너무 높거나 전방으로 기울어져 있으면 앞으로 기울어짐 – 등이 너무 낮을 경우 뒤로 기울어짐
고려사항	• 등높이가 조절 가능한 종류 – 보통 4인치 범위 • 요추부에 지지물 사용이나 기타 지지물의 사용

답 3)

84 해설내용 참조

답 4)

기대되는 기능적 결과(Functional outcomes)

Explanation

C_6	• 식사 – 자르기(cutting)를 제외한 모든 면에서 독립적 – 보조 도구의 사용 또는 사용 없음 • 이동(transfer) – 평평한 곳 : 약간의 도움 또는 독립적 이동 – 평평하지 않은 곳(uneven) : 의존적 • 치장(grooming) – 약간의 도움 또는 독립적 – U-cuff, 변형된 핸들 등을 사용 • 옷 입기 – 상지는 독립적, 하지는 의존적 – loop, dressing stick, button hook, velcro closure 등을 사용 • 휠체어 – 전동 : 모든 지면에서 독립적 – 수동 : 실내에서 독립적, 실외에서는 의존적 – 코팅된 핸드림(hand rim)이 필요 • 의사소통 – 보조 도구의 사용으로 독립 – handwriting, typing aid, telephone holder, page turner 등 – tenodesis 스플린트(RIC 스플린트)의 사용 • 테노데시스(tenodesis) 잡기 가능 • 운전이 독립적(리프트 달린 밴 등의 보조 장치 필요) • 대·소변 관리하기(bladder and bowel) – 약간 또는 완전 의존 • 목욕 – 상체는 독립적, 하체는 의존적임 – bench, chair 등을 사용함

85

C_6 척수손상인 남성은 ASIA 스케일이 'A'이며, 손목의 근력은 F 이다. 이 남성에게 적절한 기능적 수준의 사례로 옳은 것은?

1) 대소변을 독립적으로 처리한다
2) 수동 휠체어로 경사로를 올라간다
3) 단추나 끈이 없는 상의를 착용한다
4) 보조도구 없이 독립적인 식사가 가능하다
5) 컴퓨터 사용 시 'mouth stick'을 사용해야 한다

문제해설

85 손가락의 사용이 어려우므로 보상방법을 사용해야 한다.

답 3)

86

C_3~C_4 환자에게 컴퓨터를 연습시킬 때 가장 적절한 도구는?

1) MAS
2) typing stick
3) mouth stick
4) universal cuff
5) long opponens

87

척추손상 환자의 감소된 폐활량(vital capacity)에 대한 예방과 치료로 타당한 것은?

1) 깊은 호흡운동을 피해야 한다
2) 경수 4번 환자는 호흡기가 필요없다
3) 훈련 시 상체를 굽힘하고 머리를 숙인다
4) 보조자와 함께하는 기침 훈련을 실시한다
5) SCM 근육과 횡격막 근육의 이완이 필요하다

문제해설

86 C_4 환자의 기능적 결과

레벨	기능적 결과
$C_{3\sim4}$	• 독립적인 호흡 • 어깨뼈의 올림(scapular elevation) • 전동 휠체어 : 턱이나 호흡으로 조절 • 의사소통 : 마우스 스틱(mouthstick), ECU 등을 이용한 컴퓨터 사용

답 3)

87 해설내용 참조

답 4)

감소된 폐활량(Vital capacity)

Explanation

1. 원인 및 증상

1) 경추 및 흉추(상위 레벨) 손상 환자에게 주로 나타남
2) 증상은 호흡 관련 근육(횡격막, 늑간근, latissimus dorsi 등)의 약화로 인해 발생함
   (1) 가슴 팽창의 제한, 기침 능력 감소, 가래 뱉기의 어려움 등
   (2) 호흡 기관의 감염 초래
3) 활동 시 지구력에 영향을 미침

2. 예방 및 치료

1) SCM 근육과 횡격막 근력의 강화를 함
2) 보조자와 함께하는 기침 훈련(manually assisted cough)을 함
3) 깊은 호흡(deep breathing) 운동을 함
4) 경수 4번 환자는 호흡기(ventilatory support)를 필요로 함

88

흉추 손상환자의 직장 환경을 변화시킬 때의 내용이다. 변화의 방향이 다른 것은?

1) 문턱을 제거함
2) 계단을 경사로로 바꿈
3) 문의 손잡이를 제거함
4) 화장실에 안전바를 설치함
5) 휠체어가 들어가기 좋은 작업대로 바꿔줌

문제해설

88 해설내용 참조

답 3)

흉수 손상의 기능

Explanation

$T_{1\sim9}$	• 식사 : 독립적 • 이동(transfer) : 독립적 이동(트랜스퍼 보드의 사용 또는 비사용) • 옷 입기 : 상하지 모두 독립적, 하지는 독립적 또는 약간의 도움(변형된 도구) • 치장(grooming) : 독립적 • 목욕 : 상·하체 모두 독립적(bench, chair, 보조 도구 등의 사용) • 휠체어 : 수동 휠체어 사용이 실내외 모두 독립적 • 서기 및 걷기 – 서기 : 독립적 – 걷기 : 기능 없음 • 의사소통 : 독립적 • 운전이 독립적(보조 장치 필요) • 가사일 : 단순하지 않은 식사 준비 및 가벼운 청소에 독립적 • 대·소변 관리하기(bladder and bowel) : 대변 소변 모두 독립적(변형된 도구 사용)
$T_{10}\sim L_1$	• 이동(transfer) : 독립적 • 옷 입기 : 상·하지 모두 독립적 • 목욕 : 독립적(bench, hand held shower) • 휠체어 : 수동 휠체어 사용이 실내외 모두 독립적 • 서기 및 걷기 – 서기 : 독립적 – 걷기 : 기능적, 약간의 도움 또는 독립적 • 운전이 독립적(휠체어 올리기 내리기 포함) • 가사일 : 단순하지 않은 식사 준비 및 가벼운 청소에 독립적 • 대·소변 관리하기(bladder and bowel) : 대변 소변 모두 독립적(변형된 도구 사용)

89

삼각걸이(trapeze)를 사용해야 하는 SCI 환자로 가장 적합한 경우는?

1) 어깨 근육이 약한 환자
2) 하지에 경직이 있는 환자
3) 하지에 간대경련 있는 환자
4) 'biceps' 근력이 양호한 환자
5) 'triceps' 근력이 양호한 환자

90

척수손상 환자에게 일어나는 '자율신경 과반사증'의 원인이 되는 척추손상 부위는?

1) T_6 이상
2) T_3 이하
3) C_8 이상
4) L_1 이상
5) T_{12} 이상

문제해설

89 trapeze, rope ladder, bed rail

- 세 가지 모두 침상에서의 움직임을 도움
- Trapeze는 머리 위에 설치됨
- 손이나 아래팔을 사용하는 보조도구들
- 앉기 자세로 나아가기를 돕는 보조도구들
- 어깨뼈, 어깨관절, 팔꿉관절의 근력이 최소한(minimum) 존재해야 함
- 손목의 굽힘 및 폄, 쥐기 능력이 있을 경우 사용하기 더욱 좋음

답 4)

90 해설내용 참조

답 1)

자율 신경 반사 부전(Autonomic dysreflexia)

Explanation

1. 원인 및 증상

1) 척수 손상 레벨은 $T_{4\sim6}$ 이상(above)에서 나타남
2) 어떤 자극에 대해 자율 신경계의 반사적 작용(reflex action)이 나타남
   - 방광의 팽창, 분변 덩어리(fecal mass), 직장의 활동(manipulation), 방광 변성(irritation), 온도 및 통증에 의한 자극, 내장 팽창(distension)
3) 증상 : 두통, 짜증(anxiety), 발한(perspiration), 홍조(flushing), 오한(chill), 코 막힘(nasal congestion), 돌발 고혈압(paroxysmal hypertension), 서맥(bradycardia)

2. 예방 및 응급처지

1) 환자를 재빨리 기립 자세(upright position)로 만듦
2) 탄력 붕대, 복대 등을 제거
3) 소변의 배출을 확인
4) 혈압을 수시로 체크함

91

다음 설명하는 내용은 무엇에 관한 것인가?

- 'long finger flexor'를 이용한다
- 손목의 폄을 이용하는 잡기이다
- $C_{6\sim7}$ 척수손상 장애인의 잡기 능력을 보상하는 움직임이다

1) 손목 고정
2) 손끝(tip) 쥐기
3) 삼점(tripod) 쥐기
4) 측면(lateral) 쥐기
5) 힘줄고정(tenodesis)

문제해설

91 해설내용 참조

답 5)

테노데시스(Tenodesis) 잡기

Explanation

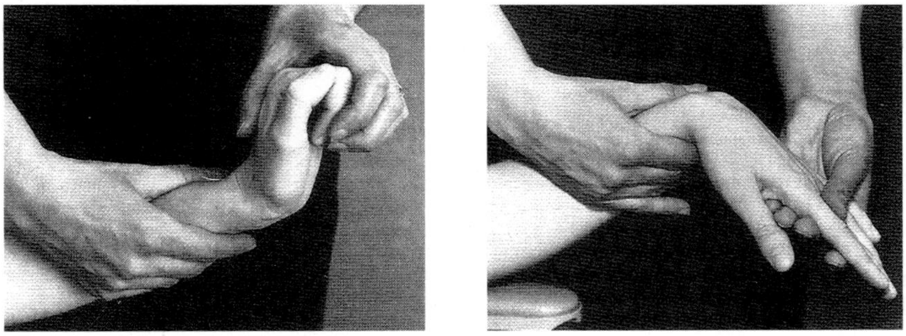

그림 1-15 테노데시스(tenodesis) 동작

1. 테노데시스(tenodesis) 잡기

1) 잡기 능력이 상실된 것을 보상
2) long finger flexor의 힘줄 고정(tenodesis)을 이용
3) 어느 정도의 구축(contracture)이 필요
4) '손목 폄과 동시에 손가락 굽힘'+'손목 굽힘과 동시에 손가락 폄'
5) 테노데시스(tenodesis) 잡기를 위한 손목 폄근 근력 운동이 필요

2. C_6 수준의 척수손상 환자

1) tenodesis 스플린트(RIC 스플린트)의 사용
2) 손목 폄 근력이 최소 $F^+(3^+)$ 이상이 될 경우
3) tenodesis 잡기를 위한 스플린트 필요

92

'C_5' 척수손상환자의 먹기 훈련 도구로 가장 타당한 것은?

1) MAS
2) rocker knife
3) swivel spoon
4) electric self-feeder
5) weight handle spoon

93

상위 운동 신경원(upper motor neuron)의 문제로 인해 발생되는 질환에 해당하는 것은?

1) Poliomyelitis
2) 7번 뇌신경 마비
3) Alzheimer's disease
4) Gulliain-Barre syndrome
5) ALS(Amyotrophic Lateral Sclerosis)

문제해설

92 C_5 척수손상환자의 기능

레벨	기능적 결과
C_5	• 식사(준비는 의존적) – 적절한 컵이나 빨대로 독립적인 마시기(drink) 가능 – 보조 도구를 이용한 독립적 식사(utensil feeding) – MAS의 사용 • 독립적 글씨쓰기(handwriting) 및 타이핑(typing) – 보조 도구(long ponens splint 등)를 착용시켜주면(setting) 수행 • 고도의 기술을 지닌 장비를 통해 독립적 이동 • 독립적 전동 휠체어 사용 및 약간의 수동 휠체어 사용 – 수동 휠체어 : 카펫이 없는 실내의 편평한 바닥에서 가능할 수 있음

답 1)

93 Alzheimer's Disease의 병리

• 중추 신경계(CNS)의 퇴행적 변화
– 대뇌 피질(cerebral cortex)과 히포캄프스(hippocampus)에 발생
– 폭넓게 퍼지는(diffuse) 손상

답 3)

운동 신경원(Motor neuron)

Explanation

1. 하위 운동 신경 시스템(lower motor neuron system)

1) 구성
(1) anterior horn의 cell bodies
(2) cranial nerves Ⅲ~X의 핵
(3) axons

2) 분류
(1) somatic(체성 감각)
(2) autonomic(자율 신경계) 요소

3) **병변**

(1) neurogenic motor unit disease

(2) lower motor neuron dysfunction

2. 상위 운동 신경(UMN)과 하위 운동 신경(LMN) 손상의 양상

Upper Motor Neuron	• 경직(spasticity)이 특징 • 근 긴장이 증가되어 자발적인 근육 조절이 어려움 • 움직임에 어려움이 따르고 한 방향의 움직임이 강함 예) 굽힘은 가능하지만 폄이 어려움 • 굽힘성 경직(flexor spastic) 또는 폄성 경직 중 한 가지 형태를 보임 – 만약 두 가지 긴장(tone)이 모두 증가 되었다면 강직(rigidity)이라 함 • hyperactive reflexes를 보임 • clonus가 나타남 – 근육의 갑작스런 움직임이 연속적으로 지속됨
Lower Motor Neuron	• 이완(flaccidity)이 특징 • hyporeflexia가 나타남 • 하위 운동 신경 손상 후 근육의 위축이 나타남(muscle atrophy) • fibillations(섬유성 연축)이 나타남 – single muscle fiber에 미세한 경련 – 임상적 실험에는 나타나지 않지만 EMG에서 보임 • fasciculations(신경섬유 다발) – motor unit의 짧은 수축 – 임상적 실험에서 보임

3. Alzheimer's Disease의 병리

1) 중추 신경계(CNS)의 퇴행적 변화

(1) 대뇌 피질(cerebral cortex)과 히포캄프스(hippocampus)에 발생

(2) 폭넓게 퍼지는(diffuse) 손상

2) 염증 반응(inflammatory process)

(1) 피질과 림빅(cortical and limbic) 신경의 단백질이 원인

(2) 두 신경의 단백질이 비정상적인 과정(abnormal metabolic process)을 통해 교차 결합됨

3) 신경원성 과정(neurogenerative process)

• 세포벽(cell membrane), 효소, DNA, 단백질의 손상

4) 산소에 의한(oxygen-based) 산소 독(free radical)의 과도한 제공으로 인해

94

'SCI' 환자의 무릎관절 주변에 열감이 있고, 부종이 있다. 또한 관절 운동에 장애가 있고 뻣뻣한 상태이다. 주치의가 Ca 수치를 낮추는 약물을 처방한 이 환자의 문제는?

1) 강직
2) 골다공증
3) 기립성 저혈압
4) 이소성 골화증
5) 자율신경 항진증

문제해설

94 해설내용 참조

답 4)

이소성 골화증 및 기타 SCI 환자의 합병증

Explanation

1. 이소성 골화증(HO : Heterotopic Ossification, Ectopic Bone)

1) **원인 및 증상**
  (1) 뼈가 비정상적인 위치에 형성되는 것
  (2) 호발 부위
    ① 주로 엉덩관절(hip), 무릎관절(knee) 주변의 근육에 발생
    ② 드물게 팔꿉관절(elbow), 어깨관절(shoulder) 주변의 근육에도 발생
  (3) 발생 시기는 손상 후 1~4개월 사이에 발생
  (4) 증상
    ① 처음에는 부종(swelling), 따뜻함(warmth), ROM의 제한 등이 나타남
    ② 더 진행되면 앉은 자세에서 엉덩관절 굽힘(hip flexion)과 골반 기울어짐이 나타남
    ③ 측만증(scoliosis), 후만증(kyphosis)과 같은 몸통(trunk)의 변형이 야기됨

2) **예방 및 치료**
  (1) 치료는 약물 처방(칼슘 수치 제거), 초기 ROM 유지, 수술(칼슘 제거) 등
  (2) 기능적 ROM, 대칭적인 골반의 자세, 최대의 기능적 움직임 유지 등

2. 기타 SCI 환자의 합병증

1) **무용성 골다공증**(osteoporosis of disuse)
  (1) 원인 및 증상
    ① 사용하지 않는 장골(long bone)에서 많이 발생
      • 특히 하지에서 자주 발생
      • 손상 후 일 년 이후에는 병적 골절로 이어질 수 있음
    ② 발생 부위
      • 대퇴골 : supracondylar, 경부(neck), intertrochanter 부위(area)
      • 경골 : 근위부(몸쪽)와 원위부(먼쪽)

(2) 예방 및 치료법

① 스탠딩 프레임(standing frame)과 틸트 테이블(tilt table)을 이용

② 매일 서있기 훈련을 실시(long bone에 체중 지지)

2) **기립성 저혈압**(orthostatic hypotension)

(1) 원인 및 증상

① 누워있는 자세에서 갑자기 일으켜 세우거나 빨리 자세를 바꿀 때 발생

- 누운 자세에서 선 자세로 갑자기 자세를 바꿀 경우
- 복부와 하지의 근 긴장도의 손실로 혈압의 저하와 함께 혈액이 한 부분에 고임

② 어지럼증(dizziness), 오심(nausea), 의식 상실 등이 나타남

(2) 예방 및 응급처지

① 예방은 복대(abdominal binder), 다리 붕대(leg wraps), 색전 방지용 스타킹(anti-embolism stocking), 약물 등의 사용

② 앉기 지구력(sitting tolerance) 및 활동 수준을 향상시킴

③ 재빨리 휠체어를 뒤로 기울이거나 눕혀 증상이 사라질 때까지 유지함

- 등을 기대고 다리는 위로 올린 상태

3) **자율 신경 반사 부전**(autonomic dysreflexia)

(1) 원인 및 증상

① 척수 손상 레벨은 T_4～T_6 이상(above)에서 나타남

② 어떤 자극에 대해 자율 신경계의 반사적 작용(reflex action)이 나타남

- 방광의 팽창, 분변 덩어리(fecal mass), 직장의 활동(manipulation), 방광 변성(irritation), 온도 및 통증에 의한 자극, 내장 팽창(distension)

③ 증상 : 두통, 짜증(anxiety), 발한(perspiration), 홍조(flushing), 오한(chill), 코 막힘(nasal congestion), 돌발 고혈압(paroxysmal hypertension), 서맥(bradycardia)

(2) 예방 및 응급처지

① 환자를 재빨리 기립 자세(upright position)로 만듦

② 탄력 붕대, 복대 등을 제거

③ 소변의 배출을 확인

④ 혈압을 수시로 체크함

4) **경직**(spasticity)

(1) 원인 및 증상

① 상위 신경(higher center)의 억제 부족으로 인한 근육의 불수의적 수축

② 첫 6개월 동안은 점진적인 증가가 있으며 발병 후 1년이 되면 고원기(plateau)가 됨

(2) 예방 및 관리

① 적당한 강직은 오히려 유익함

- 근육 크기 유지, 관절 ROM을 보조, 침대 및 휠체어 이동에 도움이 됨

② 구축(contracture)이 있으므로 침대에서의 자세(positioning)가 중요함

③ 심할 경우 신경 차단이나 절개, 주사 등의 처치가 필요함

95

앉기 균형(sitting balance) 유지가 어려운 경직형 사지마비(spastic quadriplegia) 환자의 옷 입기 훈련에 대한 방법이다. 성공확률이 가장 낮은 사례는?

1) 서서 입는다
2) 누워서 입는다
3) 벽에 기대서 입는다
4) 단추 대신 벨크로를 사용한다
5) 허리띠 대신 고무줄을 사용한다

문제해설

95 해설내용 참조

답 1)

옷 입기와 균형

Explanation

1. Sitting Balance

1) 일정 자세를 유지하는 능력
2) 무게 이동시에도 자세를 유지할 수 있는 능력
3) 평가시 안전을 위해 환자의 손상된 쪽(affected side)에 서서 평가
4) 앉기 및 균형유지의 어려움에 대한 적응(adaptation)
   (1) 외부 지지 장치 제공 → 예 자세를 위한 장치
   (2) 자세 변화 → 예 신발을 신기를 위한 앉기, 누운 자세로 옷 입기
   (3) 활동의 위치 변화 → 예 세면대 위의 치장을 위한 도구 함께 모아 놓기

2. 의복에 대한 적응(adaptation) 방법

의복	옷의 변형 및 보조공학적 적응	수행방법에 대한 적응
풀업 (pull up) 타입의 의복	• 큰 사이즈 • 늘어나는 소재 • 허리에 루프(loop) 달기 • 고무줄 형태의 허리밴드 : 너무 꽉 조이지 않게 함 • 지퍼 고리 • 드레싱 스틱	• 의자에 앉기 • 바닥에 눕기 • 바지를 올리기 위해 옆으로 누워 구름 • 바지 올리기 시 안정성을 위해 의자 또는 손잡이를 이용함 • 팔다리를 먼저 손상 측(약한 측)부터 넣음
풀오버 (pull over) 타입의 의복	• 크며, 머리가 쉽게 들어가는 의복 • 질감은 유연성이 있는 것을 제공 • 팔 구멍과 소매를 크게 함 • 탄력이 있는 소매와 허리밴드	• 의복을 무릎, 바닥, 테이블에 놓음 – 앞면이 전방을 향하도록 배치함 • 머리위로 쓰고 팔을 옷에 넣음 • 손상 측과 약한 측의 팔을 먼저 넣음

96

SCI C_6 환자에게 욕창방지를 위해 상지로 체중지지하기 활동을 하고자 한다. 적절한 자세는?

1) wrist flexion
2) elbow flexion
3) shoulder protraction
4) ankle plantar flexion
5) shouder internal rotation

문제해설

96 SCI 환자의 체중지지

- 어깨와 팔꿈치의 근력이 $F^+(3^+)$인 사지마비 환자
  - 가죽 루프를 휠체어에 묶어 몸을 앞으로 기울여 엉덩이의 압력을 줄여줌
- 상지의 근육이 남아있는 C_7 수준의 사지마비
  - 팔로 밀어서 체중 이동
  - 매 60분마다 수행되어야 함
- 삼두근(triceps)의 근력이 0(Zero)인 C_6 사지마비 환자
  - 앞으로 기울여 앉기 시 균형 유지를 위해 팔꿉관절 폄을 이용
  - 어깨의 depression, protraction, external rotation+'팔꿉관절 폄'+손목의 완전 폄

답 3)

SCI 환자의 능동기(Active phage) 재활

Explanation

1. 유동(mobilization) 시기, 재활(rehabilitation) 프로그램 시기
2. 욕창(decubitus ulcer) 방지를 위해 압력 감소 방법을 결정하는 시기
   1) 어깨와 팔꿈치의 근력이 $F^+(3^+)$인 사지마비 환자
      - 가죽 루프를 휠체어에 묶어 몸을 앞으로 기울여 엉덩이의 압력을 줄여줌
   2) 상지의 근육이 남아있는 C_7 수준의 사지마비
      (1) 팔로 밀어서 체중 이동
      (2) 매 60분마다 수행되어야 함
   3) 삼두근(triceps)의 근력이 0(zero)인 C_6 사지마비 환자
      (1) 앞으로 기울여 앉기 시 균형 유지를 위해 팔꿉관절 폄을 이용
      (2) 어깨의 depression, protraction, external rotation+'팔꿉관절 폄'+손목의 완전 폄
   4) 휠체어 이동 및 체중 이동에 필요한 근육들
      - triceps, pectoralis, latissimus dorsi

97

사지마비 환자의 옷입기 기능에 필요한 능력으로 옳은 것은?

1) 상지의 근력이 'F~G'일 경우
2) 손상부위에 척추의 불안정이 있는 경우
3) 50% 미만의 'vital capacity'를 가진 경우
4) 하지에 'muscle spasm'이 조절되지 않을 경우
5) 돌아눕기 및 이동 시 피부손상의 우려가 있는 경우

문제해설

97 해설내용 참조

답 1)

사지마비 환자의 옷 입기

Explanation

1. 사지마비 환자의 옷 입기의 금기 대상

1) 손상된 척추가 불안정할 때
2) 구르기, 이동, 굽히기 동안 욕창 또는 피부 탈락의 가능성이 있을 때
3) 하지에 muscle spasm이 조절되지 않을 때
4) vital capacity가 50% 미만일 때

2. 사지마비 환자의 옷 입기 시 필요한 기능

1) **상지**

(1) 근력

① 상지의 근력은 F~G

② deltoid, upper and middle trapezii, shoulder rotators, rhomboids, biceps, supinators, radial wrist extensor

(2) ROM

① 어깨관절 굽힘 및 벌림 : 0~90°

② 어깨관절 안쪽돌림 : 0~80°

③ 어깨관절 바깥돌림 : 0~30°

④ 팔꿉관절 굽힘 : 15~140°

(3) sitting balance

• 침대 손잡이(rail), 안전벨트의 사용 등으로 가능해야함

(4) 손의 집기(prehension)

• tenodesis grasp 또는 wrist driven flexor hinge 스플린트 사용이 가능해야함

2) 하지

(1) 근력

① F~G 등급

② pectoralis major & minor, rhomboids

(2) ROM

① 무릎관절 굽힘 : 0~120°

② 엉덩관절 굽힘 : 0~110°

③ 엉덩관절 바깥돌림 : 0~80°

(3) vital capacity가 50% 또는 그 이상 유지

98

다음 그림에 대한 설명으로 옳은 것은?

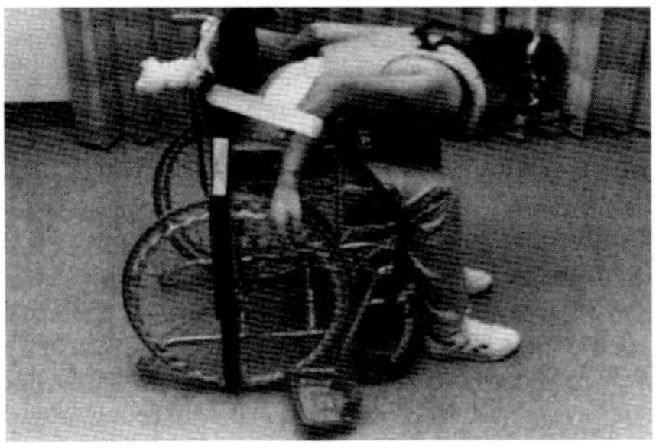

1) C_7 수준의 사지마비이다
2) 매 2시간 마다 수행되어야 한다
3) 어깨의 통증을 감소하기 위해 실시한다
4) 화장실가기 훈련 시 지구력 향상 훈련이다
5) 어깨와 팔꿈치의 근력이 $F^+(3^+)$인 사지마비 환자이다

문제해설

98 욕창(decubitus ulcer) 방지를 위한 압력 감소 방법

- 어깨와 팔꿈치의 근력이 $F^+(3^+)$인 사지마비 환자 : C_5~C_6
  - 가죽 루프를 휠체어에 묶어 몸을 앞으로 기울여 엉덩이에 압력을 줄여줌
- 상지의 근육이 남아있는 C_7 수준의 사지마비 : C_7
  - 팔로 밀어서 체중 이동
  - 매 60분마다 수행되어야 함

답 5)

99

음식자르기를 제외한 대부분의 먹기 활동이 독립적으로 가능한 최소 수준의 척수손상은?

1) C_4
2) C_5
3) C_6
4) C_7
5) C_8

99 C_6 환자는 음식자르기를 제외하고, 도구를 사용 또는 미사용하여 먹기의 독립이 가능하다.

답 3)

100

SCI T_{10}~L_1 환자에게 가장 불필요한 보행 보조도구는?

1) 워커
2) standing frame
3) forearm crutches
4) 단족보조기(AFO)
5) 장족보조기(KAFO)

101

SCI T_1 하지바미 환자의 지역사회 복귀 시 작업치료사의 업무로 타당한 것은?

1) 집구조 변경을 평가한다
2) 하지의 지구력을 측정한다
3) 손의 사용법을 재교육한다
4) 지리적 지남력에 대해 교육한다
5) 컴퓨터 입력 보조도구의 사용법을 교육한다

문제해설

100
- T_{10}~L_1 환자의 보행 보조도구
  - standing frame
  - forearm crutches 또는 워커
  - KAFO
- L_2~S_5 환자의 보행 보조도구
  - standing frame
  - forearm crutches 또는 cane
  - KAFO 또는 AFO

답 4)

101 T_1의 기능
- 손의 사용이 가능함
- ADL에서 독립적임
- 휠체어로 이동함

답 1)

$T_{1\sim9}$ 수준의 SCI 환자의 기능적 기대수준

Explanation

1. 식사 : 독립적
2. 이동(transfer) : 독립적 이동(트랜스퍼 보드의 사용 또는 비사용)
3. 옷 입기 : 상하지 모두 독립적, 하지는 독립적 또는 약간의 도움(변형된 도구)
4. 치장(grooming) : 독립적
5. 목욕 : 상·하체 모두 독립적(bench, chair, 보조 도구 등의 사용)
6. 휠체어 : 수동 휠체어 사용이 실내외 모두 독립적
7. 서기 및 걷기
   1) 서기 : 독립적
   2) 걷기 : 기능 없음
8. 의사소통 : 독립적
9. 운전이 독립적(보조 장치 필요)
10. 가사일 : 단순하지 않은 식사 준비 및 가벼운 청소에 독립적
11. 대·소변 관리하기(bladder and bowel)
    - 대변 소변 모두 독립적(변형된 도구 사용)

102

다음 중 'C$_6$ 완전손상 환자'가 가장 수행하기 어려운 동작은?

1) supination
2) wrist flexion
3) shoulder abduction
4) shoulder external rotation
5) upward roation of scapula

103

척수손상 후 6개월 동안 작업치료를 받은 40대 남성은 보조도구 없이 젓가락을 사용해 국수를 먹을 수 있었다. 이 환자의 기능 수준은?

1) C_4
2) C_5
3) C_6
4) C_7
5) C_8

문제해설

102 척수손상과 운동능력

- $C_{1\sim3}$: neck flexion, extension, rotation
- C_4 : scapular elevation, inspiration
- C_5 : shoulder flexion, extension, abduction, elbow flexion, supination, scapular abduction, adduction
- C_6 : scapular protraction, wrist extension
- C_7 : elbow extension, wrist flexion
- C_8 : finger flexion, extension
- T_1 : finger abduction, adduction

답 2)

103 해설내용 참조

답 5)

척수 손상과 운동능력

Explanation

1. 척수 손상과 운동능력

1) $C_{1\sim3}$: neck flexion, extension, rotation
2) C_4 : scapular elevation, inspiration
3) C_5 : shoulder flexion, extension, abduction elbow flexion, supination scapular abduction, adduction
4) C_6 : scapular protraction wrist extension
5) C_7 : elbow extension, wrist flexion
6) C_8 : finger flexion, extension
7) T_1 : finger abduction, adduction

2. 젓가락 사용에 필요한 운동

1) elbow : flexion+extension
2) wrist : flexion+extension
3) finger : flexion+extension+abduction+adduction

104

시각(visual), 전정감각(vestibular), 자세조절(postural control)과 가장 관계가 깊은 신경 트랙(track)은?

1) anterior spioncerebellar
2) cuneocerebellar pathway
3) rostospinocerebellar tract
4) medial longitudinal faciculus
5) posterior spinocerebellar pathway

문제해설

104 해설내용 참조

답 4)

신경트랙과 기능

Explanation

1. Medial Longitudinal Faciculus

- 눈과 머리의 평형과 협동운동에 중요한 전도로

2. Posterior Spinocerebellar Pathway

1) 말초신경원에서 소뇌로 감
2) 주로 근육과 힘줄 및 관절에 고유감각정보(proprioception)를 전달

3. Cuneocerebellar Pathway

1) 말초신경원에서 소뇌로 감
2) 주로 근육과 힘줄 및 관절에 고유감각정보(proprioception)를 전달

4. Anterior Spioncerebellar

1) 척수 사이신경원에서와 하행성 운동신경로에서의 활동들에 대한 되먹임을 전달
2) 주로 근육과 힘줄 및 관절에 고유감각정보(proprioception)를 전달

5. Rostospinocerebellar Tract

1) 척수 사이신경원에서와 하행성 운동신경로에서의 활동들에 대한 되먹임을 전달
2) 주로 근육과 힘줄 및 관절에 고유감각정보(proprioception)를 전달

105

'C_6' 완전손상 환자가 정적 앉기(static sitting)를 보조도구 없이 수행하기 위해 꼭 필요한 상지의 기능은?

1) 손목의 굽힘
2) 팔꿉관절의 폄
3) 팔꿉관절의 굽힘
4) 손가락관절의 굽힘
5) 어깨관절의 안쪽돌림

문제해설

105 해설내용 참조

답 2)

C_6 완전손상 환자의 앉기

Explanation

1. 팔꿉관절에 결코(never) 구축이 발생되면 안 됨
2. 팔꿉관절의 온전한(full) 폄은 균형 유지를 위한 버팀(propping)에 기본이 됨
   - 앉은 자세에서, 이동 시
3. 삼두근(triceps)의 근력이 0(zero)인 C_6 사지마비 환자
   1) 앞으로 기울여 앉기 시 균형 유지를 위해 팔꿉관절 폄을 이용
   2) '어깨의 depression, protraction, external rotation' + '팔꿉관절 폄' + 아래팔의 뒤침 + 손목의 완전 폄

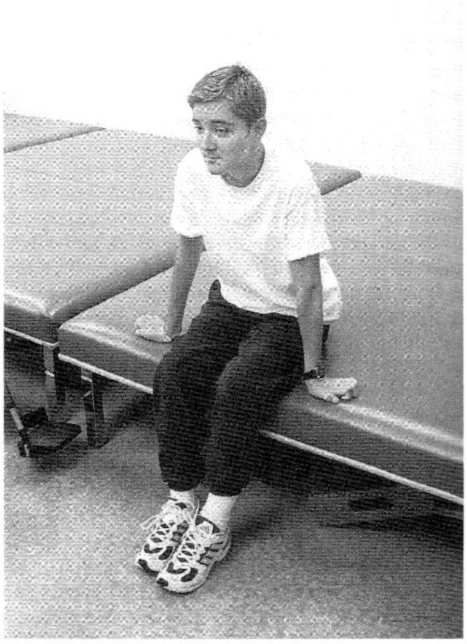

그림 1-16 C_6 사지마비 환자의 앞으로 기울여 앉기 시 균형 유지

106

사지마비 환자에게 이소성 골화증(HO)이 나타나면 엉덩관절, 어깨관절, 팔꿉관절에 구축이 나타나 ADL수행에 어려움이 있다. 예방법으로 적절한 것은?

1) ADL시 보호자가 전적으로 도와준다
2) 관절이 약하므로 운동을 해서는 안된다
3) 감각자극이 중요하므로 지속적인 감각촉진 운동을 한다
4) 강직이 발달하지 않는 방법으로 지속적인 감각촉진을 한다
5) 손상 초기부터 지속적인 관절가동범위 유지를 위해 ROM운동을 실시한다

문제해설

106 해설내용 참조

답 5)

SCI 환자의 이소성 골화증(HO, Heterotopic Ossification, Ectopic bone)

Explanation

1. 원인 및 증상

1) 뼈가 비정상적인 위치에 형성되는 것
2) 호발 부위
   (1) 주로 엉덩관절(hip), 무릎관절(knee) 주변의 근육에 발생
   (2) 드물게 팔꿉관절(elbow), 어깨관절(shoulder) 주변의 근육에도 발생
3) 발생 시기는 손상 후 1~4개월 사이에 발생
4) 증상
   (1) 처음에는 부종(swelling), 따뜻함(warmth), ROM의 제한 등이 나타남
   (2) 더 진행되면 앉은 자세에서 엉덩관절 굽힘(hip flexion)과 골반 기울어짐이 나타남
   (3) 측만증(scoliosis), 후만증(kyphosis)과 같은 몸통(trunk)의 변형이 야기됨

2. 예방 및 치료

1) 치료는 약물 처방(칼슘 수치 제거), 초기 ROM 유지, 수술(칼슘 제거) 등
2) 기능적 ROM, 대칭적인 골반의 자세, 최대의 기능적 움직임 유지 등

107

'Brown－sequard syndrome'의 경우 손상 레벨의 반대쪽 이하에서의 '통증과 온도'감각이 상실된다. 어떤 신경로의 손상인가?

1) Dorsal columns
2) Corticospinal tract
3) Spinothalamic tract
4) Spinocerebellar tract
5) Vestibulospinal tract

문제해설

107 해설내용 참조

답 3)

브라운 세카르 증후군(Brown-sequard syndrome)

Explanation

1. 원인

1) 척수의 한쪽 절반이 손상된 것으로 일명 'hemi-cord syndrome'이라고도 함
   - 오직 한쪽만 손상된 경우
2) 골절, 관통상, 돌림 손상, 종양 등에 의하여 발생됨

2. 증상

1) **동측**(ipsilateral)
   (1) 운동 조절의 상실(부전마비)과 손상 레벨 이하에서의 강직이 나타남
      - 'lateral corticospinal tract' 손상
   (2) 손상 부위 이하에서 이완(flaccidity)이 나타남
      - 'lateral corticospinal tract' 손상
   (3) '촉각 / 압박 / 진동 / 고유수용성' 감각의 상실
      - 'dorsal column' 손상
2) **반측**(contralateral)
   - 반대쪽 손상 레벨 이하에서 '통증과 온도' 감각의 상실
     － 'spinothalamic tracts' 손상

3. 예후

- 90% 이상의 환자에서 방광 및 대장 조절 기능이 회복되고 보행이 가능하게 됨

108

40세의 K씨는 척수손상으로 인해 입에 붓을 물고 그림 그리기를 하고 있다. 예상되는 K씨의 기능적 수준은?

1) C_4
2) C_5
3) C_6
4) C_7
5) C_8

109

20대 남성은 오른쪽 옆구리 총상으로 인해 'Brown-sequard syndrome'이 발생하였다. 예상되는 남성의 문제로 옳은 것은?

1) 왼쪽에 운동마비가 나타난다
2) 왼쪽에 압박 감각의 상실이 나타난다
3) 오른쪽에 통증 감각의 상실이 나타난다
4) 오른쪽에 진동 감각의 상실이 나타난다
5) 왼쪽에 고유구용성감각의 상실이 나타난다

110

불완전 척수손상 중 척수의 한 쪽만 손상되는 증후군은?

1) 전척수 증후군
2) 후척수 증후군
3) 중심성 척수증후군
4) cauda equina syndrome
5) Brown-sequard syndrome

문제해설

108
- C_5 환자의 기능
  - 식사(준비는 의존적)
    - 적절한 컵이나 빨대로 독립적인 마시기(drink) 가능
    - 보조 도구를 이용한 독립적 식사(utensil feeding)
  - 독립적인 글씨쓰기(handwriting) 및 타이핑(typing)
    - 보조 도구(long ponens splint 등)를 착용시켜주면(setting) 수행
  - 고도의 기술을 지닌 장비를 통해 독립적 이동
  - 독립적 전동 휠체어 사용 및 약간의 수동 휠체어 사용
    - 수동 휠체어 : 카펫이 없는 실내의 평평한 바닥에서 가능할 수 있음
- C_4 환자의 기능
  - 독립적인 호흡
  - 어깨뼈의 올림(scapular elevation)
  - 전동 휠체어의 사용
    - 턱이나 호흡으로 조절
  - 의사소통 : 마우스 스틱(mouthstick), ECU 등을 이용
  - 그림 그리기 : 마우스 스틱을 이용

답 1)

109 해설내용 참조

답 4)

110 해설내용 참조

답 5)

111

척수손상이 있는 34세 여성은 다음의 활동들이 가능하다. 예상되는 이 여성 척수손상 수준은?

- 식사 준비는 의존적이지만 컵이나 빨대로 독립적으로 마시기가 가능하다
- 보조도구를 이용해 독립적인 글씨쓰기(handwriting)가 가능하다
- 카펫이 없는 실내의 평평한 바닥에서 운전이 가능하다
- 상지를 이용한 ADL 활동을 위해 'long opponens splint'가 필요하다

1) C_3 2) C_5
3) C_6 4) $C_{7\sim8}$
5) $T_{1\sim4}$

문제해설

111 해설내용 참조

답 2)

SCI 수준별 기능

Explanation

$C_{1\sim3}$	• 씹기, 삼키기, 말하기, 보기, 듣기, 냄새, 미각 지각 등의 감각운동은 존재함 • 모든 ADL에서 의존적 상태 • 호흡의 심각한 손상 : 호흡기 사용 • 전동 휠체어 : 턱과 호흡을 이용한 전동 휠체어의 사용 • 의사소통 : mouth stick, ECU 등을 이용한 컴퓨터 사용(많은 도움이 필요함) • 필요한 장비 – 두 개의 호흡기(침대용, 휴대용) – 흡입 장치(suction equipment)
$C_{3\sim4}$	• 독립적인 호흡이 가능 • 어깨뼈의 올림(scapular elevation)이 가능 • 전동 휠체어 : 턱이나 호흡으로 조절하여 사용 • 의사소통 : 마우스 스틱(mouthstick), ECU 등을 이용해 컴퓨터를 사용함
C_5	• 식사(준비는 의존적) – 적절한 컵이나 빨대로 독립적인 마시기(drink) 가능 – 보조 도구를 이용한 독립적 식사(utensil feeding) 가능 • 독립적 글씨쓰기(handwriting) 및 타이핑(typing) – 보조 도구(long ponens splint 등)를 착용시켜주면(setting) 수행 가능 • 고도의 기술을 지닌 장비를 통해 독립적 이동이 가능 • 독립적 전동 휠체어의 사용 및 약간의 수동 휠체어 사용이 가능 – 수동 휠체어 : 카펫이 없는 실내의 평평한 바닥에서 운전이 가능함 • 필요한 장비 : long opponens splint

C_6	• 식사 – 자르기(cutting)를 제외한 모든 면에서 독립적임 – 보조 도구의 사용 또는 사용 없음 • 이동(transfer) – 평평한 곳 : 약간의 도움으로 또는 독립적인 이동이 가능 – 평평하지 않은 곳(uneven) : 의존적임 • 옷 입기 – 상지는 독립적, 하지는 의존적 – loop, dressing stick, button hook, velcro closure 등을 사용 • 치장(grooming) – 약간의 도움 또는 독립적임 – U-cuff, 변형된 핸들 등을 사용 • 목욕 – 상체는 독립적, 하체는 의존적임 – bench, chair 등을 사용함 • 휠체어 – 전동 : 모든 지면에서 독립적임 – 수동 : 실내에서 독립적, 실외에서는 의존적임 – 코팅된 핸드림(hand rim)이 필요함 • 의사소통 : 보조 도구를 사용하므로 독립적임 • handwriting, typing aid, telephone holder, page turner 등을 사용 • tenodesis 스플린트(RIC 스플린트)의 사용이 가능 • 테노데시스(tenodesis)잡기 기능이 가능 • 운전이 독립적(리프트 달린 밴 등의 보조 장치 필요) • 대·소변 관리하기(bladder and bowel) : 약간 또는 완전 의존
$C_{7\sim8}$	• 식사 : 독립적(보조 도구의 사용) • 이동(transfer) – 평평한 곳 : 독립적 이동(트랜스퍼 보드의 사용 또는 비사용) – 평평하지 않은 곳(uneven) : 독립적 또는 약간의 도움 • 옷 입기 – 상지는 독립적, 하지는 독립적 또는 약간의 도움(변형된 도구의 사용) – 치장(grooming) : 독립적(보조 도구의 사용) • 목욕 – 상체는 독립적, 하체는 독립적 또는 약간의 도움 – bench, chair, 보조 도구 등의 사용 • 휠체어 – 수동 : 실내에서 독립적, 실외의 평지에서 독립적 – 평평하지 않은(uneven) 지역에서는 도움이 필요함 – 가벼운 폴딩(folding)형 휠체어, 코팅된 핸드림(hand rim)이 필요함 • 의사소통 : 독립적(보조 도구의 사용) • 운전 : 독립적(보조 장치 필요) • 대·소변 관리(bladder and bowel) – 대변 : 약간 또는 완전 의존 – 소변 : 독립적 또는 약간의 도움(보조 도구 사용)

112

자율신경반사부전(autonomic dysreflexia)이 나타날 때 대처방법으로 가장 타당한 사례는?

1) 안대를 착용시킨다
2) 휠체어를 뒤로 젖힌다
3) 방광에 찬 소변을 제거한다
4) 즉시 보호자에게 연락한다
5) 벨트, 단추 등을 이용해 환자에게 압박을 제공한다

113

경수 3~4번 완전손상 환자(SCI C_6)에게 필요한 보조도구로 타당한 것은?

1) zipper pull
2) mouth stick
3) button hook
4) tenodesis splint
5) handheld shower

문제해설

112 자율 신경 반사 부전(autonomic dysreflexia)의 예방 및 응급처지

- 주치의 및 간호사에게 통보
- 환자를 재빨리 기립 자세(upright position)로 만듦
- 탄력 붕대, 복대 등을 제거
- 소변의 배출을 확인
- 혈압을 수시로 체크함

답 3)

113 mouth stick

경수 3~4번 손상 환자의 컴퓨터 사용 등을 보조함

답 2)

경수 손상 환자에게 필요한 보조도구

Explanation

$C_{3\sim4}$	• 전동 휠체어 : 턱이나 호흡으로 조절 • 의사소통 : 마우스 스틱(mouth stick), ECU 등을 이용한 컴퓨터 사용
C_5	• 식사 : 적절한 컵, 빨대, utensil feeding • long ponens splint • 전동 휠체어 사용 및 약간의 수동 휠체어 사용
C_6	• 옷 입기 : dressing stick, button hook, velcro, zipper pull 등 사용 • 치장(grooming) : u-cuff, 변형된 핸들 등 사용 • 목욕 : bench, chair 등 사용 • 휠체어 : 코팅된 핸드림(hand rim)이 필요 • 의사소통 : handwriting, typing aid, telephone holder, page turner 등 tenodesis 스플린트(RIC 스플린트)의 사용

신경계작업치료 Ⅱ

114

불완전 척수손상 정도를 측정하는 ASIA 스케일의 B 등급에 대한 설명으로 옳은 것은?

1) 손상 수준 이하에 완전손상을 의미한다
2) 손상 수준 이하감각 기능이 있음을 의미한다
3) 손상 수준 이하운동 기능이 있음을 의미한다
4) 손상 수준 이하의 주요 근육들이 '3(F)' 미만이다
5) 손상 수준 이하운동과 감각 기능이 모두 존재함을 의미한다

115

사지마비 환자의 독립적 옷 입기의 기준으로 옳은 것은?

1) 어깨관절 굽힘 : 0~180°
2) 어깨관절 벌림 : 0~90°
3) 팔꿉관절 굽힘 : 15~90°
4) 어깨관절 안쪽돌림 : 0~40°
5) 어깨관절 바깥돌림 : 0~90°

문제해설

114 ASIA 스케일('American Spinal Injury Association' impaired scale)

ASIA impairment scale	내용
A	• 완전 손상을 의미 운동과 감각 기능이 전혀 없음 ($S_{4\sim5}$는 잔존)
B	• 불완전 손상을 의미 손상된 신경학적 수준(level) 이하의 감각(sensation) 기능이 존재 ($S_{4\sim5}$ 포함)
C	• 불완전 손상을 의미 손상된 신경학적 수준(level) 이하의 운동(motor) 기능이 존재 손상된 신경학적 수준(level) 이하의 대부분의 주요(key) 근육들의 근력 등급이 '3' 미만
D	• 불완전 손상을 의미 손상된 신경학적 수준(level) 이하의 운동(motor) 기능이 존재 손상된 신경학적 수준(level) 이하의 대부분의 주요(key) 근육들의 근력 등급이 '3' 또는 '3' 이상
E	• 운동과 감각 기능이 정상임을 의미

답 2)

115 해설내용 참조

답 2)

사지마비를 위한 일상생활활동

Explanation

1. 옷 입기 활동의 기준

- 척추가 안정적일 때 시작할 수 있음

1) 상지 근력 기준

- deltoid, upper and middle trapezius, shoulder rotators, rhomboids, biceps, supinators, radial wrist extensors의 근력이 F~G

2) 상지 ROM 기준

(1) 어깨관절 굽힘 및 벌림 : 0~90°
(2) 어깨관절 안쪽돌림 : 0~80°
(3) 바깥돌림 : 0~30°
(4) 팔꿉관절 굽힘 : 15~140°

3) 앉기 균형 기준

(1) 침대난간(손잡이)을 이용할 수 있어야 함
(2) 전동침대 이용하기
(3) 휠체어에서 'safety belt'를 이용해 균형을 잡을 수 있어야 함

4) 잡기 방법 기준

(1) 'tenodesis grasp'을 사용할 수 있어야 함
(2) 또는 'wrist-driven flexor-hinge splint'를 이용할 수 있어야 함

5) 기타 근력 기준

- pectoralis major & minor, serratus anterior, rhomboid major & minor의 근력이 F~G

6) 하지 ROM 기준

(1) 무릎관절 굽힘 0~120°
(2) 엉덩관절 굽힘 0~110°
(3) 엉덩관절 바깥돌림 0~80°

7) 체간 조절

- 이동을 위한 체간 조절이 가능해야함

8) 구르기

(1) 측면에서 측면으로 구르기 가능
(2) supine에서 prone으로 돌아눕고 다시 돌아오기가 가능
(3) 'side lying'에서의 균형 유지 가능

9) 심폐기능(vital capacity)

- 50% 이상의 심폐능력이 있어야 함

116

척수손상 환자를 위해 욕조를 개조하고자 한다. 중요도가 가장 낮은 시설은?

1) 비상벨
2) 욕조 의자
3) 밝은 조명
4) 안전 손잡이
5) 미끄럼방지 매트

117

다음 보기의 내용에 해당하는 'ASIA impairment scale'은?

- 불완전 손상을 의미한다
- 손상된 신경학적 수준(level) 이하의 감각(sensation) 기능이 존재한다

1) A
2) B
3) C
4) D
5) E

문제해설

116 밝은 조명은 저시력 장애 환자를 위해 필요함

답 3)

117 해설내용 참조

답 2)

Explanation ASIA impairment scale

ASIA impairment scale	내용
A	• 완전 손상을 의미 • 운동과 감각 기능이 전혀 없음($S_{4\sim5}$는 잔존)
B	• 불완전 손상을 의미 • 손상된 신경학적 수준(level) 이하의 감각(sensation) 기능이 존재($S_{4\sim5}$ 포함)
C	• 불완전 손상을 의미 • 손상된 신경학적 수준(level) 이하의 운동(motor) 기능이 존재 • 손상된 신경학적 수준(level) 이하의 대부분의 주요(key) 근육들의 근력 등급이 '3' 미만
D	• 불완전 손상을 의미 • 손상된 신경학적 수준(level) 이하의 운동(motor) 기능이 존재 • 손상된 신경학적 수준(level) 이하의 대부분의 주요(key) 근육들의 근력 등급이 '3' 또는 '3' 이상
E	• 운동과 감각 기능이 정상임을 의미

118

SCI 불완전 손상 중 다음과 같은 원인과 증상을 가지는 것은?

- 상대적으로 하지보다 상지의 기능장애가 심하다
- 퇴행성 경추증이 있는 노령층에서 과도한 폄에 의해 발생된다

1) schneider syndrome
2) cauda equina syndrome
3) anterior cord syndrome
4) posterior cord syndrome
5) Brown－sequard syndrome

문제해설

118 해설내용 참조

답 1)

중심성 척수 증후군(Central cord syndrome, Schneider syndrome)

Explanation

1. 원인

1) 가장 흔하며 척수 중심부의 파괴로 회색질 및 백질이 모두 손상됨
2) 퇴행성 경추증이 있는 노령층에서 과도한 폄에 의해 발생됨
3) 소아에서는 굽힘 손상에 의해 발생됨
4) 노인에게 주로 발생하는 질환

2. 증상

1) 양쪽의 통증과 온도의 감각상실(spinothalamic tract 손상)
2) 촉각, 진동, 고유수용성 감각이 부분적으로 남아 있을 수도 있음
3) 상지에서는 이완성 운동 신경원 마비가 나타나며, 하지에서는 경직성 운동 신경원 마비가 나타남
4) 상지로 가는 피질 척수로(cortico spinal tract)가 중심부에 위치하므로 상지의 기능장애가 심하고 상대적으로 하지의 기능 장애는 심하지 않은 것이 특징
5) 환자는 사지마비를 보이지만 상지의 마비가 상대적으로 더 심함
6) 보통 항문 주위 감각(sacral sensation)은 보존됨

3. 예후

1) 50%의 환자에서 배뇨 및 배변 기능이 회복됨
2) 보행이 가능하며 손의 기능은 일부 회복됨
3) 환자의 50% 가량이 몸통과 하지의 운동과 감각 기능이 회복됨
4) 중심성 회백질의 파괴로 인해 상지의 기능 회복이 어려움

119

다음과 같은 특징을 지닌 불완전 손상의 종류는?

- 손상 받은 레벨 양쪽 모두에서 근육의 이완이 나타난다
- 완전한 운동신경 마비와 '통각, 온도' 감각의 소실이 특징이다
- 일반적으로 심부 감각, 가벼운 촉각, 고유수용성 감각은 보존된다

1) Central cord syndrome
2) Cauda equina syndrome
3) Anterior cord syndrome
4) Posterior cord syndrome
5) Brown－sequard syndrome

문제해설

119 해설내용 참조

답 3)

전 척수 증후군(Anterior cord syndrome, Ventral horn syndrome)

Explanation

1. 원인

1) 척추의 과굽힘(hyperflexion) 손상에 의한 전방 척수 동맥과 전방 척수의 압박으로 인해 발생
2) 전각(ventral horn)의 운동 신경이 파괴됨

2. 증상

1) 손상 받은 레벨 양쪽 모두에서 근육의 이완(flaccidity)이 나타남
2) 완전한 운동신경 마비와 '통각, 온도' 감각의 소실이 특징임
   - 후각(posterior horn) 세포의 기능은 잔존하므로 심부 감각, 가벼운 촉각, 고유수용성 감각은 보존됨

3. 예후

- 전각(ventral horn) 세포의 기능 상실로 척수의 불완전 손상 중 가장 예후가 나쁨

120

척수손상 환자에게 나타나는 경직(spasticity)에 대한 설명으로 옳은 것은?

1) 하위운동신경의 손상이므로 경직은 없다
2) 초기부터 이완과 경직이 교차적으로 나타난다
3) 초기에 경직이 나타나다가 한 달 후에는 완전히 사라진다
4) 점차 경직이 증가되며 1년 후 고원기(plateau)에 이르게 된다
5) 초기에는 이완이 나타나며 한 달 후에는 최고의 경직에 도달한다

121

다음 중 상지 근력이 좋은 'SCI C_7 complete' 환자의 욕창방지를 위한 체중이동 방법으로 타당한 것은?

1) 휠체어에 가죽 끈을 달아 사용한다
2) 사점 지팡이를 이용해 체중을 이동시킨다
3) 양팔로 폄 동작을 만들며 체중을 이동시킨다
4) 양 손으로 팔걸이를 잡고 일어서며 체중을 이동시킨다
5) 팔의 사용 없이 몸통의 반동을 이용해 체중을 이동시킨다

122

척수손상환자에게 나타날 수 있는 합병증이다. 무엇인가?

- 방광이나 직장의 확장이나 손상부위 자극, 예를 들어 압박 등으로 발작성으로 혈압상승을 유발한다. 이로 인해 서맥, 두통, 비정상적 발한, 안면홍조 등의 증상이 나타난다
- 혈압이 지속적으로 상승하면 위험하여 생명을 위협할 수 있다

1) 요로 감염
2) 폐활량 감소
3) 기립성 저혈압
4) 체온 조절 장애
5) 자율신경 반사부전

문제해설

120 SCI 환자의 경직(spasticity)
- 원인 및 증상
  - 상위 신경(higher center)의 억제 부족으로 인해 근육이 불수의적으로 수축하는 것
  - 첫 6개월 동안 점진적인 증가하며, 발병 후 1년이 되면 고원기(plateau)에 이르게 됨

답 4)

121 사지마비
- 상지의 근력이 좋은 C_7 수준의 사지마비
  - 팔로 밀어서 체중을 이동시킴
  - 매 60분마다 수행해야 함

답 3)

122 자율신경 반사부전은 자율신경반사기능 장애로 $T_{4\sim6}$번 이상 수준의 척수손상 환자에게 흔히 나타나는 현상이다. 자율신경계의 반사활동으로 나타나며 이것은 의학적 응급상황이고 생명을 위협하므로 반사 원인을 즉각 제거해야 한다.

답 5)

123

척수손상 환자의 급성기(acute phase) 재활의 내용으로 옳은 것은?

1) 어깨뼈의 올림을 유지한다
2) 어깨관절의 40도 벌림을 유지한다
3) 어깨의 통증 및 LOM 발생에 주의해야 한다
4) 척추의 유착 방지를 위해 글라이딩 운동을 제공한다
5) C_5 환자는 아래팔의 뒤침(supination) 자세를 유지한다

문제해설

123 해설내용 참조

답 3)

척수손상 환자의 급성기(Acute phase)

Explanation

1. 부동의 시기(immobilization phase)

1) 절대안정 시기
2) 견인(traction) 시기 또는 보조기(stabilization device) 착용 시기
   (1) 'halo brace', 'body jacket' 등과 같은 보조기를 착용하는 시기임
   (2) 척추와 목의 굽힘, 폄, 돌림이 금지됨

2. 자세(positioning)

1) 전신의 자세유지(total body positioning)와 'hand splint'의 제작이 필요함
2) 어깨의 통증 및 LOM 발생에 주의해야 함
   • 사지마비 환자의 어깨뼈 올림(scapular elevation)과 팔꿉관절(elbow) 굽힘이 원인이 됨
3) 상지의 올바른 자세
   (1) 수시로 자세를 만들어 주어야 함
   (2) 어깨관절(shoulder)은 80° 벌림과 바깥돌림을 취하고 어깨뼈는 내림(depression)을 유지해야 함
   (3) 팔꿉관절(elbow)은 완전 폄(full extension) 상태를 유지함
   (4) 환자의 경우 아래팔의 엎침(pronation) 상태를 유지함
      • 뒤침(supination)으로 인한 구축(contracture)을 예방하기 위해

124

척수손상의 수준별 기대 기능수준이 바르게 연결된 것은?

1) C_2 — 인공호흡장치 없이 호흡하기
2) C_4 — 조이스틱을 이용한 휠체어 운전하기
3) C_5 — 보조기 착용하고 먹기
4) C_6 — 침상에서 휠체어로 미끄럼판 사용하여 이동하기
5) C_7 — 보조기 없이 타이핑하기

125

불완전 척수손상 환자인 32세 여성은 손상된 신경학적 수준(level) 이하에 운동 기능이 존재한다. 손상 수준 이하의 주요 근육들 대부분이 'F~G' 등급이라면 이 여성의 ASIA 스케일은?

1) A
2) B
3) C
4) D
5) E

문제해설

124
- 인공호흡장치 없이 호흡 − C_3 & C_4
- 조이스틱을 이용한 휠체어 운전 − C_5
- 침상에서 휠체어로 미끄럼판 사용하여 이동 − C_7
- 보조기 없이 타이핑 가능 − T_1

답 3)

125 해설내용 참조

답 4)

Explanation: ASIA 스케일('American Spinal Injury Association' impaired scale)

ASIA impairment scale	내용
A	• 완전 손상을 의미함 • 운동과 감각 기능이 전혀 없음($S_{4\sim5}$는 잔존)
B	• 불완전 손상을 의미함 • 손상된 신경학적 수준(level) 이하의 감각(sensation) 기능이 존재함($S_{4\sim5}$ 포함)
C	• 불완전 손상을 의미함 • 손상된 신경학적 수준(level) 이하의 운동(motor) 기능이 존재함 − 손상된 신경학적 수준(level) 이하의 주요(key) 근육들 대부분이 근력 등급 '3' 미만인 경우
D	• 불완전 손상을 의미함 • 손상된 신경학적 수준(level) 이하의 운동(motor) 기능이 존재함 − 손상된 신경학적 수준(level) 이하의 주요(key) 근육들 대부분이 근력 등급 '3' 또는 '3' 이상인 경우
E	• 운동과 감각 기능이 모두 정상임

126

척수손상 환자에게 발생하는 HO(heterotopic ossification)에 대한 설명으로 옳은 것은?

1) 정상적인 위치에 뼈가 생기는 현상이다
2) 주로 엉덩관절과 무릎관절 주변에 발생한다
3) 발생 시기는 보통 손상 후 1~4년 사이이다
4) 주로 관절낭 안에 발생해 움직임 시 통증은 없다
5) 처음에는 부종이 나타나지만 ROM의 제한은 없다

127

다음 중 척추쇼크(spinal shock) 시 나타나는 증상으로 옳은 것은?

1) 심박동수가 증가한다
2) 과다한 반사가 특징이다
3) 소대변 기능은 정상이다
4) 땀 분비 기능이 사라진다
5) 혈관의 이완과 혈압의 상승이 특징이다

문제해설

126 HO는 주로 관절 주변의 근육 내에 발생한다.

답 2)

127 해설내용 참조

답 4)

척추 쇼크(Spinal shock)

Explanation

1. 기간

• 24시간~6주 내에 발생

2. 증상

• 무반사(areflexia)가 특징임

3. 손상 레벨 이하로 반사활동이 중지됨

1) 방광 및 장 기능의 소실
2) 교감신경부전으로 인한 땀 분비의 소실
3) 'deep tendon reflex'의 감소
4) 혈관수축의 감소, 혈압의 저하, 심박동수의 감소 등이 나타남

128

다음 설명하는 내용의 불완전 척수손상의 종류는?

- 무반사가 특징이다
- 척수손상 보다는 말초신경 손상의 원인이 더 크다
- 완전 마비일지라도 신경근의 기능 회복을 기대할 수 있다

1) Automic dysreflexia
2) Schneider syndrome
3) Orthostatic hypotension
4) Cauda equina syndrome
5) Brown sequard syndrome

문제해설

128 해설내용 참조

답 4)

말총 증후군(Cauda equina syndrome)

Explanation

원인	• 직접적인 척수손상 보다는 말초신경 손상의 원인이 더 큼 • 척추관내 요천추 신경근의 손상으로 척수로 인한 증후군은 아님
증상	• 무반사(areflexia)가 발생되는 것이 특징 – 방광, 장, 하지 등에 나타남 • 장, 방광, 항문 주위, 하지로 가는 모든 말초신경의 기능이 소실됨 – 모든 반사기능이 소실됨 • 대소변 조절이 어려움 • 'deep tendon reflex'의 감소 • 교감신경계 기능의 손상 – 혈관수축 감소, 혈압 저하, 느린 심박동수, 손상 레벨 이하에서의 발한작용 소실 등이 나타남
예후	• 척수손상과 달리 완전마비일지라도 신경근의 기능회복을 기대할 수 있음 – 회복이 빠르고 예후도 좋음 • 'spinal shock' 기간이 있음 – 손상 후 24시간에서 6주 사이

129

척수손상(SCI) 환자인 40대 남성은 어지럼증과 오심(nausea)을 호소하며, 의식을 잃었다. 치료사 K씨는 남성의 복대와 다리 붕대를 제거하고, 휠체어를 재빨리 뒤로 제쳐 눕히고, 주치의에게 연락을 취하였다면 이 남성의 문제는?

1) 욕창(pressure sore)
2) 골다공증(osteoporosis)
3) 이소성 골화증(heterotopic ossification)
4) 기립성 저혈압(orthostatic hypotension)
5) 자율신경반사 부전(automomic dysreflexia)

130

불완전 척수손상을 지닌 23세 여성은 촉각/압박/진동/고유수용성 감각이 상실되었다. 손상된 신경로는?

1) Dorsal Columns
2) Spinothalamic Tracts
3) Vestibulospinal Tracts
4) Spinocerebellar Tracts
5) Lateral Corticospinal Tracts

문제해설

129 기립성 저혈압(orthostatic hypotension)

- 원인 및 증상
  - 누워있는 자세에서 갑자기 일으켜 세우거나 급히 자세를 바꿀 때 발생함
    - ◦ 누운 자세에서 선 자세로 갑자기 자세를 바꿀 경우
    - ◦ 복부와 하지의 근 긴장도의 손실로 혈압의 저하와 함께 혈액이 한 부분으로 쏠림
  - 어지럼증(dizziness), 오심(nausea), 의식상실 등이 나타남
- 예방 및 응급처지
  - 예방은 복대(abdominal binder), 다리 붕대(leg wraps), 색전 방지용 스타킹(antiembolism stocking), 약물 등을 사용함
  - 앉기 지구력(sitting tolerance) 및 활동 수준을 향상시킴
  - 재빨리 휠체어를 뒤로 기울이거나 눕혀 증상이 사라질 때까지 유지함
    - ◦ 등을 기대고 다리는 위로 올린 상태를 유지함

답 4)

130 해설내용 참조

답 1)

다양한 척수 신경로(Spinal tracks)

Explanation

Track	기능
Lateral Corticospinal Tracts	반대쪽의 자발적 운동 조절에 관여
Dorsal Columns	반대쪽의 촉각, 압박, 진동, 고유수용성 감각의 구별에 관여
Spinothalamic Tracts	반대쪽의 통증과 온도 감각에 관여
Spinocerebellar Tracts	무의식적인 고유수용성 감각에 관여
Vestibulospinal Tracts	폄근의 긴장을 촉진

131

불완전 척수손상을 지닌 30세 여성은 손상된 쪽의 '통증과 온도 감각'이 있으며, 손상되지 않은 쪽은 운동마비 상태이다. 무엇인가?

1) Central cord syndrome
2) Cauda equina syndrome
3) Anterior cord syndrome
4) Brown sequard syndrome
5) Posterior cord syndrome

132

불완전 척수손상 환자인 40세 남성은 손상된 신경학적 수준(level) 이하에 운동 기능은 없지만 감각(sensation) 기능이 존재한다면, 이 남성의 ASIA(American Spinal Injury Association) 스케일은?

1) A
2) B
3) C
4) D
5) E

문제해설

131 Brown-sequard syndrome

- 동측(ipsilateral)
  - 운동 조절의 상실(부전마비)
  - 손상 이하 레벨에서의 강직
  - 촉각, 압박, 진동, 고유수용성 감각 상실
- 반측(contralateral)
  - 손상 레벨 이하에서 통증 및 온도 감각의 상실

답 4)

132 해설내용 참조

답 2)

Explanation ASIA 스케일('American Spinal Injury Association' impaired scale)

ASIA impairment scale	내용
A	• 완전 손상을 의미함 • 운동과 감각 기능이 전혀 없음($S_{4\sim5}$는 잔존)
B	• 불완전 손상을 의미함 • 손상된 신경학적 수준(level) 이하의 감각(sensation) 기능이 존재함($S_{4\sim5}$ 포함)
C	• 불완전 손상을 의미함 • 손상된 신경학적 수준(level) 이하의 운동(motor) 기능이 존재함 – 손상된 신경학적 수준(level) 이하의 주요(key) 근육들 대부분이 근력 등급 '3' 미만인 경우
D	• 불완전 손상을 의미함 • 손상된 신경학적 수준(level) 이하의 운동(motor) 기능이 존재함 – 손상된 신경학적 수준(level) 이하의 주요(key) 근육들 대부분이 근력 등급 '3' 또는 '3' 이상인 경우
E	• 운동과 감각 기능이 모두 정상임

133

T_1 척수손상(SCI) 환자인 30세 남성은 방광의 팽창으로 인해 돌발 고혈압과 두통이 발생되고 있다. 이 때 치료사는 어떤 조치를 취해야 하는가?

1) 환자의 눈에 손전등을 비춰준다
2) 재빨리 색전 스타킹을 착용시킨다
3) 가능한 빨리 심폐소생술을 실시한다
4) 가능한 빨리 환자를 기립자세로 만든다
5) 어떤 조치고 취하지 말고 그 상태 그대로 두고 5분 동안 기다린다

134

41세의 남성은 교통사고로 척수가 완전히 분리되었다. 현재 이 남성은 재활기(rehabilitation phase) 치료를 받고 있다. 중력을 이기고 팔꿉관절을 굽힐 수 있지만 펼 수는 없으며, 손목의 자발적 움직임이 전혀 없다면 이 남성의 신경학적 운동수준은?

1) C_5
2) C_6
3) C_7
4) C_8
5) T_1

135

30세 남성은 5년 전 교통사고로 척수손상(SCI)을 입었다. 현재 이 남성은 코팅된 핸드림(hand rim)이 달린 휠체어를 평평한 실내에서 독립적으로 사용할 수 있으며, RIC 스플린트를 사용할 수 있다. 이 남성은 손목의 굴곡 기능이 없기 때문에 주로 손목 폄 동작을 일상에서 많이 사용한다. 예상되는 이 남성의 기능적 수준은?

1) C_5
2) C_6
3) C_7
4) C_8
5) T_1

문제해설

133 자율신경반사부전 (autonomic dysreflexia)

- 원인 및 증상
  - 척수손상 레벨이 '$T_{4\sim6}$' 이상(above)일 경우에 나타남
  - 어떤 자극에 대해 자율신경계의 반사적 작용(reflex action)이 나타남
    - 방광의 팽창, 분변 덩어리(fecal mass), 직장의 활동(manipulation), 방광 변성(irritation), 온도 및 통증에 의한 자극, 내장 팽창(distension) 등이 원인이 됨
  - 두통, 짜증(anxiety), 발한(perspiration), 홍조(flushing), 오한(chill), 코막힘(nasal congestion), 돌발 고혈압(paroxysmal hypertension), 서맥(bradycardia) 등이 나타남
- 예방 및 응급처지
  - 환자를 재빨리 기립자세(upright position)로 만들어 줌
  - 탄력 붕대, 복대 등을 제거함
  - 소변의 배출을 확인함
  - 혈압을 수시로 체크함

답 4)

134 운동수준

- C_5 : 팔꿉 관절의 굽힘이 가능함
- C_6 : 위 기능과 손목 폄이 가능함
- C_7 : 위 기능과 손목 굽힘과 팔꿉 폄이 가능함

답 1)

135 해설내용 참조

답 2)

SCI 환자의 기능

Explanation

C_5	• 식사(준비는 의존적) – 적절한 컵이나 빨대로 독립적인 마시기(drink) 가능 – 보조도구를 이용한 독립적 식사(utensil feeding) 가능 • 독립적 글씨쓰기(handwriting) 및 타이핑(typing) – 보조도구(long ponens splint 등)를 착용시켜주면(setting) 수행 가능 • 고도의 기술을 지닌 장비를 통해 독립적 이동이 가능 • 독립적 전동 휠체어의 사용 및 약간의 수동 휠체어 사용이 가능 – 수동 휠체어 : 카펫이 없는 실내의 평평한 바닥에서 운전이 가능함 • 필요한 장비 : 'long opponens splint'
C_6	• 식사 – 자르기(cutting)를 제외한 모든 면에서 독립적임 – 보조도구의 사용 또는 사용 없음 • 이동(transfer) – 평평한 곳 : 약간의 도움으로 또는 독립적인 이동이 가능 – 평평하지 않은 곳(uneven) : 의존적임 • 옷 입기 – 상지는 독립적, 하지는 의존적 – 'loop, dressing stick, button hook, velcro closure' 등을 사용 • 치장(grooming) – 약간의 도움 또는 독립적임 – 'U-cuff', 변형된 핸들 등을 사용 • 목욕 – 상체는 독립적, 하체는 의존적임 – 'bench, chair' 등을 사용함 • 휠체어 – 전동 : 모든 지면에서 독립적임 – 수동 : 실내에서 독립적, 실외에서는 의존적임 – 코팅된 핸드림(hand rim)이 필요함 • 의사소통 : 보조도구를 사용하므로 독립적임 • 'handwriting, typing aid, telephone holder, page turner' 등을 사용 • 'tenodesis 스플린트(RIC 스플린트)'의 사용이 가능 • 테노데시스(tenodesis)잡기 기능이 가능 • 운전이 독립적(리프트 달린 밴 등의 보조 장치 필요) • 대·소변 관리하기(bladder and bowel) : 약간 또는 완전 의존

136

C_5 척수손상환자가 수의적인 움직임이 가능한 근육은?

1) 어깨세모근(Deltoid)
2) 세갈래근(Triceps)
3) 갈비사이근(Intercostalis)
4) 넓은등근(Latissmus dorsi)
5) 네모엎침근(Pronator quadratus)

137

척추손상환자의 독립적 이동(transfer)의 최소 레벨은?

1) C_4
2) C_5
3) C_6
4) C_7
5) C_8

문제해설

136 C_5 척수손상환자가 수의적인 움직임이 가능한 근육 : SCM, cervial paraspinal, neck accessory muscles, trapezius, diaphram, deltoid, biceps, brachialis, brachioradialis, rhomboids, serratus anterior

답 1)

137 해설내용 참조

답 3)

SCI 환자의 기능적 결과

Explanation

1. 기대되는 기능적 결과(functional outcomes)

레벨(level)	기능적 결과
$C_{1\sim3}$	• 씹기, 삼키기, 말하기, 보기, 듣기, 냄새-맛 알기 등의 감각 운동 • 모든 ADL은 의존적 상태 • 호흡의 심각한 손상 • 전동 휠체어 : 턱과 호흡으로 전동 휠체어 사용 • 의사소통 : 마우스 스틱(mouth stick), ECU 등을 이용한 컴퓨터 사용(많은 도움이 필요)
$C_{3\sim4}$	• 독립적인 호흡 • 어깨뼈의 올림(scapular elevation) • 전동 휠체어 : 턱이나 호흡으로 조절 • 의사소통 : 마우스 스틱(mouth stick), ECU 등을 이용한 컴퓨터 사용
C_5	• 식사(준비는 의존적) – 적절한 컵이나 빨대로 독립인 마시기(drink) 가능 – 보조 도구를 이용한 독립적 식사(utensil feeding) • 독립적 글씨쓰기(handwriting) 및 타이핑(typing) – 보조 도구(long ponens splint 등)를 착용시켜주면(setting) 수행함 • 고도의 기술을 지닌 장비를 통해 독립적 이동 • 독립적 전동 휠체어 사용 및 약간의 수동 휠체어 사용 – 수동 휠체어 : 카펫이 없는 실내의 편평한 바닥에서 가능할 수 있음

레벨(level)	기능적 결과
C_6	• 식사 – 자르기(cutting)를 제외한 모든 면에서 독립적 – 보조 도구의 사용 또는 사용 없음 • 이동(transfer) – 편평한 곳 : 약간의 도움 또는 독립적 이동 – 편평하지 않은 곳(uneven) : 의존적 • 옷 입기 – 상지는 독립적, 하지는 의존적 – 'loop', 'dressing stick', 'button hook', 'velcro closure' 등을 사용 • 치장(grooming) – 약간의 도움 또는 독립적 – 'U-cuff', 변형된 핸들 등을 사용 • 목욕 – 상체는 독립적, 하체는 의존적 – 'bench', 'chair' 등의 사용 • 휠체어 – 전동 : 모든 지면에서 독립적 – 수동 : 실내에서 독립적, 실외에서는 의존적 – 코팅된 핸드림(hand rim)이 필요 • 의사소통 – 보조 도구의 사용으로 독립적 – 'handwriting', 'typing aid', 'telephone holder', 'page turner' 등 – 'tenodesis' 스플린트(RIC 스플린트)의 사용 • 테노데시스(tenodesis) 잡기 가능 • 운전이 독립적(리프트 달린 밴 등의 보조 장치 필요) • 대·소변 관리하기(bladder and bowel) : 약간 또는 완전 의존
$C_{7\sim8}$	• 식사 : 독립적(보조 도구의 사용) • 이동(transfer) – 편평한 곳 : 독립적 이동(트랜스퍼 보드의 사용 또는 비사용) – 편평하지 않은 곳(uneven) : 독립적 또는 약간의 도움 • 옷 입기 : 상지는 독립적, 하지는 독립적 또는 약간의 도움(변형된 도구의 사용) • 치장(grooming) : 독립적(보조 도구의 사용) • 목욕 – 상체는 독립적, 하체는 독립적 또는 약간의 도움 – 'bench', 'chair', 보조 도구 등의 사용 • 휠체어 – 수동 : 실내에서 독립적, 실외의 평지에서 독립적 – 편평하지 않은(uneven) 지역에서는 도움이 필요 – 가벼운 폴딩(folding)형 휠체어, 코팅된 핸드림(hand rim)이 필요 • 의사소통 : 독립적(보조 도구의 사용) • 운전이 독립적(보조 장치 필요) • 대·소변 관리하기(bladder and bowel) – 대변 : 약간 또는 완전 의존 – 소변 : 독립적 또는 약간의 도움(보조 도구 사용)

138

치료 중인 SCI 환자에게 자율신경반사부전이 발생하였을 경우 치료사의 대처방법으로 옳은 것은?

1) 환자를 재빨리 눕힌다
2) 탄력 붕대 또는 복대 등을 제거한다
3) 얼음을 이용해 목과 가슴부위를 자극한다
4) 추위 예방을 위해 두꺼운 담요를 덮어준다
5) 스타킹과 같이 탄력성 있는 재료로 다리를 감싸준다

139

C_6 완전 사지마비라고 분류되는 환자의 기준이 되는 근육과 근력은?

1) wrist flexor, fair
2) elbow flexor, fair
3) wrist extensor, fair
4) elbow extensor, fair
5) wrist extensor, poor

140

감각분절(sensory dermatome)에서 배꼽의 레벨은?

1) T_4
2) T_8
3) T_{10}
4) T_{12}
5) L_1

141

C_6 척수손상(SCI) 환자인 25세 남성은 손을 이용해 물건을 잡으려 한다. 이 남성에게 필요한 동작과 최소 근력은?

1) 손목 폄, F
2) 손목 폄, F^+
3) 손목 폄, G
4) 손목 굽힘, F^+
5) 손목 굽힘, G

문제해설

138 혈압상승이 발생되므로 환자를 일으켜 세워야하며, 몸에 착용한 의복들을 풀어주거나 제거해야 한다.

답 2)

139 SCI 환자의 기능적 기준

레벨	기준이 되는 근육
C_5	elbow flexor
C_6	wrist extensor
C_7	elbow extensor, wrist flexor
C_8	finger flexor
T_1	finger adductor, finger abductor

답 3)

140 sensory dermatome

- 가운데 손가락 : C_7
- 젖꼭지 : T_4
- 배꼽 : T_{10}
- 생식기 : T_1

답 3)

141 테노데시스(tenodesis) 잡기

- 손목 폄근의 근력운동이 필요함
- F^+ 이상의 근력이 필요함

답 2)

142

척수손상환자의 합병증과 중재방법이 바르게 연결된 것은?

1) 욕창(decubitus ulcer) — 기침 훈련
2) 기립성 저혈압(orthostatic hypotension) — 복대 착용
3) 자율신경반사 부전증(autonomic dysreflexia) — 다리 올리기
4) 신경성 방광(neurogenic bladder) — 2시간 간격으로 자세 변화
5) 딴곳뼈되기(heterotopic ossification) — 어깨 모음(shoulder adduction)

143

T_2 수준의 척수손상(SCI) 환자인 20세 남성은 치료사로부터 욕창 예방 교육과 훈련을 받고 있다. K씨에게 제공하는 교육 및 훈련의 내용으로 옳은 것은?

1) 압박부위에 습도를 유지한다
2) 침대에서 최소 2시간에 한 번 이상 자세 변화를 준다
3) 뼈 돌출 부위에 압박이 가도록 한다
4) 계란판처럼 생긴 메트리스 방석은 피해야 한다
5) 휠체어에 가죽 끈고리를 달아주어 체중이동에 이용하도록 한다

144

다음 보기와 같은 기구들이 가장 필요한 환자는?

- drop-leaf board
- offset hinge

1) 상지 절단 환자
2) 쥐기가 약한 환자
3) 근력이 약한 환자
4) LOM이 있는 환자
5) 하지마비가 있는 환자

문제해설

142 1) 기침 훈련 – 폐활량 감소
3) 다리를 올린다. – 기립성 저혈압
4) 2시간 간격으로 자세 변화 – 욕창
5) 어깨 벌림

답 2)

143 체중이동

휠체어에 가죽 끈고리를 달아주어 체중을 이동하는 경우는 경수 수준의 사지마비 환자의 ADL이다.

답 2)

144
- drop-leaf board : 휠체어가 지나갈 수 있도록 들어 올릴 수 있는 선반
- offset hinge : 문의 너비를 확장시킬 수 있는 경첩의 종류로 휠체어가 통과하기 유리하게 함

답 5)

145

SCI 환자인 25세 여성은 엄지와 검지의 손바닥 면에 감각이 있지만, 중지(middle finger)와 기타 손가락에는 감각이 없다. 이 여성의 피부분절(dermatome) 수준은?

1) C_4
2) C_5
3) C_6
4) C_7
5) C_8

146

보조도구를 사용하여 독립적 식사가 가능한 최소 레벨은?

1) C_4
2) C_5
3) C_6
4) C_7
5) C_8

문제해설

145 수준별 피부분절

- C_6 : 엄지와 검지
- C_7 : 중지
- C_8 : 약지와 소지

답 3)

146 해설내용 참조

답 2)

SCI 환자의 기능

Explanation

1. 척수손상환자의 기능

레벨(level)	기능적 결과
$C_{1\sim3}$	• 씹기, 삼키기, 말하기, 보기, 듣기, 냄새·맛 알기 등의 감각 운동 • 모든 ADL은 의존적 상태
$C_{3\sim4}$	• 독립적인 호흡 • 어깨뼈의 올림(scapular elevation) • 전동 휠체어 : 턱이나 호흡으로 조절 • 의사소통 : 마우스 스틱(mouthstick), ECU 등을 이용한 컴퓨터 사용 • 식사 : 의존적
C_5	• 식사(준비는 의존적) – 적절한 컵이나 빨대로 독립적인 마시기(drink) 가능 – 보조 도구를 이용한 독립적 식사(utensil feeding) • 독립적 글씨쓰기(handwriting) 및 타이핑(typing) – 보조 도구(long ponens splint 등)를 착용시켜주면(setting) 수행 • 고도의 기술을 지닌 장비를 통해 독립적 이동 • 독립적 전동 휠체어 사용 및 약간의 수동 휠체어 사용 – 수동 휠체어 : 카펫이 없는 실내의 편평한 바닥에서 가능할 수 있음

147

다음 중 '척수손상(SCI) $C_{3\sim4}$' 수준의 완전손상 환자가 수행하기 어려운 활동은?

1) 컴퓨터 사용하기
2) 호흡기 없이 호흡하기
3) 독립적으로 전동 휠체어 사용하기
4) 보조도구를 이용해 독립적으로 식사하기
5) 도움 없이 어깨뼈 들어올리기(elevation)

문제해설

147 해설내용 참조

답 4)

148

척수손상(SCI) 환자의 기능수준 중 독립적 글씨쓰기와 식사가 가능한 최소 레벨은?

1) C_4
2) C_5
3) C_6
4) C_7
5) C_8

148 해설내용 참조

답 2)

SCI C_5 환자의 기능

Explanation

레벨(level)	기능적 결과
C_5	• 식사(준비는 의존적) – 적절한 컵이나 빨대로 독립적인 마시기(drink) 가능 – 보조도구를 이용한 독립적 식사(utensil feeding) 가능 • 독립적 글씨쓰기(handwriting) 및 타이핑(typing) – 보조도구(long ponens splint 등)를 착용시켜주면(setting) 수행 가능 • 고도의 기술을 지닌 장비를 통해 독립적 이동이 가능 • 독립적 전동 휠체어의 사용 및 약간의 수동 휠체어 사용이 가능 – 수동 휠체어 : 카펫이 없는 실내의 평평한 바닥에서 운전이 가능함 • 필요한 장비 : 'long opponens splint'

149

다음 합병증들과 가장 관계 깊은 질환은?

- 경직
- 이소성 골화증(HO)
- 자율신경 반사 부전(autonomic dysreflexia)

1) CP
2) TBI
3) SCI
4) HIVD
5) AIDS

150

재활병동의 40대 남성은 보조 없이 바로 누운 자세에서 앉은 자세로 전환하기 위해 양 손을 바지 주머니 안에 넣은 후 팔꿈치를 이용해 상체를 일으켜 세웠다. 예상되는 남성의 질환은?

1) TBI
2) 관절염
3) 뇌졸중
4) COPD
5) 사지마비

151

하반신마비 환자의 집안개선에 대한 내용이다. 옳은 것은?

1) 문턱을 설치한다
2) 카펫을 설치한다
3) 손잡이를 제거한다
4) 가구를 재배치한다
5) 씽크대 아래에 공간을 제거한다

문제해설

149 척수손상으로 인한 대표적 합병증

- 피부 탈락(skin breakdown), 욕창(pressure sore or decubitus ulcer)
- 무용성 골다공증(osteoporosis of disuse)
- 기립성 저혈압(orthostatic hypotension)
- 자율신경 반사 부전(autonomic dysreflexia)
- 경직(spasticity)
- 이소성 골화증(HO : heterotopic ossification, ectopic bone)
- 감소된 폐활량(vital capacity)

답 3)

150 사지마비 환자의 바로 누운 자세에서 앉은 자세로 전환하기 : 보조도구 없음

- 양 손을 바지 주머니 안에 넣음
- 팔꿈치로 바닥을 지지할 때까지 상체를 일으켜 세움
- 한 번씩 팔꿈치를 뒤로 옮김
- 몸통을 옆으로 돌려 한 팔꿈치에 체중을 지지하고 다른 한 팔을 크게 뒤쪽으로 휘두름
- 휘두른 팔의 어깨와 팔꿈치가 뒤로 완전히 편 상태에서 손바닥으로 지지함
- 팔꿈치를 편 팔에 다시 체중을 지지하면서 반대 측 팔을 뒤쪽으로 휘두름
- 뒤로 양 팔꿈치를 편 상태에서 앞으로 팔을 조금씩 옮김

답 5)

151 해설내용 참조

답 4)

SCI 환자의 환경개선

Explanation

1. SCI 환자의 환경개선

1) 다양한 보조 도구 및 장비

(1) SCI 환자들에게 유용하게 사용됨

(2) 태스크 수행을 위해 가능한 적은 사용 또는 사용하지 않는 것이 바람직함

(3) 적합할 경우 'universal cuff', 'wrist cock-up splint', 'plate guard', 'cup holder', 'extended straw', 'wash mit, soap holder', 'soap on rope', 'button hook', 'transfer board' 등을 사용

(4) MAS(Mobile Arm Support), 'overhead sling'의 사용

- 경수 4~5번 환자의 타이핑 등을 도움

(5) ADL 프로그램의 확대

- 보조 도구를 통한 식사, 구강 위생, 목욕, 대소변 관리 등

(6) 커뮤니케이션(communication) 기술 향상

- 글씨쓰기, 전화사용, 컴퓨터 사용 등

(7) 사회 심리적 지지(psychological support)

- 좌절, 분노, 공포, 관심 등에 대한 치료사의 지지가 필요함

(8) 견고한 의료 장비(DME : Durable Medical Equipment)

① 평가, 처방, 맞춤은 재활 프로그램의 중요한 일면임

② 휠체어, 앉기 및 자세 유지 장치, 리프트, 침대, 호흡기 등

③ 기능, 자세, 환경, 경비, 심리 등을 모두 고려해야 함

(9) 변형 및 욕창의 방지를 위한 보조도구

(10) 휠체어 활동

① 집안 개조 : 문턱 등

② 휠체어 조작 훈련

(11) 가옥 평가(home evaluation) 및 보호자 교육

① 집안 구조(경사로, 난간, 욕조, 가드레일 등)를 개선 할 것을 권고함

② 다양한 환경에 대한 안전과 접근성에 대한 교육

③ 바닥의 깔개(rug) 제거 및 가구 재배치 등

④ 화장실의 손잡이, 변기의 변형, 목욕 보조도구 사용 등

⑤ 피부 관리, 특수 장비의 사용, 침대 이동, 자세, 이동, 옷 입기, 대소변 처리 등

152

'SCI C_5' 환자의 욕창관리 방법으로 옳은 것은?

1) 압박 부위에 천을 이용해 마사지를 제공한다
2) 뼈가 돌출된 신체 부위는 수시로 관찰해야 한다
3) 휠체어의 방석은 견고하고 단단한 것이 바람직하다
4) 침상 생활을 하는 동안 3시간에 한 번씩 자세를 바꿔준다
5) 휠체어에서 양 손으로 바닥을 밀며 체중을 분산시키는 것이 바람직하다

153

상하지 옷입기가 독립적인 SCI 환자의 최소 수준은?

1) $C_{5\sim6}$
2) $C_{6\sim7}$
3) $C_{7\sim8}$
4) $T_{1\sim2}$
5) $T_{3\sim4}$

문제해설

152 SCI 환자의 욕창 예방

- 압박 부위를 이완시켜주고, 올림(elevation)시켜줌
- 과도한 쓸림, 습기, 열 등에 노출되지 않도록 보호함
- 최소 2시간에 한 번씩 침대에서 자세의 변화를 줌
- 쿠션, 방석 등을 이용한 체중 분산
  - 계란 판처럼 생긴 매트리스나 방석을 이용
- 뼈 돌출 부위(bony prominence)를 항상 관찰하고 환자와 보호자 교육을 실시
- 호발 부위
  - sacrum, ischium, trochanter, heels, iliac crest, scapular 등

답 2)

153 해설내용 참조

답 3)

SCI 환자의 기능적 레벨

Explanation

레벨(level)	기능적 결과
C_6	• 식사 – 자르기(cutting)를 제외한 모든 면에서 독립적 – 보조 도구의 사용 또는 사용 없음 • 이동(transfer) – 편평한 곳 : 약간의 도움 또는 독립적 이동 – 편평하지 않은 곳(uneven) : 의존적 • 옷 입기 – 상지는 독립적, 하지는 의존적 – 'loop', 'dressing stick', 'button hook', 'velcro closure' 등을 사용 • 치장(grooming) – 약간의 도움 또는 독립적 – 'U-cuff', 변형된 핸들 등을 사용 • 목욕 – 상체는 독립적, 하체는 의존적 – 'bench', 'chair' 등의 사용

C_6	• 휠체어 – 전동 : 모든 지면에서 독립적 – 수동 : 실내에서 독립적, 실외에서는 의존적 – 코팅된 핸드림(hand rim)이 필요함 • 의사소통 – 보조 도구의 사용으로 독립 – 'handwriting', 'typing aid', 'telephone holder', 'page turner' 등 – 'tenodesis' 스플린트(RIC 스플린트)의 사용 • 테노데시스(tenodesis) 잡기 가능 • 운전이 독립적(리프트 달린 밴 등의 보조 장치 필요) • 대·소변 관리하기(bladder and bowel) – 약간 또는 완전 의존
$C_{7\sim8}$	• 식사 : 독립적(보조 도구의 사용) • 이동(transfer) – 편평한 곳 : 독립적 이동(트랜스퍼 보드의 사용 또는 비사용) – 편평하지 않은 곳(uneven) : 독립적 또는 약간의 도움 • 옷 입기 – 상지는 독립적, 하지는 독립적 또는 약간의 도움(변형된 도구의 사용) • 치장(grooming) : 독립적(보조 도구의 사용) • 목욕 – 상체는 독립적, 하체는 독립적 또는 약간의 도움 – 'bench', 'chair', 보조 도구 등의 사용 • 휠체어 – 수동 : 실내에서 독립적, 실외의 평지에서 독립적 – 편평하지 않은(uneven) 지역에서는 도움이 필요함 – 가벼운 폴딩(folding)형 휠체어, 코팅된 핸드림(hand rim)이 필요함 • 의사소통 : 독립적(보조 도구의 사용) • 운전이 독립적(보조 장치 필요) • 대·소변 관리하기(bladder and bowel) – 대변 : 약간 또는 완전 의존 – 소변 : 독립적 또는 약간의 도움(보조 도구 사용)

154

휠체어를 타고 그림을 그리고 있는 여성은 척수손상 환자이다. 이 여성은 손에 두 종류의 보조도구를 사용하고 있다. 하나는 'cock up splint'이고, 다른 하나는 붓을 잡기 위한 보조도구이다. 예상되는 이 여성의 기능적 수준은?

1) C_4
2) C_5
3) C_6
4) C_7
5) C_8

문제해설

154 손목의 지지

SCI C_5 환자는 손목의 지지가 필요하다.

답 2)

155

독립적인 '상하지의 옷 입기와 벗기'가 모두 가능한 척수손상 환자의 최소 레벨은?

1) C_5
2) C_7
3) T_1
4) T_3
5) T_5

156

다음은 척수손상 환자에게 나타날 수 있는 합병증에 대한 설명이다. 무엇인가?

> 방광이나 직장의 확장, 자극, 압박 등으로 인해 발작성 혈압상승이 유발된다. 이로 인해 서맥, 두통, 비정상적 발한, 안면홍조 등이 나타난다. 혈압이 지속적으로 상승할 경우 생명을 위협할 수도 있다

1) 요로 감염
2) 폐활량 감소
3) 기립성 저혈압
4) 체온 조절 장애
5) 자율신경과반사

157

척수 손상 환자가 침상에 누운 자세로 있다가 일어나려고 했더니 어지러움, 오심, 의식상실 등의 증상이 발생하였다. 응급처치 방법은?

1) 환자에게 빠른 호흡을 요구한다
2) 기립자세를 만들고 소변을 제거한다
3) 강하게 복부를 압박해 혈압을 올린다
4) 뒤로 기울여 증상이 사라질 때까지 기다린다
5) 복대, 다리붕대 등 탄력성 있는 의복들을 제거한다

문제해설

155 SCI 환자에게 기대되는 기술

- C_7 이상의 상위 레벨 : 상지와 하지 옷 입고 벗기 가능
- C_6 레벨 : 전체 옷 입기 기술을 성취할 수 있지만 하의 입기에서는 어렵거나 시간이 걸림
- C_5와 C_6 레벨
  - 몇 가지를 제외하고 상의입기 기술을 성취 할 수 있음
  - 브래지어 착용, 손목 밴드가 있는 셔츠 착용, 셔츠 앞면 및 손목 단추 잠그기가 어려움

답 2)

156 자율신경과반사는 자율신경반사기능장애로 $T_{4\sim6}$번 이상 수준의 척수손상 환자에게 흔히 나타나는 현상이다. 자율신경계의 반사활동으로 나타나며 이것은 의학적 응급상황이고 생명을 위협하므로 반사의 원인을 즉각 제거해야 한다.

답 5)

157 해설내용 참조

답 4)

기립성 저혈압과 자율 신경 반사 부전

Explanation

1. 기립성 저혈압(orthostatic hypotension)

1) 원인 및 증상

(1) 누워있는 자세에서 갑자기 일으켜 세우거나 빨리 자세를 바꿀 때 발생

① 누운 자세에서 선 자세로 갑자기 자세를 바꿀 경우

② 복부와 하지의 근 긴장도의 손실로 혈압의 저하와 함께 혈액이 한부분에 고임

(2) 어지럼증(dizziness), 오심(nausea), 의식 상실 등이 나타남

2) 예방 및 응급처지

(1) 예방은 복대(abdominal binder), 다리 붕대(leg wraps), 색전 방지용 스타킹(anti-embolism stocking), 약물 등의 사용

(2) 앉기 지구력(sitting tolerance) 및 활동 수준을 향상시킴

(3) 재빨리 휠체어를 뒤로 기울이거나 눕혀 증상이 사라질 때까지 유지함

- 등을 기대고 다리는 위로 올린 상태

2. 자율 신경 반사 부전(autonomic dysreflexia)

1) 원인 및 증상

(1) 척수 손상 레벨은 $T_{4\sim6}$ 이상(above)에서 나타남

(2) 어떤 자극에 대해 자율 신경계의 반사적 작용(reflex action)이 나타남

- 방광의 팽창, 분변 덩어리(fecal mass), 직장의 활동(manipulation), 방광 변성(irritation), 온도 및 통증에 의한 자극, 내장 팽창(distension)

(3) 증상

- 두통, 짜증(anxiety), 발한(perspiration), 홍조(flushing), 오한(chill), 코 막힘(nasal congestion), 돌발 고혈압(paroxysmal hypertension), 서맥(bradycardia)

2) 예방 및 응급처지

(1) 환자를 재빨리 기립 자세(upright position)로 만듦

(2) 탄력 붕대, 복대 등을 제거

(3) 소변의 배출을 확인

(4) 혈압을 수시로 체크함

158

'SCI' 환자의 독립적 서기가 가능한 최소 레벨은?

1) $C_{7\sim8}$
2) $T_{1\sim9}$
3) $T_{10\sim12}$
4) $L_{1\sim2}$
5) $L_{3\sim5}$

문제해설

158 해설내용 참조

답 2)

SCI 환자의 수준별 기능

Explanation

$T_{1\sim9}$	• 식사 : 독립적 • 이동(transfer) : 독립적 이동(트랜스퍼 보드의 사용 또는 비사용) • 옷 입기 : 상·하지 모두 독립적, 하지는 독립적 또는 약간의 도움(변형된 도구) • 치장(grooming) : 독립적 • 목욕 : 상·하체 모두 독립적('bench', 'chair', 보조 도구 등의 사용) • 휠체어 : 수동 휠체어 사용이 실내외 모두 독립적 • 서기 및 걷기 – 서기 : 독립적 – 걷기 : 기능 없음 • 의사소통 : 독립적 • 운전이 독립적(보조 장치 필요) • 가사일 : 단순하지 않은 식사 준비 및 가벼운 청소에 독립적 • 대·소변 관리하기(bladder and bowel) : 대·소변 모두 독립적(변형된 도구 사용)
$T_{10}\sim L_1$	• 이동(transfer) : 독립적 • 옷 입기 : 상·하지 모두 독립적 • 목욕 : 독립적(bench, hand held shower) • 휠체어 : 수동 휠체어 사용이 실내외 모두 독립적 • 서기 및 걷기 – 서기 : 독립적 – 걷기 : 기능적, 약간의 도움 또는 독립적 • 운전이 독립적(휠체어 올리기 내리기 포함) • 가사일 : 단순하지 않은 식사 준비 및 가벼운 청소에 독립적 • 대·소변 관리하기(bladder and bowel) : 대·소변 모두 독립적(변형된 도구 사용)

159

척수손상(SCI)으로 인해 사지마비가 된 30대 남성은 잔존한 상지의 근력을 이용해 체중을 이동시키고 있다. 이 남성은 휠체어에서 팔꿉관절의 폄을 만들며 체중을 감소시키고 있다. 이 남성과 같은 체중감소 테크닉이 기능한 최소 레벨은?

1) C_4　　2) C_5
3) C_6　　4) C_7
5) C_8

160

척수손상(SCI)을 지닌 22세 여성은 씹기, 말하기, 후각기능 등이 온전하며, 턱과 호흡을 이용해 전동휠체어를 사용할 수 있다. 늘 호흡기가 필요하며, 다양한 환경조절장치(ECU)가 필요한 이 여성의 척수손상 수준은?

1) $C_1 \sim C_3$　　2) $C_4 \sim C_5$
3) C_6　　4) C_7
5) C_8

문제해설

159 상지의 근육이 남아있는 C_7 수준의 사지마비 환자의 체중이동
- 팔로 밀어서 체중을 이동시킴
- 매 60분마다 수행되어야 함

답 4)

160 해설내용 참조

답 1)

SCI 환자의 기능적 수준

Explanation

레벨(level)	기능적 결과
$C_{1\sim3}$	• 씹기, 삼키기, 말하기, 보기, 듣기, 냄새, 미각 지각 등의 감각운동은 존재함 • 모든 ADL에서 의존적 상태 • 호흡의 심각한 손상 : 호흡기 사용 • 전동 휠체어 : 턱과 호흡을 이용한 전동 휠체어의 사용 • 의사소통 : 'mouth stick', ECU 등을 이용한 컴퓨터 사용(많은 도움이 필요함) • 필요한 장비 – 두 개의 호흡기(침대용, 휴대용) – 흡입장치(suction equipment)

161

35세의 K씨는 2년 전 교통사고로 척수손상(SCI)을 입은 환자이다. 이 환자의 직업은 화가였으며, 현재 취미는 동양화 그리기이다. K씨가 동양화를 그릴 때는 붓을 쥘 수 없어 보조기를 착용해야한다. 이 보조기의 목적은 손목 고정(wrist immobilization)이 목적이다. K씨가 자력으로 어깨 관절과 팔꿈치 관절을 완전히 굽힐(full flexion) 수 있다면 척수손상 수준(level)은?

1) C_3
2) C_5
3) C_7
4) C_8
5) T_1

문제해설

161 해설내용 참조

답 2)

척수손상 $C_{5\sim6}$ 환자의 기능적 수준

Explanation

C_5	• 식사(준비는 의존적) – 적절한 컵이나 빨대로 독립적인 마시기(drink) 가능 – 보조 도구를 이용한 독립적 식사(utensil feeding) 가능 • 독립적 글씨쓰기(handwriting) 및 타이핑(typing) – 보조 도구(long ponens splint 등)를 착용시켜주면(setting) 수행 가능 • 고도의 기술을 지닌 장비를 통해 독립적 이동이 가능 • 독립적 전동 휠체어의 사용 및 약간의 수동 휠체어 사용이 가능 – 수동 휠체어 : 카펫이 없는 실내의 평평한 바닥에서 운전이 가능함 • 필요한 장비 : long opponens splint
C_6	• 식사 – 자르기(cutting)를 제외한 모든 면에서 독립적임 – 보조 도구의 사용 또는 사용 없음 • 이동(transfer) – 평평한 곳 : 약간의 도움으로 또는 독립적인 이동이 가능 – 평평하지 않은 곳(uneven) : 의존적임 • 옷 입기 – 상지는 독립적, 하지는 의존적 – loop, dressing stick, button hook, velcro closure 등을 사용 • 치장(grooming) – 약간의 도움 또는 독립적임 – U-cuff, 변형된 핸들 등을 사용 • 목욕 – 상체는 독립적, 하체는 의존적임 – bench, chair 등을 사용함

C_6	• 휠체어 – 전동 : 모든 지면에서 독립적임 – 수동 : 실내에서 독립적, 실외에서는 의존적임 – 코팅된 핸드림(hand rim)이 필요함 • 의사소통 : 보조 도구를 사용하므로 독립적임

162

사지마비 환자인 K씨는 그림을 그리는 중간 중간 욕창 예방을 위해 가죽 끈을 이용해 체중이동을 실시하고 있다. 가죽 끈은 휠체어에 고정되어 있으며, K씨는 양 팔꿈치의 굽힘을 이용해 체중을 이동시키고 있다면 K씨의 기능적 수준은?

1) $C_{3\sim4}$
2) $C_{5\sim6}$
3) $C_{7\sim8}$
4) $T_{1\sim2}$
5) $T_{3\sim4}$

163

SCI C_6 환자가 찰흙공예를 하다가 활동을 마치기 전에 쉬는 현상을 자주 보였다. 어떤 문제인가?

1) 근력
2) 근긴장
3) 지구력
4) 활동의 시작
5) 관절가동범위

164

'SCI C_6 complete' 환자에게 기대되는 기능적 결과는?

1) 치장은 완전 의존이다
2) 자동차 운전은 불가능하다
3) 옷 입기 시 상의는 의존적이다
4) 옷 입기 시 하의는 독립적이다
5) 테노데시스(tenodesis) 스프린트의 사용이 가능하다

문제해설

162 $C_{5\sim6}$이며, 팔꿉 굽힘은 3^+ 이상이어야 한다.

답 2)

163 SCI level C_6 환자의 경우 호흡근의 마비로 폐활량과 지구력이 떨어질 수 있기 때문에 활동 중간에 쉬는 현상을 자주 보인다. 따라서 지구력을 증진시킬 수 있도록 시간을 증진시키거나 횟수를 증진시키거나 무게를 증진시켜서 적용할 수 있다.

답 3)

164 치장은 부분적 도움 또는 독립적이며, 운전이 가능하다. 옷 입기는 상의가 독립적이며, 하의는 의존적이다.

답 5)

165

C_6 척수손상 환자에게 작업치료사가 해 줄 수 있는 내용으로 옳은 것은?

1) 마우스 스틱 제공
2) 보행을 위한 워커 제공
3) 매뉴얼 휠체어 측정 및 교육
4) 보조도구 없이 컴퓨터 사용하기 교육
5) 찰흙을 이용한 그릇 만들기 작업 추천

166

척수손상의 정도를 분류하는 ASIA scale에서 B에 해당하는 것은?

1) 남아있는 운동기능이 3(Fair) 등급이상이다
2) 운동기능은 남아 있으나 기능적이지 못하다
3) 남아있는 운동기능과 감각기능이 모두 정상이다
4) 운동기능은 완전한 마비이며 감각기능만 유지된 상태이다
5) 척수손상 부위 이하의 모든 운동과 감각기능이 상실된 상태이다

167

재활병원에 근무 중인 작업치료사 K씨는 'SCI C_7 완전손상' 진단을 받은 30대 남성의 상의 입기 훈련을 실시하고 있다. 이 남성의 '독립적인 상의 입기'에 필요한 기준으로 옳은 것은?

1) 살점쥐기가 가능해야 한다
2) 삼각근(deltoid)의 근력은 G 이상이어야 한다
3) 어깨관절의 굽힘은 45도 이상 ROM이 가능해야 한다
4) 옆으로 누운 상태에서 180도 구르기가 가능해야 한다
5) 휠체어에서는 벨트의 도움없이 균형을 유지할 수 있어야 한다

문제해설

165 C_6 수준의 환자는 손목의 굽힘이 가능하며, 실내에서 수동 휠체어로 이동할 수 있다.

답 3)

166 1) D
2) C
3) E
5) A

답 4)

167 해설내용 참조

답 2)

사지마비를 위한 일상생활활동

Explanation

1. 옷 입기 활동의 기준

• 척추가 안정적일 때 시작할 수 있음

1) 상지 근력 기준

• 'deltoid', 'upper and middle trapezius', 'shoulder rotators', 'rhomboids', 'biceps', 'supinators', 'radial wrist extensors'의 근력이 F~G

2) 상지 ROM 기준

(1) 어깨관절 굽힘 및 벌림 : 0~90°
(2) 어깨관절 안쪽돌림 : 0~80°
(3) 바깥돌림 : 0~30°
(4) 팔꿉관절 굽힘 : 15~140°

3) 앉기 균형 기준

(1) 침대난간(손잡이)을 이용할 수 있어야 함
(2) 전동침대 이용하기
(3) 휠체어에서 'safety belt'를 이용해 균형을 잡을 수 있어야 함

4) 잡기 방법 기준

(1) 'tenodesis grasp'을 사용할 수 있어야 함
(2) 또는 'wrist-driven flexor-hinge splint'를 이용할 수 있어야 함

5) 기타 근력 기준

• 'pectoralis major' & 'minor', 'serratus anterior', 'rhomboid major' & 'minor'의 근력이 F~G

6) 하지 ROM 기준

(1) 무릎관절 굽힘 0~120°
(2) 고관절 굽힘 0~110°
(3) 고관절 바깥돌림 0~80°

7) 체간 조절

• 이동을 위한 체간 조절이 가능해야함

8) 구르기

(1) 측면에서 측면으로 구르기 가능
(2) 'supine'에서 'prone'으로 돌아눕고 다시 돌아오기가 가능
(3) 'side lying'에서의 균형 유지 가능

9) 심폐기능(vital capacity)

• 50% 이상의 심폐능력이 있어야 함

168

Waiter tip position 현상과 가장 관계 깊은 척수신경은?

1) C_1, C_2
2) C_3, C_4
3) C_5, C_6
4) C_8, T_1
5) T_2, T_3

169

Spinal Cord Injury 환자의 신경학적 분류표준에 필요한 감각평가에 해당하는 것은?

1) Tactile, Pin-Prick
2) Proprioception, Tactile
3) Temperature, Pin-Prick
4) Light Touch, Pin-Prick
5) Light Touch, Proprioception

170

다음 보기에서 설명하는 척수손상의 증후군으로 옳은 것은?

> 가. 말초보다 척수의 중심에 있는 세포가 많이 파괴되었을 때 발생한다
> 나. 하지손상보다는 상지에 손상이 더 심하다
> 다. 목뼈의 과도한 폄으로도 발생한다

1) Central Cord Syndrome
2) Couda Equina Syndrome
3) Brown-Sequard Syndrome
4) Anterior Spinal Cord Syndrome
5) Posterior Spinal Cord Syndrome

문제해설

168 BPI의 증상으로 C_5~C_7신경의 손상으로 발생한다.

답 3)

169 Spinal Cord injury 환자의 신경학적 분류표준 감각 평가는 Light Touch과 Pin-Prick이다.

- Light Touch
  - 측정 도구 : 면봉이나 손가락 끝, 휴지조각 등을 사용함
  - 측정 자세 : 눈을 감거나 시각이 차단된 상태에서 실시함
  - 검사에 대해 간단하게 설명 후 도구를 이용하여 신체를 자극함 그리고 환자에게 신체 어느 곳을 긁었는지 물어봄
- Pin-Prick
  - 측정 도구 : 안전핀의 뾰족한 면과 무딘 면
  - 측정 자세 : 눈을 감거나 시각이 차단된 상태에서 실시함
  - 검사에 대해 간단하게 설명 후 도구를 이용하여 신체를 자극함 그리고 무딘지 따가운지 확인함

답 4)

170 Central Cord Syndrome

- 노인층의 퇴행성 변성과 목뼈의 과폄으로 손상이 나타남
- 목척수운동신경로가 중심부에 위치하여 상지 기능소실이 심하고 하지 근력과 감각은 손상이 적음

답 1)

171

20대의 남성이 의료사고로 인해 SCI C_4 척수손상을 입었다. 이 남성의 초기 재활치료로 가장 적합한 활동은?

1) 종이접기
2) 찰흙 밀기
3) 그림 그리기
4) 호루라기 불기
5) 가벼운 공 굴리기

172

30대 SCI 환자는 붓을 쥘 수 없어 손목고정 목적의 보조기를 착용하고 그림을 그렸다. 이 환자의 척수손상 수준은?

1) C_3
2) C_5
3) C_7
4) C_8
5) T_1

173

불완전 척수손상 환자인 40대 남성은 손상 레벨 이하에서 완전한 운동 마비가 특징이다. 하지만 압박, 진동감각, 고유수용성감각이 온전하다면 이 남성과 가장 관계 깊은 손상은?

1) 전 척수 증후군
2) 후 척수 증후군
3) 중심성 척수증후군
4) cauda equina syndrome
5) Brown-sequard syndrome

문제해설

171 SCI level C_4 척수손상의 경우 초기 단계에서 가장 중요한 치료는 호흡재활이다. 폐활량을 증가시킬 수 있는 활동인 호루라기 불기가 가장 적합하다.

답 4)

172 C_5 환자는 어깨굽힘, 벌림, 폄, 팔꿈치 굽힘과 두침, 어깨뼈 모음과 벌림이 가능하지만 손목과 손의 움직임이 부재하다. 따라서 손목고정 보조기를 착용하고는 그림을 그릴 수 있다.

답 2)

173 해설내용 참조

답 1)

전 척수 증후군(Anterior cord syndrome, Ventral horn syndrome)

Explanation

원인	• 척추의 과굽힘(hyperflexion) 손상에 의해 전방 척수동맥 및 전방 척수의 압박으로 인해 발생됨 • 전각(ventral horn)의 운동신경이 파괴됨(예, 급성 회백수염(poliomyelitis))
증상	• 손상 받은 레벨 양쪽 모두에서 근육의 이완(flaccidity)이 나타남 • 완전한 운동신경 마비와 '통각 및 온도' 감각의 소실이 나타남 – 후각(posterior horn) 세포의 기능은 잔존하므로 심부 감각, 가벼운 촉각, 고유수용성 감각은 보존됨
예후	• 전각(ventral horn) 세포의 기능상실로 척수의 불완전 손상 중 가장 나쁜 예후를 지님

174

흉추 손상환자의 직장 환경을 변화시킬 때의 내용이다. 타당한 것은?

1) 글자를 확대 한다
2) 계단을 경사로로 바꾼다
3) 문의 손잡이를 제거한다
4) 화장실에 미끄럼 방지 메트를 설치한다
5) 화장실 변기에 높이를 높게 만들어 준다

문제해설

174 해설내용 참조

답 2)

흉수 손상의 기능

Explanation

$T_{1\sim9}$	• 식사 : 독립적 • 이동(transfer) : 독립적 이동(트랜스퍼 보드의 사용 또는 비사용) • 옷 입기 : 상하지 모두 독립적, 하지는 독립적 또는 약간의 도움(변형된 도구) • 치장(grooming) : 독립적 • 목욕 : 상·하체 모두 독립적(bench, chair, 보조 도구 등의 사용) • 휠체어 : 수동 휠체어 사용이 실내외 모두 독립적 • 서기 및 걷기 - 서기 : 독립적 - 걷기 : 기능 없음 • 의사소통 : 독립적 • 운전이 독립적(보조 장치 필요) • 가사일 : 단순하지 않은 식사 준비 및 가벼운 청소에 독립적 • 대·소변 관리하기(bladder and bowel) - 대변 소변 모두 독립적(변형된 도구 사용)
$T_{10}\sim L_1$	• 이동(transfer) : 독립적 • 옷 입기 : 상·하지 모두 독립적 • 목욕 : 독립적(bench, hand held shower) • 휠체어 : 수동 휠체어 사용이 실내외 모두 독립적 • 서기 및 걷기 - 서기 : 독립적 - 걷기 : 기능적, 약간의 도움 또는 독립적 • 운전이 독립적(휠체어 올리기 내리기 포함) • 가사일 : 단순하지 않은 식사 준비 및 가벼운 청소에 독립적 • 대·소변 관리하기(bladder and bowel) - 대변 소변 모두 독립적(변형된 도구 사용)

175

척수 손상 환자의 식사에 대한 설명으로 옳은 것은?

1) C_7 환자에게 외부동력 보조기를 제공한다
2) C_6 환자에게 손목 고정 보조기를 제공한다
3) C_8 환자에게 식사 목적으로 'universal cuff'를 제공한다
4) C_8 환자에게 'wrist-driven flexor hinge splint'를 제공한다
5) 양쪽 상지의 기능이 없는 환자에게 'electric self-feeder'를 제공한다

문제해설

175 해설내용 참조

답 5)

SCI 환자의 식사

Explanation

1. SCI 환자의 식사

1) C_5 레벨 이하의 손상
   - 'mobile arm support' 또는 외부동력 보조기(externally powered splint & braces)가 필요함
2) 손목 스프린트(손목 고정 목적)와 'universal cuff'(식사 목적)
   - 'wrist-driven flexor hinge splint'가 사용되지 않을 때 사용함
3) 안정성 제공
   - 'nonskid mat', 'plate guard' 등의 사용
4) 양쪽 상지를 사용하지 못하는 환자
   (1) 약간의 머리 움직임과 턱 조절로 작동되는 'electric self-feeder'를 사용함
      - 구강조절, 머리 및 몸통 조절, 동기부여 등에 의해 결정됨
5) 'swivel spoon-fork'
   - 근력이 최소일 때(C_4에서 C_5) 병행하여 사용함
6) 긴 플라스틱 빨대
   - 빨대를 컵이나 잔에 고정시켜 줌
7) 'built up utensil'
   (1) 기능적 잡기나 'tenodesis grasp'에 유용함
      ① quad-quip knife
         - 팔 근력이 적절할 경우 사용함

176

SCI로 입원한 환자가 배꼽까지 감각을 느꼈다면 예상되는 감각 레벨은?

1) T8
2) T9
3) T10
4) T11
5) T12

177

다음 보기에서 설명하는 척수손상 증후군으로 옳은 것은?

- 척수원뿔 부위의 엉치 신경 손상으로 발생한다
- 하위레벨로 발생 시 무반사성 방광·곧창자, 하지의 이완성 마비가 나타난다
- 상위레벨과 하위레벨로 나뉜다

1) Central Cord Syndrome
2) Cauda equina Syndrome
3) Brown Sequard Syndrome
4) Conus medullaris Syndrome
5) Subacute Combined degeneration

178

기립성저혈압의 예방 및 응급조치 요령으로 옳은 것은?

1) 분변 제거
2) 복대 제거
3) 다리 붕대 제거
4) 휠체어 뒤로 기울이기
5) 색전 방지용 스타킹 제거

문제해설

176 배꼽 레벨을 담당하는 신경은 T10이다.

답 3)

177 척수원뿔증후군(Conus medullaris Syndrome)

- 척수원뿔 부위의 엉치신경 손상을 발생을 한다.
- 척수원뿔 부위와 원뿔 주위 허리엉치 신경근 손상 유무에 따라 다양한 증상을 보인다.
  - 하위척수원뿔손상 : 무반사성 방광·곧창자, 하지의 이완성 마비가 나타나며 말총증후군과 증상이 비슷하다.
  - 상위척수원뿔손상 : 방광·직장이 과민성을 보이고 상위운동신경원증후군 증상을 보인다.

답 4)

178 기립성저혈압 예방 및 응급처지

- 예방 : 복대(abdominal binder), 다리 붕대(leg wraps), 색전 방지용 스타킹(antiembolism stocking), 약물 등을 사용함
- 앉기 지구력(sitting tolerance) 및 활동 수준을 향상시킴
- 재빨리 휠체어를 뒤로 기울이거나 눕혀 증상이 사라질 때까지 유지함
  - 등을 기대고 다리를 위로 올린 상태로 유지해야 함

답 4)

179

브라운 세카르 증후군(Brown-Sequard syndrome)으로 인해 촉각/진동/고유수용성 감각의 상실이 나타났다. 원인이 되는 구조물은?

1) 뒤쪽기둥(Posterior column tract)
2) 앞겉질척수로(Anterior corticospinal tract)
3) 가쪽척수시상로(Lateral spinorhalmic tract)
4) 앞척수시상로(Anterior spinothalamic tract)
5) 가쪽겉질척수로(Lateral corticospinal tract)

문제해설

179 해설내용 참조

답 1)

신경로와 브라운 세카르 증후군

Explanation

1. 신경로

올림신경로	가쪽척수시상로(Lateral spinorhalmic tract)	통증, 온도자극을 전달
	앞척수시상로(Anterior spinothalamic tract)	단순촉각(투박한 접촉, 압력)을 전달
	뒤쪽기둥(Posterior column tract)	진동감각, 고유감각, 분별감각 등을 전달
	앞척수소뇌로(Anterior spinocerevellar tract)	잠재의식적인 고유감각(양쪽)을 소뇌로 전달
	뒤척수소뇌로(Posterior spinocerebellar tract)	잠재의식적인 고유감각을 신체의 한쪽 면으로부터 같은 쪽 소뇌로 전달
	기타	쐐기소뇌로, 척수덮개로, 척수그물로 등

2. 브라운 세카르 증후군(Brown-Sequard syndrome)

증상	• 동측(ipsilateral) – 운동조절의 손상과 손상 레벨 이하에서의 강직이 나타남 → 가쪽겉질척수로(lateral corticospinal tract) 손상으로 인해 – 손상 부위 이하에서 이완(flaccidity)이 나타남 → 'lateral corticospinal tract' 손상으로 인해 – '촉각/압박/진동/고유수용성' 감각의 상실이 나타남 → 등쪽기둥(dorsal column) 손상으로 인해 • 반측(contralateral) – 반대쪽 손상 레벨 이하에서 '통증과 온도' 감각의 상실이 나타남 → 척수시상로(spinothalamic tracts) 손상으로 인해

180

C_5 수준의 척수손상 환자가 성취 가능한 목표는?

1) 독립적으로 상체 목욕하기
2) 독립적으로 상의 입고 벗기
3) 보조도구 없이 독립적인 식사하기
4) U-cuff를 사용하여 독립적인 식사하기
5) 카펫이 없는 실내에서 수동 휠체어 사용하기

181

SCI L2 환자의 근육(key muscle) 과 감각피부분절에 해당하는 것은?

1) 큰 허리근(Psoas major) / 넙다리 앞쪽 중간
2) 큰 허리근(Psoas major) / 넙다리 가쪽 중간
3) 넙다리네갈래근(Quadriceps femoris) / 안쪽 넙다리 융기
4) 넙다리네갈래근(Quadriceps femoris) / 가쪽 넙다리 융기
5) 넙다리네갈래근(Quadriceps femoris) / 넙다리 가쪽 중간

182

SCI 후 1~4개월 사이에 발생하며 부종, 발열, ROM의 제한이 특징인 합병증은?

1) 경직(Spasticity)
2) 뼈엉성증(Osteoporosis of disuse)
3) 이소성골화(Heterotopic Ossification)
4) 기립성 저혈압(Orthostatic Hypertension)
5) 자율신경반사기능장애(Autonomic Dysreflexia)

문제해설

180 성취 가능한 기능들

C5	• 식사(준비는 의존적) – 적절한 컵이나 빨대로 독립적인 마시기(drink)가 가능함 – 보조도구를 이용한 독립적 식사(utensil feeding)가 가능함 • 독립적 글씨쓰기(handwriting) 및 타이핑(typing) – 보조도구(long ponens splint 등)를 착용시켜주면(setting) 수행이 가능함 • 고도의 기술을 지닌 장비를 통해 독립적 이동이 가능함 • 독립적 전동 휠체어의 사용 및 약간의 수동 휠체어의 사용이 가능함 – 수동 휠체어 : 카펫이 없는 실내의 평평한 바닥에서 운전이 가능함 • 필요한 장비 : 'long opponens splint'

답 5)

181
• L2
– 지배 근육 : 큰 허리근(Psoas major)
– 감각피부분절 : 넙다리 앞쪽 중간
• L3
– 지배 근육 : 넙다리네갈래근(Quadriceps femoris)
– 감각피부분절 : 안쪽 넙다리 융기

답 1)

182 이소성골화는 비정상적인 위치에 뼈가 생기는 것으로 엉덩관절, 무릎관절 주변근육에 자주 발생한다. 손상 후 1~4개월에 발생하며 부종, 열감, rom제한 등의 증상이 나타난다.

답 3)

183

다음 보기의 척수손상 증후군은?

가. 악성빈혈, 위 절제술 후 비타민 B_{12} 결핍으로 뒤 섬유기둥과 겉질 척수로의 변성이 발생함
나. 초기에는 하지의 진동감각 및 고유감각의 상실, 저린감이 나타남
다. 후기에는 근력약화와 보행이상이 발생함

1) Central Cord Syndrome
2) Cauda equina Syndrome
3) Brown Sequard Syndrome
4) Conus medullaris Syndrome
5) Subacute Combined degeneration

184

SCI 환자의 T10의 신경 분별 감각평가 부위는?

1) 빗장뼈 중간선 상에서 내려와 서혜인대와 만나는 지점
2) 빗장뼈 중간선 상에서 내려와 배꼽 높이에 해당하는 지점
3) 빗장뼈 중간선 상에서 내려온 명치와 배꼽의 중간 높이 지점
4) 빗장뼈 중간선 상에서 내려와 명치와 배꼽의 3/4 지점과 만나는 부위
5) 빗장뼈 중간선 상에서 내려와 배꼽과 서혜인대의 중간정도에 해당하는 지점

185

능동기 SCI환자의 중재에 해당하는 것은?

1) 팔꿉관절 완전 폄 상태를 유지한다
2) C5환자의 경우 아래팔의 엎침 상태를 유지한다
3) 'Halo brace', 'Body jacket'과 같은 보조기를 착용한다
4) C7환자는 팔로 밀어서 체중 이동을 통해 욕창을 방지한다
5) 어깨관절 80도벌림, 바깥돌림을 취하고 어깨뼈는 내림을 유지한다

문제해설

183 아 급성결합 퇴행성증후군(Subacute Combined degeneration)

- 악성빈혈, 위 또는 돌창자 절제술 이후 비타민 B_{12} 결핍으로 뒤 섬유기둥과 겉질 척수로 변성
- 초기에는 하지의 진동감각, 고유감각 상실, 저린감 후기에는 근력약화와 보행에 이상이 발생함

답 5)

184

- 빗장뼈 중간선 상에서 내려온 명치와 배꼽의 중간 높이 : T8
- 빗장뼈 중간선 상에서 내려와 명치와 배꼽의 3/4 지점과 만나는 부위 : T9
- 빗장뼈 중간선 상에서 내려와 배꼽과 서혜인대의 중간정도에 해당하는 지점 : T11
- 빗장뼈 중간선 상에서 내려와 서혜인대와 만나는 지점 : T12

답 2)

185
1) 팔꿉관절 완전 폄 상태를 유지한다. : 급성기
2) C5환자의 경우 아래팔의 엎침 상태를 유지한다. : 급성기
3) Halo brace, Body jacket과 같은 보조기를 착용한다. : 급성기
5) 어깨관절 80도벌림, 바깥돌림을 취하고 어깨뼈는 내림을 유지한다. : 급성기

답 4)

신경계작업치료 Ⅱ

186

SCI 환자의 S4~5의 신경 분별절 감각평가부위는?

1) 항문주위에서 1cm 떨어진 부분으로 피부점막이음부의 가쪽
2) 항문주위에서 2cm 떨어진 부분으로 피부점막이음부의 안쪽
3) 항문주위에서 3cm 떨어진 부분으로 피부점막이음부의 가쪽
4) 항문주위에서 4cm 떨어진 부분으로 피부점막이음부의 안쪽
5) 항문주위에서 5cm 떨어진 부분으로 피부점막이음부의 가쪽

187

'ASIA impairment scale' 등급 중 B가 의미하는 것은?

1) 손상된 신경학적 수준 이하에서 감각기능이 존재한다
2) 손상된 신경학적 수준 이하에서 운동과 감각 기능이 전혀 없다
3) 손상된 신경학적 수준 이하에서 운동과 감각 기능이 정상이다
4) 손상된 신경학적 수준 이하의 대부분 주요 근육들의 근력이 3 미만이다
5) 손상된 신경학적 수준 이하의 대부분 주요 근육들의 근력이 3 이상이다

문제해설

186 항문주위에서 1cm 떨어진 부분으로 피부점 막이음부의 가쪽이 S4~S5 신경 분별절 감각평가부위이다. 안쪽, 2cm, 3cm은 관련이 없다.

답 1)

187 해설내용 참조

답 1)

ASIA impairment scale

Explanation

A	• 완전 손상을 의미 • 운동과 감각 기능이 전혀 없음(S4~5는 잔존)
B	• 불완전 손상을 의미 • 손상된 신경학적 수준(level) 이하의 감각(sensation) 기능이 존재(S4~5 포함)
C	• 불완전 손상을 의미 • 손상된 신경학적 수준(level) 이하의 운동(motor) 기능이 존재 • 손상된 신경학적 수준(level) 이하의 대부분의 주요(key) 근육들의 근력 등급이 '3' 미만
D	• 불완전 손상을 의미 • 손상된 신경학적 수준(level) 이하의 운동(motor) 기능이 존재 • 손상된 신경학적 수준(level) 이하의 대부분의 주요(key) 근육들의 근력 등급이 '3' 또는 '3' 이상
E	• 운동과 감각 기능이 정상임을 의미

188

SCI 환자의 C_5의 신경 분별절 감각평가부위는?

1) 봉우리빗장관절 위
2) 엄지의 몸쪽 손가락뼈 손등부위
3) 빗장뼈 중간선 부위의 빗장뼈위오목
4) 팔꿈치에서 약간 올라간 가쪽 팔오금
5) 위팔뼈의 안쪽 위 관절융기 바로 위인 안쪽 팔꿈치오목

189

중심성 척수 증후군(central cord syndrome, schneider syndrome)의 원인으로 가장 타당한 것은?

1) 종양
2) 총상
3) 교통사고
4) 노인의 낙상
5) 반복적 허리 굽힘

문제해설

188 • 빗장뼈 중간선 부위의 빗장뼈위오목 : C_3
• 봉우리빗장관절 위 : C_4
• 팔꿈치에서 약간 올라간 가쪽 팔오금 : C_5
• 엄지의 몸 쪽 손가락뼈 손등부위 : C_6
• 위팔뼈의 안쪽 위 관절융기 바로 위인 안쪽 팔꿈치오목 : T_1

답 4)

189 해설내용 참조

답 4)

중심성 척수 증후군(central cord syndrome, schneider syndrome)

Explanation

원인	• 가장 흔하며, 척수 중심부의 파괴로 회색질 및 백질이 모두 손상됨 • 퇴행성 경추증이 있는 노령층에서 과도한 폄에 의해 발생됨 • 소아에서는 굽힘 손상에 의해 발생됨 • 노인에게 주로 발생함
증상	• 양쪽 통증 및 온도의 감각상실 – 척수시상로(spinothalamic tract) 손상 • 촉각, 진동, 고유수용성 감각이 부분적으로 남아 있을 수도 있음 • 상지에서는 이완성 운동신경원의 마비가 나타나며, 하지에서는 경직성 운동신경원의 마비가 나타남 • 상지로 가는 피질척수로(cortico spinal tract)가 중심부에 위치하므로 상지의 기능장애가 심하며, 상대적으로 하지의 기능장애는 작은 것이 특징임 – 환자는 사지마비를 보이지만, 상지의 마비가 상대적으로 더 심한 것이 특징임 • 보통 항문 주위의 감각(sacral sensation)은 보존됨
예후	• 50%의 환자에서 배뇨 및 배변 기능이 회복됨 • 일반적으로 보행이 가능하며, 손의 기능은 일부 회복되기도 함 • 환자의 50% 정도에서 몸통과 하지의 운동 및 감각 기능이 회복됨 • 중심성 회백질의 파괴로 인해 상지의 기능회복은 어려움

190

다음 보기에 해당하는 욕창의 단계는?

- 피부와 피하조직까지 침범된 경우이다
- 피부 전체의 소실이 특징이다

1) 1단계
2) 2단계
3) 3단계
4) 4단계
5) 5단계

191

다음 검사에 해당하는 신경학적 수준은?

- 운동검사 : 위팔 세갈래근의 근력검사
- 감각검사 : 중지의 몸쪽 손가락 뼈 손등부위 촉각 및 통각 검사

1) C_5
2) C_6
3) C_7
4) C_8
5) T_1

192

다음 보기의 문제를 해결하기 위해 가장 타당한 방법은?

- T6 이상의 손상에서 발생함
- 척수 상부 교감신경 손상으로 인한 혈압조절력 감소가 원인이 됨
- 어지러움을 호소하며 얼굴이 하얗게 변함

1) 기립자세
2) 붕대감기
3) 발살바기법
4) 조이는 옷 풀기
5) 혈압하강제 투여

문제해설

190
- 1단계 : 표피조직은 정상이나 30분내로 사라지지 않은 홍반
- 2단계 : 피부조직의 부분 손상으로 표피 혹은 진피가 손상된 경우 마멸, 물집, 균열
- 4단계 : 근막, 근육, 골 조직이나 관절 인대 등까지 침범된 경우

답 3)

191 C_7의 지배근육은 위팔 세갈래근이며 팔꿈치관절 폄에 관여한다. 감각피부분절로는 가운뎃손가락의 몸쪽 손가락뼈 손등부위이다.

답 3)

192 SCI의 합병증 중 기립성 저혈압이며 기립성 저혈압은 침상에서 머리 들기, 잦은 자세변경, 다리 들어올리기, 붕대감기, 복대착용 등이 대처법이다.

답 2)

193

다음 증상들과 가장 관계 깊은 것은?

> 깊은힘줄반사 소실, 이완성 방광, 저혈압, 무발한증, 심박동수 감소

1) 척수쇼크
2) 앞척수증후군
3) 기립성저혈압
4) 깊은정맥혈전증
5) 중심척수증후군

194

다음 설명에 부합하는 ASIA척도는?

> • 항문 주위 감각과 깊은 항문 압각은 정상이다
> • 신경학적 손상수준 이하 주요 근육 중 절반 이상은 MMT 3등급 이상이다

1) A
2) B
3) C
4) D
5) E

195

다음 기준에 부합하는 ASIA 스케일(American Spinal Injury Association impaired scale) 등급은?

> • 손상수준 이하의 감각은 정상임
> • 손상수준 이하의 주요 근육의 반 이상이 Fair 미만의 근력을 가짐

1) A
2) B
3) C
4) D
5) E

문제해설

193 • 척수쇼크 단계는 손상 후 24시간~6주까지 지속
• 무반사, 깊은힘줄반사 소실, 이완성 방관, 저혈압, 교감신경계 교란, 무발한증이 나타난다.

답 1)

194 • A : 완전손상 감각, 운동 완전 손상
• B : 감각은 S4~S5 심부 항문감각 또는 항문주위 감각과 손상수준 이하의 감각존재, 운동은 완전손상
• C : 감각은 정상, 운동은 손상수준 이하 주요 근육 중 절반 이상이 3등급 미만
• E : 감각과 운동 모두 정상

답 4)

195 ASIA impairment scale

C	• 불완전 손상을 의미함 • 손상된 신경학적 수준 이하의 운동(motor) 기능이 존재함 – 손상된 신경학적 수준 이하의 주요(key) 근육들 대부분이 근력 등급 '3' 미만인 경우
D	• 불완전 손상을 의미함 • 손상된 신경학적 수준 이하의 운동(motor) 기능이 존재함 – 손상된 신경학적 수준 이하의 주요(key) 근육들 대부분이 근력 등급 '3' 또는 '3' 이상인 경우
E	• 운동과 감각 기능이 모두 정상임

답 3)

196

다음 환자에게 중점적으로 강화시켜야할 근육은?

- 진단 : SCI C6 complete
- STG : 휠체어 위에서의 압력감소 테크닉 사용하기

1) 위팔두갈래근, 큰가슴근 2) 넓은등근, 위팔두갈래근
3) 위팔세갈래근, 어깨세모근 4) 위팔두갈래근, 어깨세모근
5) 위팔두갈래근, 위팔세갈래근

197

다음 사례의 환자에게 예상되는 증상은?

- 진단 : 브라운 세카르드 증후군(Brown-Sequard syndrome)
- Hx : 2019년 1월 총기 사고로 인해 관통상으로 본 ○○병원 응급실을 경유하여 …… 현재 ○○병원 재활병동에 입원중이다

1) 척수의 중심부만 손상된다
2) 손상된 쪽의 통증/온도 감각이 상실된다
3) 손상된 쪽의 촉각/압박 감각이 상실된다
4) 손상 부위 이하에서 이완(flaccidity)이 특징이다
5) 손상 반대쪽(contralateral side)의 진동/고유수용성 감각이 상실된다

198

다음 중 SCI C6 환자에게 적합한 보조도구는?

1) button hook 2) head pointer
3) overhead sling 4) mobile arm support
5) long opponens splint

문제해설

196 C6 환자는 휠체어 봉대를 감아서 그 곳에 팔을 끼워 앞으로 체중을 이동시켜 엉덩이에 압력을 경감시켜야 하므로 위팔두갈래근과 어깨세모근의 근력을 강화해야 한다.

답 4)

197

원인	• 척수의 절반이 손상된 것으로 일명 브라운 세카르 증후군(Brown-Sequard syndrome)이라고 함 – 오직 한 쪽만 손상된 경우를 의미함 • 골절, 관통상, 돌림 손상, 종양 등에 의해 발생됨
증상	• 동측(ipsilateral) – 운동조절의 손상과 손상 레벨 이하에서의 강직이 나타남 → 가쪽겉질척수로(lateral corticospinal tract) 손상으로 인해 – 손상 부위 이하에서 이완(flaccidity)이 나타남 → 'lateral corticospinal tract' 손상으로 인해 – '촉각/압박/진동/고유수용성' 감각의 상실이 나타남 → 등쪽기둥(dorsal column) 손상으로 인해 • 반측(contralateral) – 반대쪽 손상 레벨 이하에서 '통증과 온도' 감각의 상실이 나타남 → 척수시상로(spinothalamic tracts) 손상으로 인해
예후	• 90% 이상의 환자에서 방광 및 대장 조절 기능이 회복되고 보행이 가능하게 됨

답 3)

198
- head pointer : C1~4
- overhead sling, mobile arm support, long opponens splint : C5

답 1)

199

다음 보기의 증상이 특징인 불완전척수손상의 종류는?

- 하지보다 상지의 기능 손상이 더 심하다
- 통각 및 온도감각이 손상된다
- 촉각, 고유수용성 감각 등이 남아 있을 수 있다

1) 앞척수증후군
2) 척수원뿔손상
3) 뒤척수증후군
4) 중심척수증후군
5) 브라운-시쿼드 증후군

200

다음에서 설명하는 척수손상증후군은?

- 양쪽 통증 및 온도의 감각상실이 손상된다
- 촉각, 진동, 고유수용성 감각이 부분적으로 남아 있을 수도 있다
- 상지에서는 이완성 운동신경원의 마비가 나타나며, 하지에서는 경직성 운동신경원의 마비가 나타난다
- 상지의 기능장애가 심하며, 상대적으로 하지의 기능장애는 작은 것이 특징이다

1) 말총증후군(cauda equina syndrome)
2) 앞척수증후군(anterior cord syndrome)
3) 중심척수증후군(central cord syndrome)
4) 뒤척수증후군(posterior cord syndrome)
5) 척수원뿔 증후군(conus medullaris syndrome)

문제해설

199 중심척수증후군

- 양쪽 통증 및 온도의 감각상실
- 촉각 진동 고유수용성 감각이 부분적으로 남아 있을 수도 있음
- 상지에서는 이완성 운동신경원의 마비가 나타나며 하지에서는 경직성 운동신경원의 마비가 나타남
- 상지로 가는 피질척수로가 중심부에 위치하므로 상지의 기능 장애가 심하며 상대적으로 하지의 기능, 장애는 작은 것이 특징임
- 보통 항문 주위의 감각은 보존됨

답 4)

200 중심척수증후군(central cord syndrome)

원인	• 가장 흔하며, 척수 중심부의 파괴로 회색질 및 백질이 모두 손상됨 • 퇴행성 경추증이 있는 노령층에서 과도한 폄에 의해 발생됨 • 소아에서는 굽힘 손상에 의해 발생됨 • 노인에게 주로 발생함

증상	• 양쪽 통증 및 온도의 감각상실
	  - 척수시상로(spinothalamic tract) 손상
	• 촉각, 진동, 고유수용성 감각이 부분적으로 남아 있을 수도 있음
	• 상지에서는 이완성 운동신경원의 마비가 나타나며, 하지에서는 경직성 운동신경원의 마비가 나타남
	• 상지로 가는 피질척수로(cortico spinal tract)가 중심부에 위치하므로 상지의 기능장애가 심하며, 상대적으로 하지의 기능장애는 작은 것이 특징임
	  - 환자는 사지마비를 보이지만, 상지의 마비가 상대적으로 더 심한 것이 특징임
	• 보통 항문 주위의 감각(sacral sensation)은 보존됨

예후	• 50%의 환자에서 배뇨 및 배변 기능이 회복됨 • 일반적으로 보행이 가능하며, 손의 기능은 일부 회복되기도 함 • 환자의 50% 정도에서 몸통과 하지의 운동 및 감각 기능이 회복됨 • 중심성 회백질의 파괴로 인해 상지의 기능회복은 어려움

답 3)

신경계작업치료 Ⅱ

201

C_5 깊은힘줄반사(Deep tendon reflex) 검사 시 망치로 두드리는 부위는?

1) 위팔노근
2) 노뼈붓돌기
3) 자뼈붓돌기
4) 위팔두갈래근
5) 위팔세갈래근 팔꿈치 머리

202

다음에 해당하는 척수손상 환자의 합병증은?

> T4~6번 이상 수준의 척수손상 환자에게 나타나며, 증상으로는 발한, 안면홍조, 오한, 두통 등이 나타난다. 응급처치로는 신체의 복대나 탄력스타킹 등을 제거하는 것이다

1) 욕창
2) 고혈압
3) 골다공증
4) 기립성 저혈압
5) 자율신경반사기능장애

203

다음 사례에 해당하는 ASIA 척도는?

> 환자는 SCI C5이지만, C6~T2 수준의 주요 근육들이 MMT 3등급 미만의 근력이 나타난다. 또한 새끼손가락 쪽에서 가벼운 촉각과 통증 감각이 느껴진다

1) ASIA A
2) ASIA B
3) ASIA C
4) ASIA D
5) ASIA E

문제해설

201
- C_5 : 위팔두갈래근, 팔꿈치의 위팔두갈래근 힘줄 부위
- C_6 : 위팔노근, 노뼈 붓돌기
- C_7 : 위팔세갈래근, 팔꿈치머리

답 4)

202 자율신경 반사기능장애는 T4~6번 수준의 척수손상 환자에게 나타나며 방광팽창, 대변덩어리, 방광과민, 온도 및 습도의 자극에 대한 반응으로 나타나는 자율신경계 반사활동이다. 응급처치로는 혈압을 낮추기 위해 환자 신체의 복대나 탄력스타킹 등을 제거하고 원인이 되는 자극을 찾아 제거해야 한다.

답 5)

203 ASIA C

불완전 마비, 신경학적 손상 부위 아래의 주요 근육들 중 최소 1/2의 근육들이 3단계 미만의 근력을 나타냄

답 3)

204

척수손상 환자의 힘줄고정술 잡기(tenodesis grasp)를 사용할 수 있는 최소 수준은?

1) C_5
2) C_6
3) C_7
4) C_8
5) T_1

205

실외에서 도움 없이 매뉴얼 휠체어를 사용할 수 있는 척수손상 최소 수준은?

1) C_6
2) C_7
3) T_1
4) T_2
5) T_3

206

척수손상 환자에게 다음과 같은 중재를 제공하였다면 주된 목적은?

- 스탠딩 프레임(standing frame)과 틸트 테이블(tilt table)을 사용한다
- 매일 서있기 훈련을 실시한다

1) 부종 예방
2) ADL 촉진
3) 골다공증 예방
4) 골이형성증(Heterotopic Ossification) 예방
5) 자율신경반사부전(Autonomic dysreflexia) 예방

문제해설

204
- 힘줄고정술 잡기(tenodesis grasp)
  - 상실된 잡기 능력을 보상하는 방법
  - 긴 손가락 굽힘근(long finger flexor)의 건 고정(tenodesis)을 이용하는 잡기를 의미함
  - 어느 정도의 구축(contracture)이 필요함 : 구축을 유발시켜야 함
  - '손목 폄과 동시에 손가락 굽힘' + '손목 굽힘과 동시에 손가락 폄'
  - C_6 수준부터 손목 폄 기능이 가능함
- 힘줄고정 스프린트(tenodesis splint) 사용 기준
  - 손목 폄의 근력이 최소 F+(3+) 이상이 될 경우

답 2)

205 T레벨 이하의 척수손상 환자들은 실외에서도 상지기능을 사용하여 휠체어를 조작할 수 있다.

답 3)

206 골다공증 예방

원인 및 증상	• 장골(long bone)에서 주로 발생됨 – 특히 하지에서 자주 발생함 – 손상 후 1년 후 병적 골절로 이어질 수 있음 • 호발부위 – 넙다리뼈(femur) : 관절융기(supracondylar), 목부위(neck), 돌기사이(intertrochanter) 부위 – 정강뼈(tibia) : 몸쪽과 먼쪽 부위
예방 및 치료법	• 스탠딩 프레임(standing frame)과 틸트 테이블(tilt table)을 이용함 • 서있기 훈련을 매일 실시함 – 장골에 체중지지를 제공함

답 3)

207

다음에서 설명하고 있는 불완전 척수손상은?

> 하지보다 상지의 마비와 감각 소실이 더 큰 것이 특징이며, 척주관이 좁아지는 관절 변성 노인과 척주 골절 없이 목뼈의 과도한 폄이 있는 경우 발생한다

1) 말총증후군
2) 앞척수증후군
3) 중심척수증후군
4) 척수원뿔증후군
5) Brown-Sequard증후군

208

사지마비 환자의 옷 입기 기준으로 옳은 것은?

1) 어깨관절 굽힘 : 0～45°
2) 어깨관절 벌림 : 0～60°
3) 팔꿉관절 굽힘 : 15～90°
4) 어깨관절바깥돌림 : 0～30°
5) 어깨관절 안쪽돌림 : 0～40°

문제해설

207 중심척수증후군

척수의 중심에 있는 세포가 더 많이 파괴되었을 때 발생함. 따라서 상지를 지배하는 신경로가 중심쪽에 더 많기 때문에 상지의 마비가 더 큼. 척주관이 좁아지는 원인이 되는 관절 변성 노인과 척주골절 없이 목뼈의 과도한 폄으로 발생하기도 함

답 3)

208 1) 어깨관절 굽힘 : 0～90°
2) 어깨관절 벌림 : 0～90°
3) 팔꿉관절 굽힘 : 15～140°
4) 어깨관절바깥돌림 : 0～30°
5) 어깨관절안쪽돌림 : 0～80°

답 4)

옷 입기 활동의 기준

Explanation

- 척추가 안정적일 때 시작할 수 있음

1. 상지 근력 기준

deltoid, upper and middle trapezius, shoulder rotators, rhomboids, biceps, supinators, radial wrist extensors의 근력이 F～G

2. 상지 ROM 기준

1) 어깨관절 굽힘 및 벌림 : 0～90°
2) 어깨관절 안쪽돌림 : 0～80°
3) 바깥돌림 : 0～30°
4) 팔꿉관절 굽힘 : 15～140°

3. 앉기 균형 기준

1) 침대난간(손잡이)을 이용할 수 있어야 함
2) 전동침대 이용하기
3) 휠체어에서 safety belt를 이용해 균형을 잡을 수 있어야 함

4. 잡기 방법 기준

1) tenodesis grasp을 사용할 수 있어야 함
2) wrist-driven flexor-hinge splint를 이용할 수도 있음

5. 기타 근력 기준

pectoralis major & minor, serratus anterior, rhomboid major & minor의 근력이 F∼G

6. 하지 ROM 기준

1) 무릎관절 굽힘 0∼120°
2) 엉덩관절 굽힘 0∼110°
3) 엉덩관절 바깥돌림 0∼80°

7. 체간 조절

이동을 위한 체간 조절이 가능해야 함

8. 구르기

1) 측면에서 측면으로 구르기 가능
2) 등으로 누운 자세(supine)에서 바로 누운 자세(prone)로 돌아눕고 다시 돌아오기가 가능함
3) 측면으로 눕기(side lying)에서의 균형 유지가 가능함

9. 심폐기능(vital capacity)

50% 이상의 심폐능력이 있어야 함

209

척수손상 환자인 35세 홍 씨는 평소 바로 누운 자세에서 앉는 자세로 일어날 때 어지러움증과 오심이 발생하며, 심한 경우에는 의식을 잃기도 한다면 증상은?

1) 욕창
2) 경직
3) 고혈압
4) 기립성 저혈압
5) 자율신경반사기능장애

문제해설

209 기립성 저혈압
배와 하지의 근긴장도부족으로 혈액이 한 부분에 고여 있는 현상이 생김

답 4)

210

척수손상 진단 수준과 기준이 되는 주요 근육이 바르게 연결된 것은?

1) C_6 – 위팔두갈래근(biceps brchii)
2) C_5 – 위팔세갈래근(triceps brachii)
3) T_1 – 자쪽손목폄근(extensor carpi ulnaris)
4) C_7 – 노쪽손목폄근(extensor carpi radialis)
5) C_8 – 깊은손가락굽힘근(flexor digitorum profundus)

211

척수손상 환자의 휠체어 측정에 대한 내용이 옳은 것은?

1) 팔걸이 높이 : 좌석면에서 구부린 팔꿈치까지의 거리에 −2.5cm
2) 좌석 깊이 : 엉덩이 뒤부위에서 굽힌 무릎 뒤 다리오까지 거리에 +5cm
3) 좌석 폭 : 양 넓적다리와 엉덩이 중 가장 넓은 부위를 가로질러 측정에 −5cm
4) 좌석 높이 : 신발 신은 상태에서 다리오금에서 발뒤꿈치의 밑바닥까지 거리에 +5cm
5) 등받이 높이 : 일반 휠체어의 경우 좌석 면에서 어깨뼈의 아래각까지 거리에 +2∼5cm

212

다음 사례의 ASIA 척도는?

> • 손상수준 이하의 감각은 정상임
> • 손상수준 이하 주요근육의 반 이상이 F 이상의 근력을 지님

1) A
2) B
3) C
4) D
5) E

문제해설

210 1) C_6 – extensor carpi radialis
2) C_5 – biceps brachii
3) T_1 – abductor digiti minimi
4) C_7 – triceps barchii

답 5)

211 1) 팔걸이 높이 : 좌석면에서 구부린 팔꿈치까지의 거리에 +2.5cm
2) 좌석 깊이 : 엉덩이 뒤부위에서 굽힌 무릎 뒤 다리오금까지 거리에 −5cm
3) 좌석 폭 : 양 넓적다리와 엉덩이 중 가장 넓은 부위를 가로질러 측정에 +5cm
5) 등받이 높이 : 일반 휠체어의 경우 좌석 면에서 어깨뼈의 아래각까지 거리에 −2∼5cm

답 4)

212
• A : 손상부위 이하 모든 운동과 감각 상실
• B : 손상부위 이하 운동은 완전 마비이나 감각이능은 유지됨
• C : 손상수준 이하 주요 근육 중 절반 이상이 근력등급 3미만
• D : 손상수준 이하 주요 근육 중 절반 이상이 근력등급 3이상
• E : 모든 운동과 감각기능이 정상적으로 회복되었으나 비정상적인 반사가 있을 수 있음

답 4)

213

다음 검사의 목적은?

> 대상자의 팔을 복부나 무릎 위에 가만히 놓고 손바닥은 아래쪽을 향하게 한다. 손목의 2~5cm 부근의 노뼈를 반사망치로 쳐서 팔의 굽힘 및 뒤침운동을 관찰한다

1) C_4 검사
2) C_5 검사
3) C_6 검사
4) C_7 검사
5) C_8 검사

214

추체외로(extrapyramidal track) 손상이 있을 경우 나타나는 증상으로 가장 타당한 것은?

1) 떨림
2) 운동실조
3) 안구진탕
4) 조음장애
5) 운동측정장애

215

척수손상 환자인 홍씨는 FIM의 보행 항목에서 6점을 받았다. 점수 기준에 부합하는 것은?

1) 감독 하에 50m 이상을 걸을 수 있었다
2) 도움 없이 목발을 짚고 최소 20m 이상을 걸을 수 있었다
3) 도움 없이 전동휠체어를 이용해 50m 이상을 갈 수 있었다
4) 문턱과 양탄자가 없을 경우 도움 없이 50m를 이동할 수 있었다
5) 약간의 도움으로 휠체어를 타고 10도 이상의 경사로를 오를 수 있었다

문제해설

213 위팔노근반사 Brachioradialis reflex는 C_6 검사에 해당한다.

답 3)

214 추체외로 손상 (Extrapyramidal disorders)

- 특징
  - 운동감소증 운동과다증이 나타남
  - 관련 질환
    - 파킨슨 병, 무도병 등
- 대표적 증상들
  - 무정위성 움직임, 느린 비틀림 운동(Athetoid movement)
  - 근긴장 이상(Dystonia)
  - 발리즘(Ballism)
  - 떨림(Tremor)

답 1)

215 FIM의 6점

- 보조기나 의지, 특수신발, 지팡이(cane), 목발(crutch), 워커(walkerette) 등을 사용해 최소 45m 이상을 걷지만 시간이 좀 더 걸리거나 안전성에 대한 고려가 필요함
- 걸을 수 없을 경우 : 수동 또는 전동 휠체어를 이용해 최소 45m 이상을 독립적으로 갈 수 있음
- 휠체어 사용
  - 회전할 수 있으며, 테이블, 침대, 변기에 대처해 조작할 수 있음
  - 적어도 3° 이상의 경사로를 갈 수 있음
  - 양탄자 위에서도 이동하며, 문턱을 넘을 수 있음

답 3)

216

다음에서 설명하는 합병증은?

- T4~T6 이상 수준의 척수손상 환자에게 나타난다
- 응급처치로는 환자의 신체의 복대나 탄력스타킹 등을 제거한다

1) 욕창　2) 골다공증
3) 기립성저혈압　4) 이소성 골화증
5) 자율신경반사기능 장애

217

다음에서 정의하는 척수손상의 종류는?

- 척수의 절반이 손상된 경우로 한 쪽만 손상된 경우이다
- 골절, 관통상 등이 원인이다

1) Central cord syndrome　2) Anterior cord syndrome
3) Cauda equina syndrome　4) Posterior cord syndrome
5) Brown-sequard syndrome

문제해설

216 자율신경반사기능 장애

원인 및 증상	• 척수손상 레벨이 T4~6 이상(above)일 경우에 나타남 • 어떤 자극에 대해 자율신경계의 반사적 작용(reflex action)이 나타남 – 방광의 팽창, 분변 덩어리(fecal mass), 직장의 활동(manipulation), 방광 변성(irritation), 온도 및 통증에 의한 자극, 내장 팽창(distension) 등이 원인이 됨 • 증상 – 두통(headache), 짜증(anxiety), 발한(perspiration), 홍조(flushing), 오한(chill), 코막힘(nasal congestion), 돌발 고혈압(paroxysmal hyper-tension), 서맥(bradycardia) 등이 나타남
예방 및 응급처치	• 환자를 재빨리 기립자세(upright position)로 만들어 줌 • 탄력 붕대, 복대 등을 제거함 • 소변 배출을 확인함 • 혈압을 수시로 체크함

답 5)

217 Brown-sequard syndrome

원인	• 척수의 한 쪽 절반이 손상된 것으로 일명 'central cord syndrome'이라고도 함 – 오직 한쪽만 손상된 경우 • 골절, 관통상, 돌림 손상, 종양 등에 의해 발생됨
증상	• 동측(ipsilateral) – 운동조절의 상실(부전마비)과 손상 레벨 이하에서의 강직이 나타남 ◦ 'lateral corticospinal tract' 손상으로 인해 – 손상 부위 이하에서 이완(flaccidity)이 나타남 ◦ 'lateral corticospinal tract' 손상으로 인해 – '촉각/압박/진동/고유수용성' 감각의 상실이 나타남 ◦ 'dorsal column' 손상으로 인해 • 반측(contralateral) – 반대쪽 손상 레벨 이하에서 '통증과 온도' 감각의 상실이 나타남 ◦ 'spinothalamic tracts' 손상으로 인해
예후	90% 이상의 환자에서 방광 및 대장 조절 기능이 회복되고 보행이 가능하게 됨

답 5)

218

변형된 도구를 사용하지만 대소변 모두가 독립적인 SCI 환자의 최소 레벨은?

1) $C_{5\sim6}$
2) $C_{7\sim8}$
3) $T_{1\sim9}$
4) $T_{10}\sim L_1$
5) $L_2\sim S_5$

219

진단이 'SCI C6 complete'인 환자의 앉아서 균형유지하기 자세로 옳은 것은?

1) 손가락의 폄
2) 어깨의 퇴거
3) 손가락의 모음
4) 어깨의 안쪽돌림
5) 팔꿉의 약간 굽힘

220

브라운-세카드증후군(Brown-Sequard Syndrome)에 대한 설명은?

1) 동측 촉각이 손상된다
2) 동측 통각이 손상된다
3) 동측 온각이 손상된다
4) 반대측 고유수용성감각이 손상된다
5) 하지보다 상지의 약화가 더 심하다

221

카펫이 없는 실내의 평평한 바닥에서만 수동 휠체어가 독립적인 SCI 환자의 척수손상 수준은?

1) C_4
2) C_5
3) C_6
4) C_7
5) C_8

문제해설

218
- $C_{5\sim6}$: 약간 또는 완전 의존
- $C_{7\sim8}$: 약간 의존
- $T_{1\sim9}$: 완전 독립

답 3)

219 C6 사지마비 환자의 앉기 시 균형유지 방법

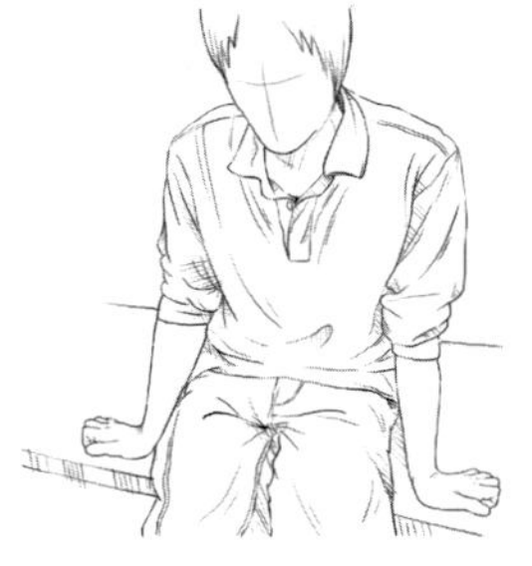

답 3)

220 동측 촉각, 고유수용성감각, 운동 손상/반대측 통증과 온도감각 손상

답 1)

221
- C_5 수준의 휠체어
  - 독립적 전동 휠체어의 사용 및 약간의 수동 휠체어의 사용이 가능함
  - 수동 휠체어의 경우 카펫이 없는 실내의 평평한 바닥에서 운전이 가능함
- C_6 수준의 휠체어
  - 전동 : 모든 지면에서 독립적임
  - 수동 : 실내에서 독립적이지만 실외에서는 의존적임
  - 코팅된 핸드림(hand rim)이 필요함

답 2)

222

브라운 세카르 증후군(Brown-sequard syndrome)의 원인이 되는 부위는?

1) 척수 전체
2) 척수 반쪽
3) 소뇌 전체
4) 소뇌 반쪽
5) 뇌줄기 전체

223

SCI C_7 완전손상 환자인 30대 홍씨는 누워있는 자세에서 갑자기 일으켜 세우면 어지럼증과 오심(nausea)을 호소한다. 홍씨에게 가장 적절한 응급조치는?

1) 가능한 빨리 눕혀 준다
2) 가능한 오래 앉아 있게 한다
3) 가능한 빨리 소변줄을 확인한다
4) 다리를 심장보다 낮게 위치시킨다
5) 몸에 착용한 복대나 스타킹 등을 제거한다

문제해설

222 브라운 세카르 증후군(Brown-sequard syndrome)

- 원인
  - 척수의 절반이 손상된 것으로 일명 브라운 세카르 증후군(Brown-Sequard syndrome)이라고 함
    - 오직 한 쪽만 손상된 경우를 의미함
  - 골절, 관통상, 돌림 손상, 종양 등에 의해 발생됨
- 증상
  - 동측(ipsilateral)
    - 운동조절의 손상과 손상 레벨 이하에서의 강직이 나타남 : 가쪽겉질척수로(lateral corticospinal tract) 손상으로 인해
    - 손상 부위 이하에서 이완(flaccidity)이 나타남 : 'lateral corticospinal tract' 손상으로 인해
    - '촉각/압박/진동/고유수용성' 감각의 상실이 나타남 : 등쪽기둥(dorsal column) 손상으로 인해
  - 반측(contralateral)
    - 반대쪽 손상 레벨 이하에서 '통증과 온도' 감각의 상실이 나타남 : 척수시상로(spinothalamic tracts) 손상으로 인해
- 예후 : 90% 이상의 환자에서 방광 및 대장조절 기능이 회복되고 보행이 가능하게 됨

답 2)

223 기립성 저혈압(Orthostatic hypotension)

- 원인 및 증상 : 누워있는 자세에서 갑자기 일으켜 세우거나, 급히 자세를 바꿀 때 발생함
  - 누운 자세에서 선 자세로 갑자기 자세를 바꿀 경우에 발생됨
  - 복부와 하지의 근 긴장도의 저하로 혈압 저하와 함께 혈액이 한 부분으로 쏠림
  - 어지럼증(dizziness), 오심(nausea), 의식상실 등이 나타남
- 예방 및 응급처지
  - 예방 : 복대(abdominal binder), 다리 붕대(leg wraps), 색전 방지용 스타킹(antiembolism stocking), 약물 등을 사용함
  - 앉기 지구력(sitting tolerance) 및 활동 수준을 향상시킴
  - 재빨리 휠체어를 뒤로 기울이거나 눕혀 증상이 사라질 때까지 유지함 : 등을 기대고 다리를 위로 올린 상태로 유지해야 함

답 1)

224

아급성기 SCI 환자인 40대 남성은 합병증 예방을 위해 스탠딩 프레임(standing frame)과 틸트 테이블(tilt table) 치료를 받고 있다. 매일 하지에 체중을 실어주기 위해 서있기 훈련도 받고 있다면 치료의 목적은 무엇인가?

1) 욕창 예방
2) 경직(spasticity) 예방
3) 기립성저혈압(orthostatic hypotension) 예방
4) 무용성골다공증(osteoporosis of disuse) 예방
5) 자율신경반사부전(autonomic dysreflexia) 예방

225

RIC 스플린트를 특정 환자에게 적용하고자 한다. 적용대상의 기준으로 타당한 것은?

1) 욕창이 없는 환자
2) 손가락 벌림이 정상인 환자
3) 손가락의 사용이 가능한 환자
4) 팔꿉관절의 AROM이 정상인 환자
5) 손목의 근력이 MMT 3+ 이상인 환자

226

건고정(tenodesis) 잡기가 가능한 척수손상 환자의 최소 수준은?

1) C_5
2) C_6
3) C_7
4) C_8
5) T_1

문제해설

224 무용성 골다공증 (Osteoporosis of disuse)
- 원인 및 증상
  - 장골(long bone)에서 주로 발생됨
    - 특히 하지에서 자주 발생함
    - 손상 후 일 년 후 병적 골절로 이어질 수 있음
  - 호발부위
    - femur : supracondylar, 경부(neck), intertrochanter 부위
    - tibia : 몸쪽과 먼쪽
- 예방 및 치료법
  - 스탠딩 프레임(standing frame)과 틸트 테이블(tilt table)을 이용함
  - 매일 서있기 훈련을 실시함
    - 장골(long bone)에 체중지지를 제공함

답 4)

225 RIC 스플린트(splint)
- 적절한 스타일의 선택 및 신체에 잘 맞는 스플린트의 제작이 중요한 요소가 됨
- 손의 자세
  - 손목의 폄, 엄지의 대립, 'web space'의 유지
  - 손가락 관절(MP, PIP)의 자연스런 굽힘의 유지
- 손바닥 형(ventral type)보다는 손등 형(dorsal type)이 더 바람직함
  - 최대의 감각 되먹임(feedback)을 허용하기 때문
- 손목 폄의 근력이 최소 F+(3+) 이상이 될 경우
  - 건고정(tenodesis) 잡기를 위한 스플린트 : 'short opponens splint'가 필요함

답 5)

226
- 건고정(tenodesis) 잡기
  - 손목 폄을 사용하여 손가락 굽힘을 유도하는 잡기
- 수준별 기능
  - C_5 : 팔꿉 굽힘이 가능
  - C_6 : 손목 폄이 가능
  - C_7 : 손목 굽힘이 가능
  - C_8 : 손가락 굽힘이 가능
  - T_1 : 손가락 벌림 및 모음이 가능

답 2)

신경계작업치료Ⅱ

227

아래 기능수준으로 추정 가능한 척수손상수준은?

- 몸치장 : 보조도구 사용하면 독립 또는 약간 도움
- 목욕 : 상체 - 독립, 하체 - 의존
- 서기 : 전체 도움

1) C_5
2) C_6
3) $C_7 \sim C_8$
4) $T_1 \sim T_9$
5) $T_{10} \sim L_1$

228

척수손상 환자인 40세 남성의 독립적인 식사를 위해 빨대와 스포크(spork)가 필요하며, 음식물을 비벼놓아 쉽게 음식물을 섭취할 수 있도록 하였다면 이 남성의 FIM 점수는?

1) 3점
2) 4점
3) 5점
4) 6점
5) 7점

229

Brown sequard syndrome 대한 설명으로 옳은 것은?

1) 척수의 중심부 손상이다
2) 상지보다 하지의 기능이 더 좋다
3) 손상된 쪽의 통증감각이 정상이다
4) 손상된 쪽의 온도감각이 정상이다
5) 손상된 쪽의 진동감각이 정상이다

문제해설

227 몸치장(Grooming)

- C_5 : 약간 도움~전체 도움
- $C_7 \sim C_8$: 보조도구없이 독립가능하다.

답 2)

228 FIM의 독립적 식사

- 7점 : 완전 독립(complete independent)
  - 접시의 음식을 떠먹기, 컵으로 마시기 등을 식탁(또는 밥상)에서 일반적인 식사 방식으로 수행할 수 있음
  - 스푼, 포크를 사용하여 음식을 입으로 가져가고, 씹으며, 삼킴
- 6점 : 부분(또는 변형된) 독립(modified independent)
  - 보조기구가 필요함(빨대, 스포크(spork), rocking knife 등)
  - 평소보다 긴 식사 시간이 필요하거나 먹기 쉽게 만든 음식(또는 비벼놓은 음식 등)이 필요함
  - 안전에 대한 고려가 있어야 함
  - 비경구적 투여 또는 위 절개 후 음식투여(parenteral or gastrostomy feeding) 등 영양섭취를 다른 방식에 의존하고 있는 환자
  - 스스로 음식을 섭취할 수 있음

답 4)

229 해설내용 참조

답 4)

230

교통사고로 'Brown-sequard syndrome' 진단을 받은 20대 김○○씨는 현재 보행이 가능하지만 운동장애와 감각장애가 심각하다. 왼쪽 하지에 운동마비가 나타나는 김 씨에게 예상되는 문제로 가장 타당한 것은?

1) 오른쪽 하지의 촉각이 상실됨
2) 오른쪽 하지의 압박감이 상실됨
3) 오른쪽 하지의 온도감각이 상실됨
4) 오른쪽 하지의 진동감각이 상실됨
5) 오른쪽 하지의 고유수용성감각이 상실됨

문제해설

230 해설내용 참조

답 3)

브라운 세카르 증후군(Brown-Sequard Syndrome)

Explanation

1. 원인

1) 척수의 절반이 손상된 것으로 일명 브라운 세카르 증후군(Brown-Sequard syndrome)이라고 함
   • 오직 한 쪽만 손상된 경우를 의미함
2) 골절, 관통상, 돌림 손상, 종양 등에 의해 발생됨

2. 증상

1) **동측**(ipsilateral)
   (1) 운동조절의 손상과 손상 레벨 이하에서의 강직이 나타남
      • 가쪽겉질척수로(lateral corticospinal tract) 손상으로 인해
   (2) 손상 부위 이하에서 이완(flaccidity)이 나타남
      • lateral corticospinal tract 손상으로 인해
   (3) 촉각, 압박, 진동, 고유수용성 감각의 상실이 나타남
      • 등쪽기둥(dorsal column) 손상으로 인해
2) **반측**(contralateral)
   (1) 반대쪽 손상 레벨 이하에서 '통증과 온도' 감각의 상실이 나타남
      • 척수시상로(spinothalamic tracts) 손상으로 인해

3. 예후

• 90% 이상의 환자에서 방광 및 대장조절 기능이 회복되고 보행이 가능하게 됨

231

정상적인 폐활량과 호흡기능을 기대할 수 있는 최소 수준은?

1) C_4
2) C_7
3) T_1
4) T_6
5) T_{10}

232

나이프 사용을 제외하고, 먹기의 완전 독립이 가능한 최소 수준은?

1) C_6
2) C_7
3) C_8
4) T_1
5) T_{10}

233

위팔세갈래근육반사 검사의 목적은?

1) C_3 검사
2) C_4 검사
3) C_5 검사
4) C_6 검사
5) C_7 검사

234

피부신경분포를 보여주는 피부분절(dermatome) 중 배꼽 부분에 해당하는 것은?

1) T_4
2) T_6
3) T_8
4) T_{10}
5) L_2

문제해설

231 갈비사이근이 회복되는 수준은 T_{10}부터이다.

답 5)

232 C_6

- 먹기 : 음식자르기를 제외하고 완전 독립
- 몸치장 : 약간의 보조
- 옷입기 : 상지는 독립적
- 목욕 : 상지는 독립적

답 1)

233
- 위팔두갈래근육 반사 Biceps reflex, C_5
- 위팔노근 반사 Brachioradialis reflex, C_6
- 위팔세갈래근육 반사 Triceps reflex, C_6
- 무릎 반사 Knee reflex, L_4
- 발목 반사 Ankle reflex, S_1

답 5)

234 피부분절

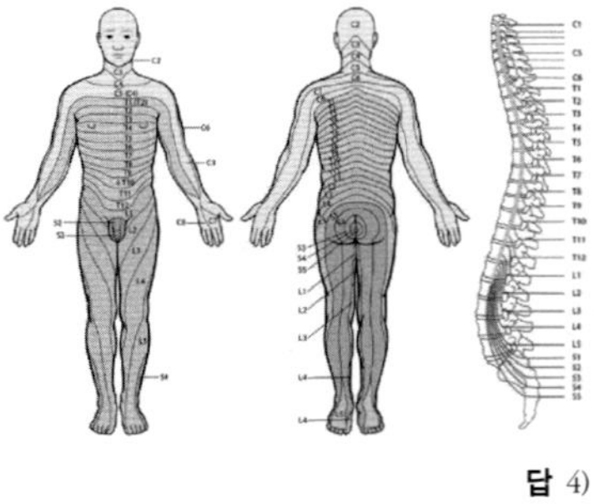

답 4)

235

다음 척수손상 환자의 ASIA Scale로 적절한 것은?

- 기능적 손가락 대립(functional opposition) 가능
- 엄지 모음(thumb adduction)어려움으로 측면 잡기(lateral pinch) 근력 약화
- 항문괄약근 수축이 관찰되지 않음
- 대·소변에 대한 감각이 없음

1) C_7(ASIA E)
2) C_7(ASIA A)
3) C_8(ASIA A)
4) T_1(ASIA E)
5) T_1(ASIA A)

236

척수의 기능 중 한 쪽의 촉각, 압박, 진동, 고유수용성 감각이 손상되는 문제와 손상된 신경로는?

1) 중심성 척수 증후군, Dorsal columns
2) 전척수 증후군, Lateral corticospinal tracts
3) Brown sequard syndrome, Dorsal columns
4) 중심성 척수 증후군, Lateral corticospinal tracts
5) Brown sequard syndrome, Lateral spinothalamic tracts

문제해설

235 기능적 손가락 대립(functional opposition)으로 보아 thumb & finger flexion (C7~8)이 사용이 가능하며, thumb adduction (T1)어려움으로 보아 손상레벨은 T1으로 확인됨. 항문괄약근 수축이 없고 대·소변의 감은 느끼지 못하므로 운동과 감각 소실되어 완전손상. 따라서 T1에 ASIA A로 판단됨

답 2)

236 Brown sequard syndrome

원인	• 척수의 한 쪽 절반이 손상된 것으로 일명 'central cord syndrome'이라고도 함 – 오직 한쪽만 손상된 경우 • 골절, 관통상, 돌림 손상, 종양 등에 의해 발생됨
증상	• 동측(ipsilateral) – 운동조절의 상실(부전마비)과 손상레벨 이하에서의 강직이 나타남 ◦ 'lateral corticospinal tract' 손상으로 인해 – 손상 부위 이하에서 이완(flaccidity)이 나타남 ◦ 'lateral corticospinal tract' 손상으로 인해 – '촉각/압박/진동/고유수용성' 감각의 상실이 나타남 ◦ 'dorsal column' 손상으로 인해 • 반측(contralateral) – 반대쪽 손상 레벨 이하에서 '통증과 온도' 감각의 상실이 나타남 ◦ 'spinothalamic tracts' 손상으로 인해
예후	90% 이상의 환자에서 방광 및 대장 조절 기능이 회복되고 보행이 가능하게 됨

답 3)

신경계작업치료 Ⅱ

237

척수손상 환자의 경직(spasticity) 양상을 올바르게 설명한 것은?

1) 초기에 경직이 최고조이며 점차 낮아진다
2) 경직의 증가 없이 초기의 이완 상태가 지속된다
3) 손상 후 1년 동안은 경직이 없으며 1년 후 점차 증가된다
4) 손상 후 6개월 동안 점진적으로 증가한 후 고원기에 이른다
5) 초기에는 이완 상태이며, 점차 경직이 증가된 후 경직을 이겨내는 자발적 움직임이 나타난다

238

척수손상 환자에게 나타나는 합병증 중 방광의 팽창이 원인이 되어 나타나는 것은?

1) 욕창
2) 척추 쇼크
3) 이소성 골화
4) 기립성 저혈압
5) 자율신경반사부전

239

초기 C_5 척수손상 환자에게 유용한 보조도구는?

1) mouth stick
2) tenodesis splint
3) flexor hinge splint
4) ball-bearing feeder
5) wrist driven wrist-hand orthosis

문제해설

237 SCI 환자의 경직(Spasticity)

원인 및 증상	• 상위 신경(higher center)의 억제 부족으로 인해 근육이 불수의적으로 수축하는 것 • 첫 6개월 동안 점진적인 증가하며, 발병 후 1년이 되면 고원기(plateau)에 이르게 됨
예방 및 관리	• 적당한 경직은 오히려 유익할 수 있음 – 근육의 크기 유지, 침대 및 휠체어 이동에 도움이 됨 • 구축(contracture)이 발생하므로 침상자세(positioning)가 중요함 • 심한 경우 신경차단, 절개, 주사 등의 처치가 필요함

답 4)

238 자율신경반사부전 (Autonomic dysreflexia)

• 원인 및 증상
  – 척수손상 레벨이 'T_4~T_6' 이상(above)일 경우에 나타남
  – 어떤 자극에 대해 자율신경계의 반사적 작용(reflex action)이 나타나는 것
  – 방광의 팽창, 분변 덩어리(fecal mass), 직장의 활동(manipulation), 방광 변성(irritation), 온도 및 통증에 의한 자극, 내장 팽창(distension) 등이 원인이 됨
  – 두통, 짜증(anxiety), 발한(perspiration), 홍조(flushing), 오한(chill), 코막힘(nasal congestion), 돌발 고혈압(paroxysmal hypertension), 서맥(bradycardia) 등이 나타남
• 예방 및 응급처치
  – 환자를 재빨리 기립자세(upright position)로 만들어줌
  – 탄력 붕대, 복대 등을 제거함
  – 소변 배출을 확인함
  – 혈압을 수시로 체크함

답 5)

239 경수 5번(C_5) 팔다리마비 환자가 초기에는 이 수준의 환자의 핵심근육(key muscle)인 세모근(삼각근, deltoids)과 위팔두갈래근(상완이두근, biceps)이 약하기 때문에 팔은 지지가 필요하다. 베어링식사장비(ballbearing feeder)라고도 불리는 이동성 팔 지지대는 의자차에 장착할 수 있는 기계적 장비이다.

답 4)

240

취기 기능이 없는 척수손상 환자인 30대 남성은 RIC 스플린트를 사용하고자 한다. 이 남성에게 필요한 최소 근력(MMT)은?

1) 손목 폄 3
2) 손목 폄 3+
3) 손목 폄 4
4) 손목 굽힘 3+
5) 손목 굽힘 4

241

56세 남자는 1m 높이에서 추락 후 전신마비가 발생하여 응급실에 내원하였다. MRI 검사로 경추 6번과 7번이 탈골되었음을 알았다. 이 환자의 급성기 작업치료로 적절하지 않은 것은 무엇인가?

1) 환자에게 깊은 호흡운동을 실시한다
2) 상지의 올바른 자세를 수시로 만들어준다
3) 척추와 목의 관절가동범위 운동을 실시한다
4) 손에 스플린트를 적용해 자세유지를 도와준다
5) 보호자에게 2시간에 1번씩 자세변화에 대해 교육한다

242

다음 척수손상 환자의 ASIA Scale로 적절한 것은?

- 힘줄고정술 잡기(tenodesis grip)가능
- 팔꿈치 잠금(elbow locking)사용
- 항문괄약근 수축이 관찰되지 않음
- 대변에 대한 감각이 있음

1) C_5(ASIA A)
2) C_6(ASIA B)
3) C_6(ASIA C)
4) C_7(ASIA A)
5) C_7(ASIA B)

문제해설

240 RIC 스플린트
- 손바닥 형(ventral type)보다는 손등형(dorsal type)이 더 바람직함
- 최대의 감각 되먹임(feedback)을 허용하기 때문
  - 손목 폄의 근력이 최소 F+(3+) 이상이 될 경우에 적용함
- 건고정(tenodesis) 잡기를 위한 스플린트
  - 'short opponens splint'가 필요함

답 2)

241
- 이 환자는 척수손상으로 급성기 작업치료에 대한 내용이다.
- 척추와 목의 관절가동 운동은 피하도록 한다. 이시기는 부동의 시기로 절대 안정시기, 견인 시기 또는 보조기 착용한다. 척추와 목에 굴곡, 회전, 신전이 금지된다.

답 3)

242 tenodesis grip으로 보아 wrist extensor (C_6)사용이 가능하며, elbow locking사용으로 보아 elbow extensor(C_7)사용이 어려움. 항문괄약근 수축이 없어 운동은 잔존하지 않고 대변의 감은 느끼므로 감각은 잔존한다. 따라서 C_6에 ASIA B로 판단된다.

답 2)

신경계작업치료 II

243

다음의 기능적 결과가 예상되는 척수손상 수준은?

- 객담을 배출하기 위한 보조가 필요하다
- 높이가 같을 경우 독립적인 침대-휠체어 이동이 가능하다
- 가벼운 식사준비나 가사일을 독립적으로 수행할 수 있다

1) C_5
2) C_6
3) C_7
4) T_1
5) T_{10}

244

SCI C5 완전손상 환자의 ADL 보조도구로 가장 적절한 보조도구는?

1) RIC splint
2) finger splint
3) short thumb spica
4) resting hand splint
5) long opponens splint

245

SCI C4 완전손상 환자에게 기대되는 기능적 결과로 타당한 것은?

1) 글씨쓰기가 가능하다
2) 컴퓨터의 사용이 가능하다
3) 독립적인 식사가 가능하다
4) 상의 옷 입기와 벗기가 가능하다
5) 수동 휠체어의 실내 사용이 가능하다

문제해설

243 독립적으로 객담을 배출하기 위해서는 갈비뼈 사이근과 복근이 회복되어야 한다.

답 3)

244 SCI C5 완전손상 환자의 ADL

- 식사(준비는 의존적)
  - 적절한 컵이나 빨대로 독립적인 마시기(drink)가 가능함
  - 보조도구를 이용한 독립적 식사(utensil feeding)가 가능함
- 독립적 글씨쓰기(handwriting) 및 타이핑(typing)
  - 보조도구(long ponens splint 등)를 착용시켜주면(setting) 수행이 가능함
- 고도의 기술을 지닌 장비를 통해 독립적 이동이 가능함
- 독립적 전동 휠체어의 사용 및 약간의 수동 휠체어의 사용이 가능함
  - 수동 휠체어 : 카펫이 없는 실내의 평평한 바닥에서 운전이 가능함
- 필요한 장비 : 'long opponens splint (또는 cock-up splint)'

답 5)

245 기대되는 기능적 결과 (functional outcomes)

레벨 (level)	기능적 결과
$C_{3\sim4}$	• 독립적인 호흡이 가능함 • 어깨뼈의 올림(scapular elevation)이 가능함 • 전동 휠체어 : 턱이나 호흡으로 조절하여 사용함 • 의사소통 : 마우스 스틱(mouthstick), ECU 등을 이용해 컴퓨터를 사용함

답 2)

246

'cauda equina syndrome'의 대표적 증상으로 가장 타당한 것은?

1) 상지의 근력 약화
2) 진동 감각의 상실
3) 온도 감각의 상실
4) 대소변 조절의 어려움
5) 한 쪽 하지의 운동기능 상실

247

척수손상 환자인 40대 남성은 매일 틸트(tilt) 테이블을 이용해 서 있기 훈련을 하고 있다. 어떤 문제를 예방하기 위한 중재인가?

1) HO 예방
2) 경직 예방
3) 욕창 예방
4) 무용성 골다공증 예방
5) 자율신경반사부전 예방

248

다음 중 C_4 척수손상자에게 가장 적절한 중재는?

1) 리쳐
2) 변기 높임 좌석
3) 등받이가 젖혀지는 샤워의자
4) 변형된 핸드림의 수동휠체어
5) 단추끼우기 보조기구(button hook)

문제해설

246 Cauda equina syndrome

원인	• 직접적인 척수손상보다는 말초신경 손상의 원인이 더 큼 • 척추관내 요천추 신경근의 손상으로 척수로 인한 증후군은 아님
증상	• 무반사(areflexia)가 발생되는 것이 특징 – 방광, 장, 하지 등에 나타남 • 장, 방광, 항문 주위, 하지로 가는 모든 말초신경의 기능이 소실됨 – 모든 반사기능이 소실됨 • 대소변 조절이 어려움 • 'deep tendon reflex'의 감소 • 교감신경계 기능의 손상 – 혈관수축 감소, 혈압 저하, 느린 심박동수, 손상 레벨 이하에서의 발한작용 소실 등이 나타남
예후	• 척수손상과 달리 완전마비일지라도 신경근의 기능회복을 기대할 수 있음 – 회복이 빠르고 예후도 좋음 • 'spinal shock' 기간이 있음 – 손상 후 24시간에서 6주 사이

답 4)

247 무용성 골다공증 (Osteoporosis of disuse)

원인 및 증상	• 장골(long bone)에서 주로 발생됨 – 특히 하지에서 자주 발생함 – 손상 후 일 년 후 병적 골절로 이어질 수 있음 • 호발부위 – femur : supracondylar, neck, intertrochanter 부위 – tibia : 몸쪽과 먼쪽
예방 및 치료법	• 스탠딩 프레임(standing frame)과 틸트 테이블(tilt table)을 이용함 • 매일 서있기 훈련을 실시함 – 장골(long bone)에 체중지지를 제공함

답 4)

248 C_4 레벨의 척수손상자는 목 굽힘, 폄, 돌림; 어깨뼈 올림, 흡기 가능. 일반적으로 수동휠체어의 제한된 추진은 C_5, 단추끼우기 보조기구는 C_6, 리쳐는 C_7 이하, 높아진 변기 좌석은 T level 이하에 적용함

답 3)

249

불완전 척수손상 환자의 ASIA 스케일 중 'C 등급'이 의미하는 것은?

1) 운동과 감각 기능이 좋다
2) 신경학적 수준이하의 감각 기능이 없다
3) 신경학적 수준(level)이하의 운동 기능이 존재한다
4) 신경학적 수준(level)이하의 운동과 감각 기능이 모두 존재한다
5) 신경학적 수준(level)이하의 주요 근육들의 근력이 '3(F)' 미만이다

250

40대 여성은 불완전 척수 손상 환자이다. 척수가 좌상(laceration)으로 인해 절반정도가 손상되었다. 예상되는 이 여성의 증상으로 거리가 먼 것은?

1) 골절, 관통상도 원인이 될 수 있다
2) 운동과 감각 기능이 완전히 손상되지 않는다
3) 손상된 쪽의 통증과 온도 감각이 손상되지 않는다
4) 손상된 쪽의 촉각, 압박, 고유수용성 감각이 손상된다
5) 보통 대장기능은 회복되지만 대부분 보행은 불가능하게 된다

251

척수손상 환자인 홍길동씨는 일반적인 지역에서 적절한 시간 내에 휠체어를 밀고 나아갈 수 있지만, 좁은 코너에서는 최소의 도움이 필요하다. 경우에 따라서는 언어적 격려와 도움이 필요하다. 홍길동씨의 MBI 점수는?

1) 1점
2) 2점
3) 4점
4) 8점
5) 12점

문제해설

249 ASIA 스케일 등급
- A : 완전 손상
- B : 감각(sensation)
- C : 운동(motor) – 3 미만
- D : 운동(motor) – 3 이상
- E : 운동 및 감각

답 5)

250 90% 정도의 'Brown-sequard syndrome' 환자들이 대장기증의 회복과 보행을 할 수 있게 된다.

답 5)

251
- MBI의 최소도움 수준이다.
- 다음은 MBI의 보행 및 휠체어 한목의 점수이다.

항목(item)	보행	또는 휠체어
1. 수행 못함	0	0
2. 최대의 도움	3	1
3. 중도의 도움	8	3
4. 최소의 도움	12	4

답 3)

252

척수손상 환자인 40대 남성의 엉덩관절에 부종(swelling), 따뜻함(warmth), ROM제한 등이 나타나고 있다. 치료방법으로 가장 거리가 먼 것은?

1) ROM 운동이 요구된다
2) 수술이 필요할 수도 있다
3) 대칭적인 골반자세를 유지한다
4) 압박붕대를 이용한 압박이 필요하다
5) 칼슘 수치를 낮추는 약물이 필요하다

253

완전 척수손상 환자의 기립성 저혈압을 예방하기 위한 방법으로 적절한 것은?

1) 휠체어 등받이를 30~60°로 유지해둔다
2) 하지의 운동을 근력을 강화한다
3) 전동휠체어를 사용해 활동을 최소화 한다
4) 압박스타킹을 신는다
5) 휠체어에서 항상 발을 앞으로 뻗게 한다

254

척수손상환자의 감각평가에 대한 설명은?

1) 좌우 중 한쪽만 평가해도 된다
2) 완전손상환자의 경우 통각만 평가해도 된다
3) 불완전손상환자의 경우 촉각만 평가해도 된다
4) 반드시 통각과 온도감각을 먼저 검사해야 한다
5) 반드시 촉각과 고유수용성감각을 먼저 검사해야 한다

문제해설

252 HO이며, 칼슘 수치를 낮추는 약물, ROM 유지, 대칭적 자세 등이 필요하다.

답 4)

253 완전 척수손상 환자의 기립성 저혈압 예방을 위해 압박스타킹 사용이 가장 적절하다.

답 4)

254
- 좌우로 다른 결과가 나올 수 있으므로 양쪽을 검사한다.
- 불완전 손상 또는 알 수 없는 병변의 환자는 다양한 감각 양식을 검사하기 위해 적어도 하나의 통각 또는 온각 검사를 포함하여 촉각, 진동 또는 고유감각 중 하나는 측정해야 한다.

답 2)

255

양 다리에 운동에 장애가 심하게 나타나는 마비를 의미하는 용어는?

1) diplegia
2) triplegia
3) monoplegia
4) hemiplegia
5) quadriplegia

256

ASIA 스케일(American Spinal Injury Association Impaired Scale) D등급의 기준으로 옳은 것은?

1) 완전손상일 경우
2) 손상된 신경학적 수준 이하에 감각 기능만 있을 경우
3) 손상된 신경학적 수준 이하의 주요 근육들의 MMT 3 미만일 경우
4) 손상된 신경학적 수준 이하의 주요 근육들의 MMT 3 이상일 경우
5) 손상된 신경학적 수준 이하에 운동과 감각 기능이 전혀 없을 경우

문제해설

255
- 단마비(monoplegia) : 사지 중 한 곳에만 운동장애가 나타남, 일반적으로 경미함, 시간 경과에 따라 운동장애가 회복될 수도 있음
- 양하지마비(diplegia) : 양 다리에 운동장애가 심하게 나타남, 상지에는 보통 경한 운동장애가 나타남, 주요 원인 : 외실주변의 백색연화증(periventricular leukomalacia), 주변의 뇌조직의 괴사
- 편마비(hemiplegia) : 편측 팔·다리의 운동장애 및 감각장애가 나타남, 주로 팔이 다리보다 기능손상이 심함, 주로 굽힘 패턴이 우세하게 나타남, 성장하면서 편측을 사용하지 않을 경우– 상하지의 근골격 발육이 지연될 수 있음
- 삼지마비(triplegia) : 흔하지 않은 형태, 주로사지 중 양 다리와 한쪽 팔에 운동장애가 나타남
- 사지마비(quadriplegia) : 가장 흔한 형태임, 무정위형, 저긴장형, 실조형 뇌성마비가 해당됨, 사지에 운동장애가 나타남, 다리나 발에서 비정상적인 근긴장도가 나타남–불수의적 움직임이 상지보다 심한 경우가 많음, 안면과 구강 근육들의 기능이 약함–연하곤란과 언어장애를 동반하기도 함, 대부분 일상생활동작의 수행이 어려움

답 1)

256 해설내용 참조

답 4)

257

불완전 척수손상 환자인 20대 K씨는 손상된 수준(level) 이하에서 운동(motor) 기능이 존재한다. 손상된 신경학적 수준 이하의 주요 근육들 대부분이 MMT '3' 이상이다. K씨의 ASIA('American Spinal Injury Association' impaired)은?

1) A
2) B
3) C
4) D
5) E

문제해설

257 해설내용 참조

답 4)

258

척수손상 환자인 30대 남성은 손상된 신경학적 수준(level) 이하의 주요(key) 근육들 대부분이 MMT 3 이상이다. 해당하는 ASIA 스케일(American Spinal Injury Association impaired scale)은?

1) A
2) B
3) C
4) D
5) E

258 해설내용 참조

답 4)

Explanation ASIA 스케일('American Spinal Injury Association' impaired scale)

ASIA impairment scale	내용
A	• 완전 손상을 의미 • 운동과 감각 기능이 전혀 없음($S_{4\sim5}$는 잔존)
B	• 불완전 손상을 의미 • 손상된 신경학적 수준(level) 이하의 감각(sensation) 기능이 존재($S_{4\sim5}$ 포함)
C	• 불완전 손상을 의미 • 손상된 신경학적 수준(level) 이하의 운동(motor) 기능이 존재함 • 손상된 신경학적 수준(level) 이하의 주요(key) 근육들 대부분이 근력 등급 '3' 미만인 경우
D	• 불완전 손상을 의미 • 손상된 신경학적 수준(level) 이하의 운동(motor) 기능이 존재함 • 손상된 신경학적 수준(level) 이하의 주요(key) 근육들 대부분이 근력 등급 '3' 또는 '3' 이상인 경우
E	• 운동과 감각 기능이 모두 정상

259

다음 사례의 중재가 적합한 척수손상 수준은?

> 20대 홍씨는 어깨뼈의 앞당김과 내림 및 어깨관절 가쪽돌림을 이용해 앉은 자세에서 균형잡기 훈련을 실시하였다

1) C_5
2) C_6
3) C_7
4) C_8
5) T_1

260

다음 보기의 설명에 해당하는 척수손상 증후군은?

> • 감각손상, 하지근육, 방광과 결장 마비
> • 근육의 과긴장과 과반사는 없음
> • 예후가 좋으나 감각과 운동소실의 형태가 매우 다양하며 비대칭적임

1) 말총 증후군
2) 앞척수 증후군
3) 척수원뿔 증후군
4) 중앙척수 증후군
5) 브라운세카르 증후군

261

완전 척수손상환자가 갑자기 얼굴이 붉어지고 식은땀을 흘리며 의식은 유지하고 있다. 즉각적으로 필요한 조치는?

1) 누워서 휴식을 취하게 한다
2) 소변을 배출하게 하고 혈압을 체크한다
3) 심장 마사지를 실시한다
4) 호흡 운동을 실시하여 안정한다
5) 급히 관절압박을 실시한다

문제해설

259 C_6 – 위팔세갈래근의 근력이 기능적이지 못하므로 어깨뼈 앞당김과 내림, 어깨관절 가쪽돌림을 이용하려 팔꿈치를 고정해서 앉은 자세를 유지한다.

답 2)

260
• 앞척수 증후군
- 손상수준의 하위운동신경원증후군, 온도, 통각, 비분별성 촉각소실
- 고유감각은 손상 없음
• 척수원뿔 증후군
- 하위척수원뿔손상 : 무반사성 방광, 직장, 하지의 이완성마비
- 상위척수원뿔손상 : 과민성 방광, 직장
• 중앙척수 증후군
- 노인층의 퇴행성변성 목뼈의 과폄손상으로 유발 목척수운동신경로가 중심부에 위치하여 상지 기능소실이 심하고 하지 근력과 감각은 손상이 적음
- 초기는 양측성 통각, 온도감각 소실, 상위운동신경증후군
• 브라운세카르 증후군
- 같은 쪽 손상수준 하위운동신경원증후군, 같은 쪽 촉각, 자세, 진동감각 소실, 반대쪽 통각, 온도감각 소실

답 1)

261 완전 척수손상 환자의 경우 규칙적으로 소변을 배출과 음식 섭취량 조절이 필요하나 이를 지치지 않아 방광에 소변이 차있는 경우 자율신경 과반사로 인해 혈압이 상승하고 관련 증상이 나타난다. 혈압상승의 뇌출혈까지 유발할 수 있으므로 빠르게 소변을 제거해야 한다.

답 2)

262

CIC(clean intermittent catheterization)의 필수 준비물로 옳은 것은?

1) 카테터
2) 고무줄
3) 로션
4) 받침대
5) 붕대

263

뇌졸중 환자인 60대 남성은 큰 잡기(gross grasp)이용해 공을 잡을 수 있으며, 갈고리(hook) 잡기 형태도 가능하다. 하지만 공을 놓기는 불가능한 상태이다. 이 남성의 손은 'Brunnstrom stage' 몇 단계에 해당하는가?

1) 1단계
2) 2단계
3) 3단계
4) 4단계
5) 5단계

문제해설

262 준비물

카테터, 비누와 물, 타월과 종이 티슈, 윤활제(Lubrifax)나 K-Y Gel, 앉아서 CIC를 시행한다면 소변 양 측정 컨테이너(통)

답 1)

263 해설내용 참조

답 3)

브론스트롬 단계

Explanation

단계	손(hand)
1	• 손의 기능이 전혀 없음
2	• 큰 잡기(gross grasp)가 시작됨 : 최소의 손가락 굽힘을 이용한 잡기
3	• 큰 잡기(gross grasp) 및 갈고리(hook) 잡기가 가능해짐 : 놓기는 불가능함
4	• 큰 잡기(gross grasp)가 존재함 • 측면 쥐기(lateral prehension)의 발달이 이루어짐 • 약간의 손가락 폄(extension) 및 엄지(thumb)의 움직임이 가능함
5	• 손바닥 쥐기(palmar prehension), 구형 쥐기(spherical grasp), 원통형 쥐기(cylindrical grasp), 그리고 놓기(release)가 가능함
6	• 모든 종류의 쥐기가 가능함 • 각각의 손가락 움직임이 가능함 • 수의적 폄 시 완전한 ROM이 가능함

264

척수손상 수준 중 RIC 스플린트(tenodesis' splint)를 사용할 수 있는 최소 레벨은?

1) C4
2) C5
3) C6
4) C7
5) C8

문제해설

264 해설내용 참조

답 3)

SCI 환자의 기능적 수준

Explanation

• 건고정 잡기(tenodesis grasp)이 시작되는 수준은 C_6이며, 사용 기준은 MMT 3+ 이상이다.

레벨(level)	기능적 결과
C_6	• 식사 – 자르기(cutting)를 제외한 모든 면에서 독립적임 – 보조도구의 사용 또는 사용 없음 • 이동(transfer) – 평평한 곳 : 약간의 도움으로 또는 독립적인 이동이 가능함 – 평평하지 않은 곳(uneven) : 의존적임 • 옷 입기 – 상지는 독립적이지만, 하지는 의존적임 – 'loop, dressing stick, button hook, velcro closure' 등이 필요함 • 치장(grooming) – 약간의 도움 또는 독립적임 – 'U-cuff', 변형된 핸들 등을 사용함 • 목욕 – 상체는 독립적이지만, 하체는 의존적임 – 'bench, chair' 등을 사용함 • 휠체어 – 전동 : 모든 지면에서 독립적임 – 수동 : 실내에서 독립적이지만 실외에서는 의존적임 – 코팅된 핸드림(hand rim)이 필요함 • 의사소통 : 보조도구를 사용하므로 독립적임 • typing aid, telephone holder, page turner' 등을 사용함 • 'tenodesis 스플린트(RIC 스플린트)'의 사용이 가능함 • 테노데시스(tenodesis)잡기가 가능함 • 운전이 독립적임(리프트 달린 밴 등의 보조 장치 필요) • 대·소변 관리하기(bladder and bowel) : 약간 또는 완전 의존적임

265

급성기 SCI 환자의 중재방법으로 옳은 것은?

1) 적극적인 재활이 필요한 시기이다
2) 보조도구의 착용을 피하는 시기이다
3) 체중이동을 연습하고 휠체어 작동을 훈련한다
4) 욕창예방을 위해 최소 3시간에 한 번씩 자세를 바꿔준다
5) 어깨관절은 80° 벌림(abduction)과 바깥돌림(external rotation)을 유지한다

266

진단명 'SCI C_6 ASIA B'를 통해 알 수 있는 내용으로 타당한 것은?

1) 경수 6번의 운동 기능이 손상되었다
2) 경수 8번까지 운동 기능이 남아있다
3) 경수 8번 수준의 감각 기능이 남아있다
4) 경수 7번의 운동 기능이 50% 남아있다
5) 경수 6번의 운동 및 감각 기능이 온전하다

문제해설

265
- 적극적 재활이 필요한 시기는 재활기이다.
- 부동을 위해 보조기가 필요하다.
- 욕창예방을 위해 침상에서 최소 2시간에 한 번씩 자세를 바꿔준다.

답 5)

266 C6란 경수부분 중 6번째 신경(척추 신경)부분까지 완전함을 의미한다. 경수 7번 이하(C7부터 S5까지)로 신경학적 기능이 없음을 의미한다.

답 5)

신경계작업치료 II

2024 OCCUPATIONAL THERAPY

2

C·H·A·P·T·E·R

외상성 뇌 손상
(TBI : traumatic brain injury)

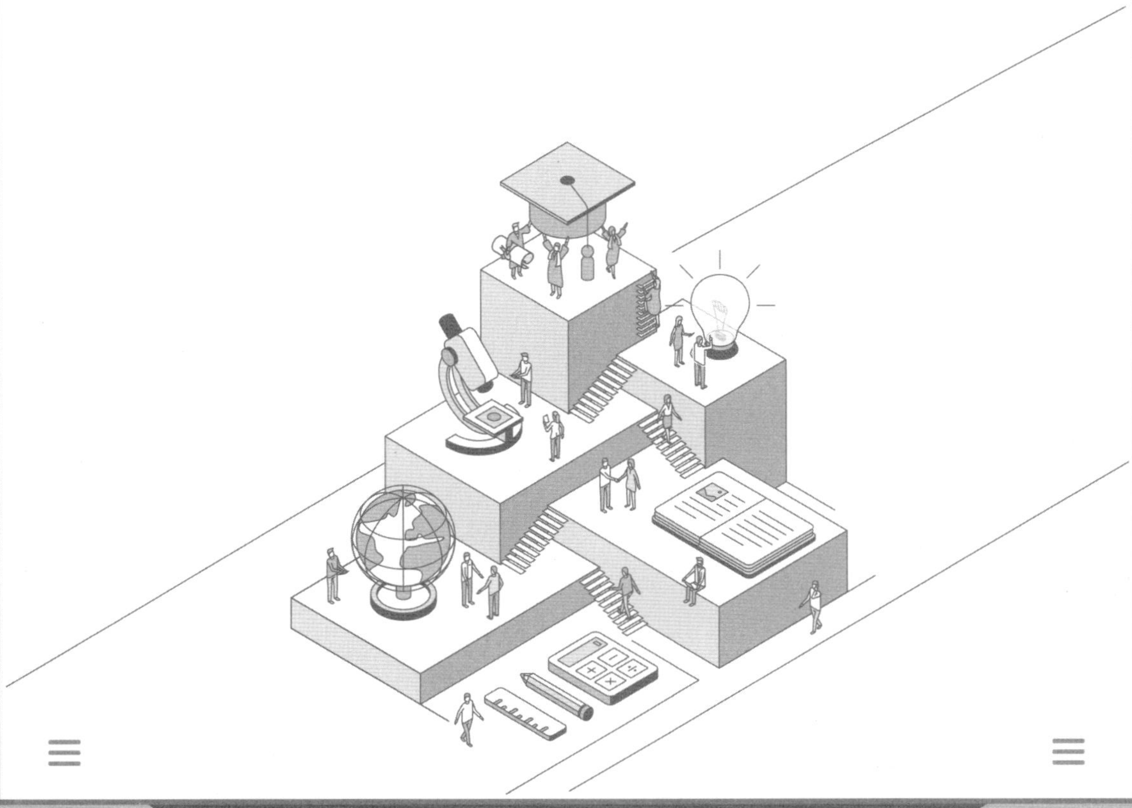

2024 OCCUPATIONAL THERAPY

예·상·문·제·풀·이

01

Glasgow Coam Sclae 점수가 적은 것부터 나열된 것은?

1) 눈뜨기 → 언어반응 → 운동반응
2) 눈뜨기 → 운동반응 → 언어반응
3) 언어반응 → 운동반응 → 눈뜨기
4) 운동반응 → 언어반응 → 눈뜨기
5) 언어반응 → 눈뜨기 → 운동반응

02

환자가 자주 다녀온 병원내의 편의점을 찾지 못하는 것은 어떤 능력의 문제 때문인가?

1) 실행력
2) 공간관계성
3) 좌－우 구별
4) 지리적 지남력
5) 전경배경구별장애

03

다음 내용은 알렌 치매인지 수준의 사례이다. 이 단계에 해당하는 집단은?

- 조작행동단계이다.
- 활동에 흥미를 보이며 물건 조작이 가능한 수준이다.
- 보호자 관찰이 요망된다.

1) 과제집단
2) 협력집단
3) 성숙집단
4) 1 : 1 개별접근
5) 자기 중심적 협력집단

문제해설

01 Glasgow Coma Sclale

- 눈뜨기 : 4점
- 언어반응 : 5점
- 운동반응 : 6점

답 1)

02 자주 다녀온 병원내 편의점을 찾아는 것은 장소와 물체의 장소까지의 환경과 경로를 인식하는 지리적 지남력(topographic orientation) 능력이 필요한 활동이다.

답 4)

03 위 단계는 알렌 인지수준 3단계에 대한 내용으로 적합한 집단활동은 평행집단과 과제집단이 있으며 간단한 요리, 쌓기활동, 비눗방울 등의 활동을 할 수 있다.

답 1)

04

다음은 GCS(Glos Coma Scale)평가 결과이다. 빈칸에 들어갈 점수와 환자의 점수－반응으로 옳은 것은?

	점수	반응
눈 뜨기	4	눈을 뜬 상태로 병실에 들어왔고, 스스로 눈을 감았다 뜨는 모습을 관찰함
언어반응	5	보호자에게 환자의 이름을 물었을 때 자신의 이름을 듣고 보호자와 치료사를 응시하는 것을 관찰함
운동반응	(　　　)	(　　　　　　　　　　)
결과	moderate	

1) 3점－통증에 대해 폄 반사가 나타남
2) 4점－통증에 대해 폄 반사가 나타남
3) 3점－통증에 대해 굽힘 반사가 나타남
4) 4점－통증에 대해 굽힘 반사가 나타남
5) 5점－통증에 대해 정확한 반응을 나타냄

05

다음 보기에서 설명하는 Glasgow Coma Scale 점수의 총점은?

- 눈 뜨기 : 꼬집을 때 눈을 뜬다
- 운동반응 : 통증에 대하여 적절하지 않게 몸을 구부린다
- 언어반응 : 소리를 내지만 이해를 할 수 없는 용어를 사용한다

1) 5점
2) 6점
3) 7점
4) 8점
5) 9점

문제해설

04 GCS 등급이 moderate하기 위해서는 3영역의 총점이 8～12점이어야 한다. 그렇기 때문에 운동반응에서는 최소 3점 이하의 점수가 나와야 하며, 운동반응 검사 시 3점이 나오기 위해서는 통증에 대해 굽힘 반사가 나타나야 한다.

답 3)

05 해설내용 참조

답 3)

06

Glasgow Coma Sclae에 대한 설명으로 옳은 것은?

1) 최대 점수는 5점이다
2) 최소 점수는 0점이다
3) 운동반응은 총 6점이다
4) 언어반응 은 총 4점이다
5) 눈뜨기반응은 총 5점이다

문제해설

06 해설내용 참조

답 3)

Glasgow Coma Scale(GCS)

Explanation

평가자의 테스트(examiner's test)		환자의 반응(patient's response)	점수
눈 뜨기 (eye opening)	자발력(spontaneous)	• 스스로 눈 뜨기	4
	말하기(speech)	• 큰소리로 질문하면 눈 뜨기	3
	통증(pain)	• 꼬집을 때 눈 뜨기	2
		• 눈을 뜨지 못함(무반응)	1
운동 반응 (best motor response)	명령(commands)	• 단순 명령에 따르기	6
	통증(pain)	• 꼬집을 때 평가자의 손에서 벗어나기(away) 위해 당김	5
		• 꼬집을 때 벗어나기(away) 위해 특정 신체 부위를 당김	4
		• 통증에 대해 부적절하게 신체를 굽힘시킴(decerebrate posturing) – 굽힘반응	3
		• 꼬집을 때 신체는 폄된 자세로 강직(rigid)됨 – 폄반응	2
		• 꼬집을 때 운동 반응이 없음	1
언어 반응 (verbal response : talking)	말하기(speech)	• 적절한 대화를 수행하며 자신이 누구인지, 어디에 있는지, 그리고 연도와 달을 정확히 말함	5
		• 혼동과 지남력 장애는(confused & disoriented) 없는 듯 보임	4
		• 검사자가 말을 이해할 수는 있지만 그 내용이 상식에서 벗어남	3
		• 검사자가 이해할 수 없는 소리를 냄	2
		• 소리를 내지 못함	1

07

겉질제거 강직에 대한 설명으로 옳은 것은?

1) 무릎관절 폄이 나타난다
2) 엉덩관절 바깥돌림이 나타난다
3) 어깨관절 바깥돌림이 나타난다
4) 손상 부위는 중뇌, 뇌줄기, 사이뇌이다
5) 손상 부위는 백색질, 속섬유막, 시상, 바닥핵 등이다

08

뇌손상 환자인 김씨는 주동근과 대항근의 근긴장이 동시에 증가된 상태이다. 김씨처럼 양쪽 집단의 근육이 계속 수축되어 있는 상태를 의미하는 용어는?

1) 강직(Rigidity)
2) 경직(Spasticity)
3) 시너지(synergy)
4) 과긴장(Hypertonus)
5) 간대성 근경련(Clonus)

문제해설

07 겉질제거 강직

- 손상 부위 : 백색질, 속섬유막, 시상, 바닥핵 등
- 자세
  - 어깨관절 : 안쪽돌림
  - 팔굽관절 : 폄
  - 손목, 손가락 : 굽힘
  - 엉덩관절 : 안쪽돌림
  - 무릎관절 : 굽힘
  - 발목 : 발바닥쪽 굽힘, 안쪽번짐

답 5)

08

- 과긴장(Hypertonus)
  - 높은 근긴장을 의미함 : 전운동영역의 겉질(피질), 바닥핵, 소뇌에 손상을 입었을 때 나타날 수 있음, 유해 자극이나 통증의 결과로 더 증가될 수 있음
  - 상위운동신경원 손상 : 직·간접적으로 알파운동신경원의 활동을 촉진함, 결과적으로 과긴장을 초래함
  - 시너지(synergy) : 굽힘근 또는 폄근의 동시 수축에 의해 패턴이 움직임으로 정형화됨, 뇌졸중 또는 외상성 뇌손상 이후 상지에 나타나는 전형적 시너지는 굽힘 시너지가 됨
  - 상위운동신경이 손상된 경우 : 해당되는 근육을 빠르게 이완할 수 없음, 적절하게 움직이지 못하며 기능장애가 나타남, 클라이언트의 움직임은 협응되지 못하는 형태로 나타남
- 경직(Spasticity)
  - 겉질척수로(corticospinal track) : 경직성이 존재할 때 원인이 되는 주된 시스템, 목표 지향적인 수의운동을 조절하는 신경로
  - 간대성 근경련(Clonus) : 경직의 한 형태임, 중등도 이상의 심한 경직이 있는 클라이언트에게서 흔히 나타남, 신장에 대한 대항근의 반복적인 수축이 특징임, 손가락 굽힘근과 발목의 바닥쪽 굽힘근에서 가장 많이 나타남
- 강직(Rigidity) : 주동근과 대항근의 자극으로 근긴장이 동시에 증가된 상태를 말함, 양쪽 집단의 근육이 계속 수축되어 있는 상태를 의미함, 모든 관절가동범위에서 어느 방향으로도 저항이 증가되는 형태임

답 1)

09

외상성 뇌손상 환자가 식사 시 진전이 있다면 치료사가 해야 할 일은?

1) 음악의 제공
2) 양손 사용 촉진
3) 무거운 스푼 제공
4) 농도가 낮은 음식물 제공
5) 마비가 심한 쪽으로 음식물 제공

문제해설

09 무게의 증가
- 근력이 저하된 환자에게 적용
  - 근력 증진을 목적으로 사용
- 협응력이 낮은 환자에게 적용
  - 손의 떨림을 감소시킴
  - 진전이 있는 환자에게 적용
    - 진전을 감소시킴

답 3)

10

의식이 없는 환자를 꼬집어 통증을 제공하였더니 부적절하게 신체를 굽힘 시킨다면 GCS 운동 점수는?

1) 2점　　2) 3점
3) 4점　　4) 5점
5) 6점

10 GCS 점수 : 운동 반응(best motor response)

명령(commands)	• 단순 명령에 따르기	6
통증(pain)	• 꼬집을 때 평가자의 손에서 벗어나기(away) 위해 당김	5
	• 꼬집을 때 벗어나기(away) 위해 특정 신체 부위를 당김	4
	• 통증에 대해 부적절하게 신체를 굽힘시킴(decerebrate posturing) – 굽힘반응	3
	• 꼬집을 때 신체는 폄된 자세로 강직(rigid)됨 – 폄반응	2
	• 꼬집을 때 운동 반응이 없음	1

답 2)

11

교통사고로 기억을 회복할 때까지 2일의 기간이 걸렸다면 PTA 수준은?

1) 경미　　2) 중등도
3) 심각　　4) 매우 심각
5) 극도로 심각

11
- 5분~60분 : 경미
- 1시간~24시간 : 중등도
- 1일~7일 : 심각
- 1주~4주 : 매우 심각
- 4주 이상 : 극도로 심각

답 3)

12

'ACL 레벨 2'에 해당하는 수행은?

1) 목적이 있는 활동을 할 수 있다
2) 단순한 업무의 반복 수행이 가능하다
3) 목표 성취를 위한 단계적 수행이 가능하다
4) 간단한 언어지시를 수행하지만 느린 반응을 보인다
5) 익숙한 내용이나 과거 경험에 대한 정보교환이 가능하다

문제해설

12 해설내용 참조

답 4)

ACL 레벨

Explanation

Level 1 **자동적 행동** (automatic actions)	• 의식은 있으나 주어진 자극에 몇 초간만 집중함 • 먹고 마실 수 있지만 관찰(monitoring)이 필요함 • 24시간 간병이 필요함 • 지남력 손상이 특징 • 통증에 대해 반응 → 소리 또는 제스처	Level 4 **목적 지향적 행동** (goal-directed actions)	• 목적 있는 활동을 함 → 목표 성취를 위한 단계적 수행이 가능함 • 익숙한 내용이나 과거 경험에 대한 정보 교환이 가능함 • 단순한 업무의 반복 수행이 가능함 • 일반화의 어려움
Level 2 **자세적 행동** (postural action)	• 불편함에 대한 반응 → 자세의 조절을 통해 반응함 • 대동작 움직임 → 반복하거나 따라할 수 있음 • 의미 없는 방황 • 환경에 대한 간헐적 지각이 나타남 • 단시간의 집중이 있음 • 간단한 언어지시를 수행함 → 느린 반응을 보임	Level 5 **탐색 행동** (exploratory actions)	• 자연스런 탐색 활동의 시작 → 시행착오를 통한 학습 • 인과관계에 대한 이해가 있음 • 새로운 것을 학습할 수 있음 → 학습된 것을 일반화시킬 수 있음 • 자조활동에 어려움이 없음 • 현재의 정보와 과거의 정보에 대한 의사소통이 가능함 • 일상이나 업무에서 나타날 수 있는 문제 • 대인 상호관계 및 직업 유지가 가능함 • 6단계 수준의 기능을 가지지만 만족시키지는 못함 • 실직, 이혼, 별거 등이 발생할 수 있음
Level 3 **손 행동** (manual action)	• 손의 사용이 가능해짐 – 물건 들어올리기 및 관찰하기 – 자연스런 동작이 나타남 – 연필로 글씨쓰기, 컵의 사용 등 • 익숙한 물건의 사용이 가능해짐 • 기본적인 일상생활 활동 수행이 가능해짐 – 옷 입기, 목욕하기, 양치질하기 등 – 간단한 가사일의 수행이 가능함 – 촉진(prompting)과 감독(supervision)이 필요함 • 약물 관리 및 돈 관리 → 감독이 필요함	Level 6 **계획된 행동** (planned action)	• 인지적 장애가 없음 • 정상적 기능을 하는 수준

13

다음 사례의 증상들과 가장 관계 깊은 해부학적 구조물은?

- 안구 진탕증(Nystagmus)
- 운동측정 장애(Dysmetria)
- 홈즈의 반동현상(Rebound phenomenon of Homes)

1) 소뇌
2) 숨뇌
3) 다리뇌
4) 바닥핵
5) 관자엽

14

다음 사례의 평가는 무엇을 평가하고자 하는 것인가?

마주앉은 상태로 대상자의 팔을 잡고 검사자가 폄 방향으로 저항을 주는 동안 팔꿈치 굽힘을 유지하도록 한 후 순간적으로 저항을 제거했을 때 긴장를 완화할 수 있는지 확인 한다.

1) 무도증
2) 실조증
3) 반동현상
4) 운동거리 측정이상
5) 길항운동 반복 불능증

15

TBI 환자에게 나타날 수 있는 원시반사들 중 수준이 다른 하나는?

1) TLR
2) ATNR
3) STNR
4) 정위반응
5) 연합반응

문제해설

13
- 홈즈의 반동현상(Rebound phenomenon of Homes)
  - 부딪히는 것을 피하기 위해 동작을 재빠르게 멈추거나 취하지 못함(예 : 치료사가 잡고 있던 손을 갑자기 놓게 될 경우 자신의 손으로 자신의 얼굴을 때리는 경우)
- 안구 진탕증(Nystagmus)
  - 정의 : 안구가 상하전후 또는 돌림 방향으로 불수의적 움직임이 나타나는 증상
  - 원인 : 안뜰계(정전계), 뇌줄기나 소뇌병변의 결과로 나타남
- 운동측정 장애(Dysmetria)
  - 정의 : 움직임의 목표에 도달하기 위해 필요한 관절가동범위(ROM)를 판단하기 어려운 상태
  - 두 종류의 측정 장애
    - 측정과대증 : 목표에 지나치는 것
    - 측정과소증 : 목표에 도달하지 못하는 것

답 1)

14 홈즈-스튜어트 반동현상이라고도 하며 검사 방법으로는 마주 앉은 상태로 대상자의 팔을 잡고 검사자가 폄 방향으로 저항을 주는 동안 팔꿈치 굽힘을 유지하도록 한 후 순간적으로 저항을 제거했을 때 긴장도를 완화시킬 수 있는지를 확인함. 소뇌 손상 시 협응 운동 장애로 인해 대상자의 손으로 자신의 얼굴을 치게 된다.

답 3)

15
- 뇌줄기 수준(brainstem level reflex)
  - asymmetrical tonic neck reflex(ATNR)
  - symmetrical tonic neck reflex(STNR)
  - tonic labyrinthine reflex(TLR)
  - positive supporting reaction
  - associated reaction
- 중뇌(midbrain) 수준 : righting reaction 등

답 4)

16

의식이 없는 TBI 환자의 감각자극에 대한 사례 및 적용으로 옳은 것은?

1) 조절된 감각자극보다는 무작위 자극이 바람직하다
2) 환자가 의학적으로 안정되기 전부터 시작해야 한다
3) 시각, 청각, 촉각은 촉진하며 후각과 미각 자극은 피해야 한다
4) 망상체활동시스템에 신경학적 신호를 보내는 것이 중재 내용이다
5) 손전등을 직접 사용하는 것은 눈부심을 만들기 때문에 피해야 한다

17

'Rancho los amigo 스케일' 3단계 환자의 기능에 해당하는 사례는?

1) 지남력은 정상이다
2) 가끔 목적 있는 행동을 한다
3) 의식이 명료하고 매우 활동적이다
4) 일상생활에 최소한의 도움이 필요하다
5) 명령에 대해서는 불규칙적으로 반응한다

18

외상성 뇌손상 환자가 소리를 내지만 이해할 수 없는 소리를 하였다면 'Glasgow Coma Scale'의 언어반응 점수는?

1) 1점
2) 2점
3) 3점
4) 4점
5) 5점

문제해설

16 감각자극(sensory stimulation)

- 개요
  - 환자가 의학적으로 안정되면 곧바로 시작할 수 있음
  - 일반적으로 ICU에서부터 시작함
- 치료 목표 : 조절된 감각자극(controlled sensory stimulation)을 제공하므로 환자의 자각(awareness)을 향상시킴
- 감각자극
  - 망상체활동 시스템(reticular activating system)에 신경학적 신호를 증가시키는 것
  - 전통적인 방법
    - ◦ 단독 자극을 제공함 : 시각, 청각, 촉각, 후각, 미각 등
- 치료사례
  - 손전등(flashlight) 이용하기 : 눈 뜨기(eye opening) 및 시각 트래킹(visual tracking)을 유도함, 시각을 자극함
  - 종 울리기 또는 음악 제공하기 : 청각을 자극함
  - 다양한 향(바닐라, 바나나 등)을 코 아래에 위치시키기 : 각성을 자극하기 위해, 후각을 자극함
  - 면봉을 이용해 환자의 입술 및 혀에 맛 제공하기 : 짠맛, 쓴맛, 단맛, 새콤한 맛 등을 적용함, 미각을 자극함

답 4)

17 증상으로는 명령에 대해서 불규칙적으로 반응, 강한 빛에 눈을 깜박거림, 소리 나는 쪽으로 돌아보는 등상을 보인다.

Rancho 스케일

- Ⅱ : 일반화된 반응－자극에 대해 반응의 일관성이 없으며, 불특정적 반응을 보이며, 목적적 반응은 없음, 통증성 자극에 반사적 반응함
- Ⅲ : 국부적 반응－자극의 종류와 직접 관련된 반응을 보이지만, 일관성이 없으면 지체를 보임(예 : 강한 빛에 눈 깜박거림)
- Ⅳ : 혼동 및 동요－의식은 명료함, 과장된(heightened) 반응, 심한 혼동, 공격적 반응이 나타남

답 5)

18
- 1점 소리조차 내지 못함
- 2점 소리를 내지만 이해할 수 없음
- 3점 검사자와 이야기 하는 것을 이해할 수 있지만 감각이 없다.
- 4점 혼동되어 지각이 없어 보임
- 5점 대화를 적당히 계속하고 검사자가 어디에 있는지 누구인지 답을 한다.

답 2)

19

TBI 환자에게 자세 조절 반응, 지지 반응, 정위 반응을 평가하였다면 어떤 기능 평가인가?

1) 근긴장도(muscle tone)
2) 운동반사(motor reflexes)
3) 관절 유동성(joint mobility)
4) 수의적 운동 조절(control of voluntary movement)
5) 불수의적 운동반응(involuntary movement reaction)

20

다음 기준에 부합하는 'Ranchos los amigos scale'은?

> • 익숙한 상황에서 효율적인 반응을 보이지만 문제를 예측하거나 수행을 수정하는데 단서(cue)가 필요하다.
> • 최소 2시간을 지속해서 정확히 업무를 수행한다.

1) 5단계
2) 6단계
3) 7단계
4) 8단계
5) 9단계

21

무의식 상태의 강직 중 겉질제거 강직(decorticate rigidity)의 원인이 되는 해부학적 구조물은?

1) 척수
2) 소뇌
3) 바닥핵
4) 뇌줄기
5) 대뇌반구

문제해설

19 움직임의 기능

- 운동반사(motor reflexes) : 근육의 불수의적 수축
  - 특정 자극에 의해 자동적으로 유발되는 근수축(예 : stretch, ATNR, STNR)
- 불수의적 운동반응(involuntary movement reaction) : 자세 반응, 자세 조절 반응, 지지 반응, 정위 반응 등
- 수의적 운동 조절(control of voluntary movement)
  - 눈－손 협응, 양측 통합, 정중선 지나기, 소운동/대운동 조절
  - 시운동 기능 : 빠른 눈동자 움직임(saccades), 느린 눈추적(pursuits), 눈동자 순응(accommodation), 두 눈의 사용(양안성, binocularity)

답 5)

20 Ranchos los amigos scale

- Ⅸ : 목적적－적절(요구 시 보조자의 대기가 필요)
  - 익숙한 상황에서 효율적인 반응을 보이지만 문제를 예측하거나 수행을 수정하는데 단서(cue)가 필요함
  - 낮은 '위기극복 내성'을 보일 수 있음
  - 최소 2시간을 지속적으로 정확히 업무를 수행함
- Ⅹ : 목적적 및 적절(변형된 독립)
  - 다양한 업무에 적절한 반응을 보이지만 좀 더 시간이 걸리며, 휴식이 필요할 수도 있음
  - 인지적 보상전략의 사용에 있어 독립적이며, 요구에 따라 업무를 수정할 수 있음

답 5)

21 무의식 상태의 강직

- 겉질제거 경직(decorticate rigidity)
  - 상지(U/E) : 굽힘＋안쪽돌림(IR)＋모음(AD)
  - 하지(L/E) : 경직된(spastic) 폄
  - 원인 : 대뇌 반구(cerebral hemispheres)의 손상
    - 특히 속섬유막(internal capsule) 손상 시
- 대뇌제거 경직(decerebrate rigidity)
  - 상하지 모두 : 경직된(spastic) 폄＋안쪽돌림(IR)＋모음(AD)
  - 손가락(finger) 및 손목은 굽힘, 발은 저굴(PF), 몸통은 폄, 머리는 퇴거(retract)
  - 원인 : 뇌줄기(brainstem) 및 추체외로(extrapyramidal tracts)의 손상

답 5)

22

일상에서 지속되는 기억회복이 나타날 때까지의 기간을 나타내는 평가는?

1) GCS
2) PTA
3) LOTCA
4) ASIA scale
5) Ranchos los amigos scale

23

다음의 증상들이 나타나는 공통적 해부학적 구조물은?

- 운동 실조증(Ataxia)
- 운동측정 장애(Dysmetria)
- 안구 진탕증(Nystagmus)

1) 대뇌
2) 소뇌
3) 척수
4) 기저핵
5) 추체외로

문제해설

22 PTA(Posttraumatic Amnesia)

손상 후 기억 상실 (PTA)	기간 정도 (severity)
5분 이하	매우 경함(very mild)
5~60분	경함(mild)

손상 후 기억 상실 (PTA)	기간 정도 (severity)
1~24시간	보통(moderate)
1~7일	심함(severe)
1~4주	매우 심함(very severe)
4주 이상	극도로 심함(extremely severe)

답 2)

23
- 운동 실조증(Ataxia)
  - 정의 및 원인 : 소뇌 손상으로 비틀거리며 넓게 다리를 벌려 걷고, 팔의 흔들림(swing)이 없거나 감소되어 있음
  - 증상
    - 폭의 길이가 일정치 않고, 병변이 있는 쪽으로 쓰러지려는 경향을 보임
    - 안정이 결여된 자신의 자세를 교정하려는 경향을 보임
    - 움직임의 시작이 잘 되지 않고, 운동범위와 힘에 문제가 있으며, 움직임 속도의 정확성에 오류가 있는 것처럼 보임
- 안구 진탕증(Nystagmus)
  - 정의 및 원인 : 소뇌 손상으로 안구가 상하전후 또는 돌림 방향으로 불수의적 움직임이 나타나는 증상
  - 기타 원인 : 안뜰계(정전계), 뇌줄기 병변의 결과로 나타남
- 운동측정 장애(Dysmetria)
  - 정의 및 원인 : 소뇌 손상으로 움직임의 목표에 도달하기 위해 필요한 관절가동범위(ROM)를 판단하기 어려운 상태
  - 두 종류의 측정 장애
    - 측정과대증 – 목표에 지나치는 것
    - 측정과소증 – 목표에 도달하지 못하는 것

답 2)

24

TBI 환자인 30대 여성은 결혼기념일과 신혼 여행지를 기억하지 못한다. 손상된 것은?

1) 명백 기억
2) 삽화적 기억
3) 의미적 기억
4) 함축적 기억
5) 일상적 기억

25

TBI 환자의 기억력 상실이 사고 후 1~24시간이라면 PTA 결과는?

1) 경함(mild)
2) 심함(severe)
3) 보통(moderate)
4) 매우 경함(very mild)
5) 매우 심함(very severe)

26

보기에 해당하는 Glasgow Coma Scale 점수 합은?

- 말로 할 때 눈뜨기
- 눈 위 자극 시 비정상적 굽힘 반응
- 문장보다는 단어로 표현함

1) 6점
2) 7점
3) 8점
4) 9점
5) 10점

문제해설

24

서술적 기억력	• 암기나 정보의 재생산 능력, 회상 능력을 말함 • 종류 – 삽화적 기억(episodic memory) : 개인의 과거 및 경험에 대한 기억(예, 결혼기념일, 특정장소 등) – 의미적 기억(semantic memory) : 일반인의 기본상식, 언어, 사회적 규범 등(예, 신호등 색의 의미, 영단어의 뜻, 대통령 이름 등)
명백 기억력	• 그 정보의 근본에 대한 기억 – 언제, 어디서, 누구에게 배웠는지를 아는 기억

답 2)

25 Posttraumatic Amnesia(PTA)

손상 후 기억 상실(PTA)	기간 정도(severity)
5분 이하	매우 경함(very mild)
5~60분	경함(mild)
1~24시간	보통(moderate)
1~7일	심함(severe)
1~4주	매우 심함(very severe)
4주 이상	극도로 심함 (extremely severe)

답 3)

26 총 9점

- 말로 할 때 눈뜨기 : 3점
- 안와자극시 비정상적 굽힘반응 : 3점
- 문장보다는 단어로 표현함 : 3점

답 4)

27

다음은 외상성 뇌손상(TBI) — 뇌졸중(CVA) 순서로 증상을 제시하였다. 적절한 것은?

1) 혈관 손상 — 뇌 외상
2) 재발 가능성 높음 — 재발 가능성 낮음
3) 성격변화 동반 — 시간 경과 시 회복속도 감소
4) 뇌의 국소 손상 — 주로 전체적 손상
5) 언어장애 동반 — 기억손상 동반

28

다음과 같은 운동 반응을 얻기 위해 치료사는 Glasgow Coma Scale(GCS)을 이용하였다. 평가 항목의 점수는?

> 손을 꼬집으면 평가자의 손에서 벗어나기 위해 자신의 몸 쪽으로 손을 잡아당긴다

1) 1점
2) 2점
3) 3점
4) 4점
5) 5점

문제해설

27
- 외상성 뇌손상(TBI) : 뇌 외상, 재발 가능성 낮음, 회복속도 유동, 뇌 전반적 손상, 기억손상 및 성격변화 동반
- 뇌졸중(CVA) : 혈관 손상, 시간 경과 시 회복속도 저하, 뇌의 국소부위 손상, 혈관과 편측성에 따라 언어손상 유 or 무

답 3)

28 해설내용 참조

답 5)

Glasgow Coma Scale(GCS)

Explanation

평가자의 테스트(examiner's test)		환자의 반응(patient's response)	점수
운동 반응 (best motor response)	명령(commands)	단순 명령에 따르기	6
	통증(pain)	꼬집을 때 평가자의 손에서 벗어나기(away) 위해 당김	5
		꼬집을 때 벗어나기(away) 위해 특정 신체 부위를 당김	4
		통증에 대해 부적절하게 신체를 굽힘시킴(decerebrate posturing)	3
		꼬집을 때 신체는 폄된 자세로 강직(rigid)됨(decerebrate posturing)	2
		통증(pain) 꼬집을 때 운동 반응이 없음	1

29

다음 설명에 해당하는 알렌 인지 단계는?

> 제시된 설명대로 한 번에 한 단계씩 따라할 수 있고, 사각판에 모자이크 타일을 채우는 것 같은 간단한 2차원적인 프로젝트를 수행하는 것에 흥미를 갖는다

1) 2단계
2) 3단계
3) 4단계
4) 5단계
5) 6단계

30

ICU에 입원 중인 TBI 환자인 40대 K씨에게 망상체활동시스템(reticular activating system)에 신경학적 신호를 증가시키는 자극을 제공하고자 한다. 적용 사례로 거리가 먼 것은?

1) 익숙한 음악 틀어주기
2) 바늘로 통증 제공하기
3) 손전등으로 시각 자극하기
4) 커피 향으로 후각 자극하기
5) 면봉으로 단맛을 혀에 제공하기

31

미래에 해야 할 행동을 기억하고 그 시간에 그 행동을 할 수 있는 능력을 의미한다. 무엇인가?

1) 의미적 기억
2) 일화적 기억
3) 외현적 기억
4) 암묵적 기억
5) 전향적 기억

문제해설

29 4단계 : 목적지향적 행동

답 3)

30 **TBI 환자를 위한 감각자극**

- 치료 목표
  - 조절된 감각자극(controlled sensory stimulation)을 제공하므로 환자의 자각(awareness)을 향상시킴
- 감각자극
  - 망상체활동 시스템(reticular activating system)에 신경학적 신호를 증가시키는 것
  - 전통적인 방법
    - 단독 자극을 제공함 : 시각, 청각, 촉각, 후각, 미각 등
- 가장 효과적인 감각자극
  - 그 개인에게 의미 있는 물건이어야 함
  - 병전 환자의 흥미가 중요함(예, 좋아하는 음악, 좋아하는 음식, 여자 친구 또는 어머니의 향수 등)

답 2)

31

- 의미적 기억 : 지식이나 일반적 사실에 대한 기억
- 일화적 기억 : 시간과 장소와 연관된 사건에 대한 기억
- 외현적 기억 : 의도적 노력 없이 인출되지 않는 기억
- 암묵적 기억 : 의도적 노력 없이도 자연적으로 떠오르는 기억

답 5)

32

A와 B의 외상 후 기억상실증(PTA)에 대한 손상 정도로 옳은 것은?

A : 1일에서 7일 후에 기억이 돌아왔다 B : 4주 이상 기억이 돌아오지 않았다

1) Mild / Moderate
2) Moderate / Severe
3) Moderate / Very Severe
4) Very Mild / Very Severe
5) Moderate / Extremely Severe

33

TBI 환자에게서 나타나는 비정상적 자세에 대한 설명으로 옳은 것은?

1) 골반은 전방 기울기가 나타난다
2) ROM, 근 긴장, 근력의 문제는 없다
3) 머리와 목은 손상된 쪽으로 기울기가 나타난다
4) 후만증, 측만증, 전만증 중 전만증은 거의 나타나지 않는다
5) 하지는 혼수상태인 경우 양측에 심각한 굽힘 패턴이 나타난다

34

다음 사례 중 Glasgow Coma Scale 점수가 가장 높은 것은?

1) 눈을 뜨지 않는다
2) 꼬집을 때 눈을 뜬다
3) 꼬집었을 때 몸을 구부린다
4) 이해할 수 없는 소리를 낸다
5) 검사자가 환자를 꼬집었을 때 폄 자세에서 몸이 강직된다

문제해설

32 외상 후 기억상실증(PTA) 기간과 손상의 심각성
- 5분 이하 : 매우 경미(Very Mlid)
- 5분~60분 : 경미(Mild)
- 1시간~24시간 : 중증도(Moderate)
- 1주~4주 : 매우 심각(Very Severe)
- 4주 이상 : 극도로 심각(Extremely Severe)

답 5)

33
1) 골반은 후방 기울기가 나타난다.
2) ROM, 근 긴장, 근력의 문제가 나타난다.
3) 머리와 목은 손상된 쪽으로 기울기가 나타난다.
4) 몸통에서 후만증, 측만증, 전만증이 모두 나타날 수 있다.
5) 하지는 혼수상태인 경우 양측에 심각한 폄 패턴이 나타난다.

답 3)

34
- 눈을 뜨지 않는다 : 1점
- 꼬집을 때 눈을 뜬다 : 2점
- 꼬집었을 때 몸을 구부린다 : 3점
- 이해할 수 없는 소리를 낸다 : 2점
- 검사자가 환자를 꼬집었을 때 폄 자세에서 몸이 강직된다 : 2점

답 3)

35

외상 후 기억상실증(PTA)의 정도와 기간을 바르게 연결한 것은?

1) Mild : 5분 이하
2) Severe : 1주~4주
3) Very Severe : 4주 이상
4) Very Mild : 5분~60분
5) Moderate : 1시간~24시간

36

다음과 같은 행동을 보인 외상성 뇌손상 환자의 'Rancho Los Amigos' 인지기능 단계는?

- 간단한 지시를 수행할 수 있다.
- 목적 있는 반응을 보이지만 단사(cue)가 필요하다.
- 아직 지남력 혼동이 있는 상태이다.

1) 부분적 반응(localized response)
2) 일반적 반응(generalized response)
3) 혼돈-흥분반응(confused-agitated response)
4) 혼돈-적절반응(confused-appropriate response)
5) 목적-적절반응(purposeful-appropriate response)

37

다음 환자의 글래스고혼수척도(GCS) 점수와 심각도는?

- 언어 지시에 따라 눈을 뜸
- 날짜를 물어보는데 혼동스러운 대답을 함
- 통증자극을 주었을 때 자극 손을 치우려는 목적 있는 움직임을 보임

1) 11점-mild
2) 12점-mild
3) 10점-moderate
4) 11점-moderate
5) 12점-moderate

문제해설

35 외상 후 기억상실증(PTA) 기간과 손상의 심각성

- 5분 이하 : 매우 경미(Very Mlid)
- 5분~60분 : 경미(Mild)
- 1시간~24시간 : 중증도(Moderate)
- 1주~4주 : 매우 심각(Very Severe)
- 4주 이상 : 극도로 심각(Extremely Severe)

답 5)

36 Rancho Los Amigos 인지기능 단계

- Ⅱ : 일반화된 반응-자극에 대해 반응의 일관성이 없으며, 불특정적 반응을 보이며, 목적적 반응은 없음, 통증성 자극에 반사적 반응함
- Ⅲ : 국부적 반응-자극의 종류와 직접 관련된 반응을 보이지만, 일관성이 없으면 지체를 보임(예 : 강한 빛에 눈 깜박거림)
- Ⅳ : 혼동 및 동요-의식은 명료함, 과장된(heightened) 반응, 심한 혼동, 공격적 반응이 나타남
- Ⅴ : 혼동-부적절 : 단순명령에는 약간 반응하지만 복합명령에는 혼동을 보임
  - 심한 주의산만을 보임, 지남력은 없음
- Ⅵ : 혼동-적절 : 간단한 지시는 수행함, 보다 목적 있는 반응을 보이지만, '큐(cue)'가 필요함, 지남력 혼동이 있음

답 4)

37

- 눈뜨기 반응의 언어자극에 대한 눈뜨기는 3점
- 언어반응의 혼동스러운 대답은 4점
- 운동반응의 통증 자극에 대한 목적있는 움직임은 5점
- 총 12점으로 severe(3~8점), moderate(9~12점), mild(13~15점)

답 5)

38

Glasgow Coma Scale(GCS)평가결과 불분명하여 이해하기 어려운 말을 한다. 평가항목과 점수의 연결이 적절한 것은?

1) 눈뜨기 — 5점
2) 운동반응 — 5점
3) 언어반응 — 3점
4) 운동반응 — 3점
5) 언어반응 — 2점

문제해설

38 말하기 확인은 언어반응 검사에 해당되며, 불명확하여 이해할 수 없는 말하기는 2점에 해당된다.

답 5)

Explanation: Glasgow Coma Scale(GCS)

눈뜨기반응 (Eye opening response)	자발적으로 눈을 뜬다(sponetaneous)	4
	불러서 눈을 뜬다(to speech)	3
	통증 자극에 눈을 뜬다(to pain)	2
	전혀 눈을 뜨지 않는다(none)	1
언어반응 (Verbal response)	지남력이 있다(oriented)	5
	대화가 혼돈되어 있다(confused conversation)	4
	용어사용이 잘못되어 있다(inappropriate word)	3
	이해 불명의 말을 한다(incomprehensibe sounds)	2
	전혀 반응이 없다(none)	1
운동반응 (Motor response)	지시에 따라 움직인다(obey command)	6
	통증부위를 지적한다(localized to pain)	5
	통증자극을 적극적으로 피하려고 한다(withdrows to pain)	4
	이상굴곡반응(abnormal flexion=decorticate, 제피질경직)	3
	이상신전반응(abnormal extension=decerebrate, 제뇌경직)	2
	전혀 반응이 없다(none)	1

39

다음은 외상성 뇌손상 환자에게 흔히 나타나는 증상을 설명한 것이다. 무엇인가?

- 사고 이후부터 환자가 일상생활에 대한 기억을 되찾을 때까지의 소요되는 시간이다
- 의식의 회복단계에 있어서 환자가 거치게 되는 혼돈과 지남력 장애를 말하며, 환자가 새로운 정보를 습득할 수 없는 기간으로 정의내릴 수 있다

1) 혼돈과 불안, 초조(agitation)
2) 충동 반응(disinhiition/impulsive)
3) 실행 기능장애(executive dysfunction)
4) 작업 기억손상(impaired working memory)
5) 외상 후 기억상실(posttraumatic amnesia; PTA)

40

다음에 설명된 알렌인지단계는?

- 목표 성취를 위한 단계적 수행을 보임
- 익숙한 내용이나 과거 경험에 대한 정보를 활용하지만, 새로운 정보에 대해서는 무시 또는 오해
- 단순한 업무의 반복 수행이 가능함
- 특정 상황에서 획득한 정보를 다른 상황에 일반화하지 못함
- 판단력 부재로 일어날 일에 대한 예측이 어려움

1) 2단계
2) 3단계
3) 4단계
4) 5단계
5) 6단계

문제해설

39
- 이 설명은 외상 후 기억상실에 대한 설명이다. 외상 후 기억상실(PTA)란 사고 이후부터 환자가 일상생활에 대한 기억을 되찾을 때까지의 소요되는 시간을 말한다.
- 혼돈과 불안, 초조(agitation) : 혼돈이란 지남력이 손상된 상태를 말한다. 현재 자신이 시간적으로, 장소적으로, 관계 속에서 어떤 위치에 있는지 파악하지 못하는 것이다. 이러한 경우 환자는 스스로 환경을 파악할 수 없고 예측할 수 없으므로 불안하게 된다. 이럴 때 나타나는 증상이 불안/초조이다.
- 충동 반응(disinhiition/impulsive) : 충동 반응은 뇌 손상 영역의 영향을 받는다. 충돌시 가속으로 인해 전두엽의 손상이 두드러지는데, 전두엽의 아래면은 행동의 억제를 담당한다고 보고되고 있다.
- 실행 기능장애(executive dysfunction) : 목표를 세우고 성취하기 위해 계획하고 전략을 조직화하고 자신의 능력을 성찰하며 적절한 전략을 선택하여 운영함으로 목표를 이루어 내는 일련의 과정이다. 유사시에는 목표를 수정하고 다시 계획을 조직하고 운영하는 능력도 포함된다.
- 작업 기억손상(impaired working memory) : 많은 뇌손상 환자들이 초기부터 지속적으로 경험하는 것이 기억상실(amnesia)이다. 짧게는 사고 당시부터 길게는 사고 전후 수년 이상의 기억을 상실하는 경우가 있다.

답 5)

40 4단계 : 목표 지향적 행동

답 3)

41

치료사는 환자에게 몸통 회전을 요구하였으며, 어깨뼈가 돌출되는 자세를 만들어 주었다. 또한 손상된 쪽에 체중지지를 강조하였다. 질환과 치료목적으로 옳은 것은?

1) TBI, 근력강화
2) TBI, 균형유지
3) 뇌졸중, 근력강화
4) TBI, 근긴장 조절
5) 뇌졸중, 근긴장 조절

42

외상성 뇌손상(TBI)인 40대 남성은 큰 소리로 질문할 때만 눈을 뜬다. Glasgow Coma Scale(GCS)의 눈뜨기 점수는?

1) 1
2) 2
3) 3
4) 4
5) 5

43

외상성 뇌손상 환자에 대한 설명으로 적절한 것은?

1) 삼킴 기능을 포함하는 뇌줄기는 충격 시 사망하므로 삼킴장애는 관찰되지 않는다
2) 의식이 손상되었다가 빠르게 회복되므로 의식손실이 관찰되지 않는다
3) 대뇌의 여러 부위가 함께 기능하는 인지기능은 손상이 없는 것이 일반적이다
4) 뇌 깊이에 있는 부위까지 충격이 전달되어 기억력 감퇴가 일반적이다
5) 감정을 담당하는 부분이 손상되어 성격이 온순해지는 것이 일반적이다

문제해설

41 NDT 근긴장 정상화기술

가. 손상된 쪽에 체중지지하기
나. 몸통 회전
다. 견갑골 돌출
라. 전방 골반자세 취하기
마. 느리고 조절된 움직임 촉진
바. 적절한 자세 취하기
사. 상지를 활동에 통합하기

답 5)

42 Glasgow coma scale(GCS)의 눈뜨기 평가

평가자의 테스트 (examiner's test)		환자의 반응 (patient's response)	점수
눈 뜨기 (eye opening)	spontaneous	스스로 눈 뜨기	4
	speech	큰소리로 질문하면 눈 뜨기	3
	pain	꼬집을 때 눈 뜨기	2
	pain	눈 뜨지 못함	1

답 3)

43 외상성 뇌손상은 외부충격에 의한 뇌손상으로 깊이 충격이 전달되어 기억력 저하, 의식 저하, 사지마비, 감정조절의 어려움으로 인한 감정폭발의 증상이 일반적이다. 주로 삼킴장애, 감각장애, 운동장애, 인지장애 등의 증상이 동반된다.

답 4)

44

제시된 내용은 알렌 인지단계에서 몇 단계인가?

> 팔을 뻗어 물건을 잡을 수 있다. 반복적 손 움직임이 흔하게 나타나지만 의도적 목적을 가지고 물건을 조작하는 것은 아니다. 위험에서 보호하기 위해 지속적 관리감독이 필요하다

1) 2단계
2) 3단계
3) 4단계
4) 5단계
5) 6단계

45

TBI 환자인 30대 여성은 영구적인 복시가 예상된다. 장기적 중재 방법으로 가장 타당한 것은?

1) 프리즘 렌즈를 착용한다
2) 돋보기 안경을 착용한다
3) 노트를 이용해 보상한다
4) 한 쪽 눈의 시각을 차단한다
5) 컴퓨터 인지 훈련을 실시한다

46

외상성 뇌손상 환자인 40대 남성의 PTA 결과가 매우 심함(very severe)이었다. 예상되는 이 남성의 기억상실 기간은?

1) 사고 후 1시간 이내
2) 사고 후 1~24시간
3) 사고 후 1~7일
4) 사고 후 1~4주
5) 사고 후 1개월 이상

문제해설

44 알렌인지단계

- 1단계 – 자동적 행동
- 2단계 – 자세반응
- 3단계 – 조작행동
- 4단계 – 목적지향적 행동
- 5단계 – 탐색 행동
- 6단계 – 계획된 행동

답 2)

45 시각손상(vision dysfunction)을 중재하는 방법들

시각차단(occlusion), 교정렌즈(corrective lense), 프리즘 렌즈(prism lenses), 눈 운동(vision exercise), 환경적 적응(adaptation), 교정수술(corrective op) 등

시각 차단	• 복시(double vision)가 있는 경우 사용 • 단기간의 보상 전략
프리즘 렌즈	• 흐려진 형상에 도움 • 영구적 복시가 있을 경우 처방됨

답 1)

46 PTA(Posttraumatic amnesia)

손상 후 기억 상실(PTA)	기간 정도(severity)
5분 이하	매우 경함(very mild)
5~60분	경함(mild)
1~24시간	보통(moderate)
1~7일	심함(severe)
1~4주	매우 심함(very severe)
4주 이상	극도로 심함(extremely severe)

답 4)

47

TBI 환자인 40대 남성의 PTA 결과는 심함(severe)이었다. 결과의 해석으로 옳은 것은?

1) 5분 이하의 기억상실
2) 1시간 이내의 기억상실
3) 24시간 이내의 기억상실
4) 1일~7일 정도의 기억상실
5) 1주일~4주일 정도의 기억상실

48

TBI 환자인 남성은 PTA 점수가 보통(moderate)라는 결과를 얻었다. 이 남성의 기억 상실 수준은?

1) 5분 이하
2) 5~60분
3) 1~24시간
4) 1~7일
5) 1~4주

49

외상성뇌손상환자의 최소한의 의식상태(minimally conscious state, MCS) 평가도구로 옳지 않은 것은?

1) JFK coma recovery scale
2) Wessex Head Injury Matrix
3) Miller Assessment for Preschoolers
4) Sensory Stimulation Assessment Measure
5) Western Neuro Sensory Stimulation Profile

문제해설

47 PTA(Posttraumatic amnesia)

손상 후 기억상실(PTA)	기간 정도(severity)
5분 이하	매우 경함(very mild)
5~60분	경함(mild)
1~24시간	보통(moderate)
1~7일	심함(severe)
1~4주	매우 심함(very severe)
4주 이상	극도로 심함(extremely severe)

답 4)

48 PTA(Posttraumatic amnesia)

손상 후 기억상실(PTA)	기간 정도(severity)
5분 이하	매우 경함(very mild)
5~60분	경함(mild)
1~24시간	보통(moderate)
1~7일	심함(severe)
1~4주	매우 심함(very severe)
4주 이상	극도로 심함(extremely severe)

답 3)

49 Miller Assessment for Preschoolers (MAP)

입체인지 지각, 초각지각, 전정감각을 다소 포함한 항목으로 구성되어 있는 감각통합 평가 중 실행 장애 평가 도구

답 3)

50

외상성 뇌손상(TBI) 환자의 행동관리 중 문제행동이 발생했을 경우 그 행동만을 교정하기 위해 치료테크닉을 사용했다면 어떤 종류의 전략인가?

1) 행동치료 전략
2) 약물치료 전략
3) 인지치료 전략
4) 상호적(interactive) 전략
5) 환경적(environmental) 전략

문제해설

50 해설내용 참조

답 1)

행동 관리(Behavioral management) 전략

Explanation

1. 환경적(environmental) 전략

1) 물건 또는 환경의 외형을 변화시킴
   (1) 적절한 행동은 촉진시키고 원하지 않는 행동은 억제시키기 위해
   (2) 안전을 도모하기 위해
2) 흥분된(agitated) 환자
   (1) 룸메이트 없는 조용한 독방에 둠
   (2) 치료는 외부적 자극이 없는, 그리고 다른 환자들로부터 떨어진 조용한 방이 좋음
   (3) 매우 심한 행동의 문제가 있는 환자
   - 1 : 1 간호(care)가 필요

2. 상호적(interactive) 전략

- 의료진 및 보호자가 환자와의 상호작용을 목적으로 사용함

1) **방법**
   (1) 흥분된 환자에게 조용하고, 부드럽고, 간결하게 이야기하기
   (2) 세밀한 설명은 환자를 혼란스럽게 만듦
   (3) 치료 시 안전을 위해 문을 열어둠
2) **기타**
   (1) 행동 치료
   (2) 행동의 문제가 있는 경우에 사용함
   (3) 약물 치료
   ① 행동의 문제가 좋아지지 않을 경우에 사용함
   ② 자신 또는 타인에게 안전상 문제가 발생될 경우에 사용함

51

뇌졸중 환자인 50대 남성에게 귀를 만지라는 지시를 하면 수행하지 못하지만 평상시에는 자신의 손으로 귀를 만질 수 있다. 어떤 문제인가?

1) 실인증
2) 보속증
3) 신체 도식 손상
4) 공간 관계 손상
5) 관념 운동 실행증

52

제시된 글라스고우 혼수 척도(Glasgow Coma Scale)에서 언어 반응 점수는?

검사자가 이해할 수 있지만 무의미한 말을 함

1) 1점
2) 2점
3) 3점
4) 4점
5) 5점

53

다음에서 설명하는 알렌 인지 수준은?

- 주변에서 잘 볼 수 있고 만질 수 있는 대상에 대해 더 잘 지각한다
- 반복적인 손의 움직임을 즐기고, 손행위가 필요한 활동을 선호한다
- 일반적으로 활동의 결과나 목표를 인식하기는 어렵다

1) 수준 2
2) 수준 3
3) 수준 4
4) 수준 5
5) 수준 6

문제해설

51 관념운동 실행증은 자동적 실행은 가능하지만 실제 요구에 의한 수행에 어려움을 보인다.

답 5)

52
- 1점 : 무반응
- 2점 : 이해할 수 없는 소리
- 3점 : 부적절한 단어 사용
- 4점 : 지남력 혼돈
- 5점 : 지남력 정상

답 3)

53 **알렌인지수준**

1) 자동행동
2) 자세행동
3) 손을 사용하는 행동
4) 목표지향적인 행동
5) 탐색적 행동
6) 계획행동

답 2)

54

다음의 경우 가장 적절한 중재는?

뇌손상으로 브로카 영역에 손상을 받은 50대 중반 남자

1) 음성 인식 시스템
2) 환경제어 장치(EADL)
3) 전자식 섭식장치(피더)
4) 보완대체 의사소통(AAC) 장비
5) 확대를 위한 시각적 디스플레이

55

아래 그림에서 추정할 수 있는 증상은?

1) 개념 실행증
2) 구성 실행증
3) 시각완성 장애
4) 개념운동 실행증
5) 형태항상성 장애

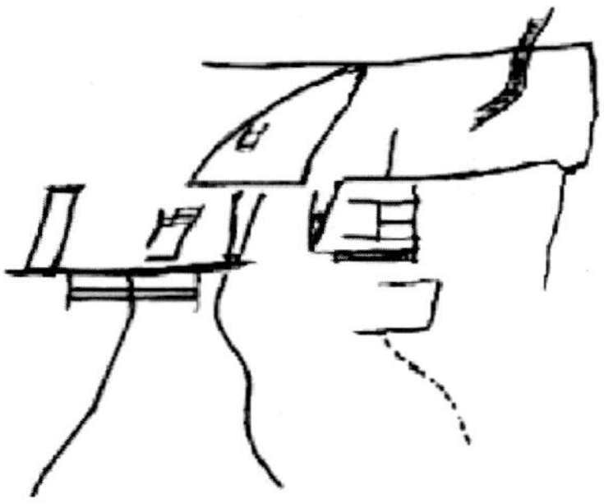

56

28세의 외상성 뇌손상(TBI) 환자인 남성은 GCS(Glasgow coma scale) 평가를 받고 있다. 이 남성은 통증 자극에 전혀 반응을 보이지 않고 있다. 이 남성이 평가 받고 있는 항목과 점수가 올바르게 연결된 것은?

1) 말하기 — 0점
2) 눈뜨기 — 0점
3) 통증반응 — 0점
4) 운동반응 — 1점
5) 언어반응 — 1점

문제해설

54 말하기 운동 피질(브로카 영역)이 손상된 뇌손상의 경우, 이해나 작문은 가능하나, 구강 근육의 조절이 어려워 언어를 전달하기 어려움

답 4)

55 구성 실행증 : 2차원적이고 3차원적인 구조적 실행증

답 2)

56 Glasgow coma scale(GCS)

- TBI 환자의 의식 수준을 평가하는 전통적인 방법
  TBI 관련 의료 전문가들이 평가
- 사용 목적
  - 뇌 손상 정도를 측정하기 위해
  - TBI의 결과를 예측하기 위해
- 세 영역을 평가함
  운동 반응, 언어 반응, 눈 뜨기(eye opening)

답 4)

57

다음 중 뇌졸중 이후 발생되는 어깨관절의 아탈골(subluxation)과 가장 거리가 먼 근육은?

1) teres minor
2) teres major
3) infraspinatus
4) supraspinatus
5) subscapularis

58

TBI 환자에게 통증을 주기 위해 손을 꼬집었다. 그리고 자신이 누구인지, 어디에 있는지 등을 물어보았다. 사용된 평가 도구는?

1) MMSE
2) LOTCA
3) Glasgow Coma Scale
4) Ranchos los amigos scale
5) PTA(Posttraumatic Amnesia)

59

TBI 환자인 30대 남성은 로봇과 같은 반응을 보이며, 판단과 문제해결 능력이 결핍되어 있는 상태이다. 예상되는 이 남성의 Ranchos los amigos 단계는?

1) 5단계
2) 6단계
3) 7단계
4) 8단계
5) 9단계

60

단순 명령에 전혀 반응이 없으며 과장된 반응과 심한 혼동, 공격적 반응이 특징일 경우의 Ranchos los amigos scale은?

1) Ⅱ 단계
2) Ⅲ 단계
3) Ⅳ 단계
4) Ⅴ 단계
5) Ⅵ 단계

문제해설

57 'rotator cuff' 근육

- supraspinatus, infraspinatus, teres minor, subscapularis
- 이 근육들의 활동이 아탈구(subluxation)를 최소화하거나 막을 수 있다.

답 2)

58 Glasgow Coma Scale(GCS)은 의식수준을 평가하는 도구로 내용에는 눈뜨기, 운동반응, 언어반응이 있다.

답 3)

59 해설내용 참조

답 3)

60 해설내용 참조

답 3)

61

외상성 뇌손상(TBI)을 입은 30세 남성은 로봇과 같이 자동적 반응을 보이며, 판단과 문제해결 능력이 거의 없다. 이 남성의 'Ranchos los amigos' 레벨은?

1) Ⅶ : 자동－적절
2) Ⅲ : 국부적 반응
3) Ⅴ : 혼동－부적절
4) Ⅷ : 목적적－적절
5) Ⅹ : 목적적－적절

문제해설

61 해설내용 참조

답 1)

Explanation

Ranchos los amigos level

레벨(level)	설명(description)
Ⅰ	• 무반응 : 자극에 무반응 함
Ⅱ	• 일반화된 반응 : 자극에 대해 반응의 일관성이 없으며, 불특정적인 반응을 보이며, 목적적 반응이 없음
Ⅲ	• 국부적 반응 : 자극의 종류와 직접 관련된 반응을 보이지만 일관성이 없으면 지체를 보임
Ⅳ	• 혼동 및 동요 : 과장된(heightened) 반응, 심한 혼동, 공격적일 수도 있음
Ⅴ	• 혼동－부적절 : 단순 명령에는 조금 반응하지만 복합 명령에는 혼동을 보임－심한 주의산만을 보임
Ⅵ	• 혼동－적절 : 보다 목적 있는 반응을 보이지만 '큐(cue)'가 필요함
Ⅶ	• 자동－적절 : 로봇 같은 반응, 판단 및 문제해결 능력이 결핍됨
Ⅷ	• 목적적－적절(보조자의 대기가 필요) － 익숙한 업무에 대한 반응이 적절함 － 약간의 인지손상으로 인해 타인의 요구, 타인의 시각, 계획변경 등을 인식하기 위해 보조자의 도움이 필요함
Ⅸ	• 목적적－적절(요구 시 보조자의 대기가 필요) － 익숙한 상황에서 효율적인 반응을 보이지만 문제를 예측하거나 수행을 수정하는데 큐(cue)가 필요함, 낮은 '위기극복 내성'을 보일 수 있음
Ⅹ	• 목적적 및 적절(변형된 독립) － 다양한 업무에 적절한 반응을 보이지만 좀 더 시간이 걸리거나 휴식이 필요할 수 있음 － 인지적 보상전략에 있어 독립적이며, 요구에 따라 업무를 수정할 수 있음

62

외상성 뇌손상(TBI) 환자의 비정상적 자세에 대한 설명의 사례로 옳은 것은?

1) 몸통에서 이완이 나타난다
2) 골반에서는 전방기울기가 나타난다
3) 상자의 근 긴장은 대칭적이다
4) 머리와 목은 손상된 쪽으로 측면굽힘이 나타난다
5) 어깨뼈에서는 올림, 돌출, 상방돌림(upward rotation)이 나타난다

문제해설

62 해설내용 참조

답 4)

Explanation TBI 환자에게 나타나는 비정상적인 자세들

머리와 목 (head & neck)	• 손상된 쪽으로 머리의 측면 굽힘(laterally flexed) – 몸통(trunk)의 측면 굽힘과 같이 동반되기도 함 – 손상된 측의 근육군에 일반적으로 경직(spastic)이 있으며, 그것은 머리, 목, 몸통을 잡아당김 • ATNR과 같은 원시 반사가 나타날 수 있음
어깨뼈 (scapula)	• 내림(depressed), 돌출(protracted) 또는 후퇴(retracted), 하방 돌림(downward rotation) – 모두 동시에 나타날 수도 있음 – 어깨뼈 근육들의 긴장 불균형(imbalance)으로 인해
상지 (upper extremities)	• 뇌의 손상 정도에 따라 편측(unilateral) 또는 양측(bilateral)에 손상이 발생됨 • 양측(bilateral) 손상 : 서로 비대칭적(예, 한 쪽은 긴장이 높고 반대쪽은 낮음) • 편측(unilateral) 손상 : 다양한 증상들이 나타남 • ROM, 근 긴장, 근력의 문제 • 각 관절의 문제 : 상완, 전완, 손목, 손
하지 (lower extremities)	• 혼수상태인 경우 : 양측에 심각한 폄 패턴이 나타남 • 양측(bilateral) 손상 – 한쪽에는 근력 약화(muscle weakness)가 나타남 – 다른 쪽에서는 중간(moderate)~심한(severe) 경직성 폄이 나타남 • 편측(unilateral) 손상 – 약간의 경직성 폄(spastic extension) – 원시반사(예, positive supporting reaction)가 자세를 악화시킴
몸통 (trunk)	• 후만증(kyphosis), 측만증(scoliosis), 전만증(lordoisis)이 모두 나타날 수 있음 • 경직성 근육(spastic muscle) : 복부, 척추 및 척추 주변의 근육들(abdominal, spinal, paraspinal muscle) • 고 긴장(hypertonicity)으로 인한 결과 : 측면 굽힘(lateral flexion), 손상된 쪽으로의 돌림(rotation)이 나타남
골반 (pelvis)	• 골반의 후방 기울기(posterior pelvic tilt) – 내재성 등 근육(intrinsic back muscle)의 고 긴장으로 인해 → iliocostalis, longissimus • 편측으로의 골반 후퇴(retraction) – 손상된 쪽의 'quadratus lumborum'의 고 긴장이 원인 – 한쪽이 다른 쪽보다 더 낮아짐

63

Glasgow Coma Scale(GCS)의 눈뜨기 점수가 3점이라면 예상되는 환자의 반응은?

1) 눈을 뜨지 못한다
2) 스스로 눈을 뜬다
3) 꼬집으면 눈을 뜬다
4) 눈을 감고 찡그린다
5) 큰소리로 말하면 눈을 뜬다

문제해설

63 해설내용 참조

답 5)

Explanation — Glasgow Coma Scale(GCS)

평가자의 테스트(examiner's test)		환자의 반응(patient's response)	점수
눈 뜨기 (eye opening)	자발력(spontaneous)	스스로 눈 뜨기	4
	말하기(speech)	큰소리로 질문하면 눈 뜨기	3
	통증(pain)	꼬집을 때 눈 뜨기	2
		눈을 뜨지 못함	1
운동 반응 (best motor response)	명령(commands)	단순 명령에 따르기	6
	통증(pain)	꼬집을 때 평가자의 손에서 벗어나기(away) 위해 당김	5
		꼬집을 때 벗어나기(away) 위해 특정 신체 부위를 당김	4
		통증에 대해 부적절하게 신체를 굽힘시킴(decerebrate posturing)	3
		꼬집을 때 신체는 폄된 자세로 강직(rigid)됨(decerebrate posturing)	2
		통증(pain) 꼬집을 때 운동 반응이 없음	1
언어 반응 (verbal response : talking)	말하기(speech)	적절한 대화를 수행하며 자신이 누구인지, 어디에 있는지, 그리고 연도와 달을 정확히 말함	5
		혼동과 지남력 장애는(confused & disoriented)없는 듯 보임	4
		검사자가 말을 이해할 수는 있지만 내용이 상식을 벗어남	3
		말하기(speech) 검사자가 이해할 수 없는 소리를 냄	2
		말하기(speech) 소리를 내지 못함	1

64

진단명이 TBI인 18세 남성은 치료실에서 성적 언어와 비속어를 사용하며 흥분된 상태에 있다. 행동규제 방법으로 가장 타당한 것은?

1) 무시한다
2) 화를 낸다
3) 강화물을 제공한다
4) 조용한 방을 제공한다
5) 육체적 구속을 제공한다

문제해설

64 해설내용 참조

답 4)

외상성 뇌 손상(Traumatic Brain Injury, TBI)

Explanation

1. 개요

1) 외부로부터의 발생된 물리적 힘에 의한 뇌 손상(사고로 인한 뇌의 일부분이 손상된 경우)
2) 퇴행성 또는 선천적 손상과는 다름
3) 대뇌 손상으로 인하여 인지/지각/신체의 장애 발생

2. 행동 관리(behavioral management)

- 두 가지 치료 전략

1) **환경적**(environmental) **전략**
   (1) 물건 또는 환경의 외형을 변화시킴
      ① 적절한 행동은 촉진시키고 원하지 않는 행동은 억제시키기 위해
      ② 안전을 도모하기 위해
   (2) 흥분된(agitated) 환자
      ① 룸메이트 없는 조용한 독방에 둠
      ② 치료는 외부적 자극이 없는 그리고 다른 환자들로부터 떨어진 조용한 방
      ③ 매우 심한 행동의 문제가 있는 환자(1 : 1 간호(care)가 필요)
2) **상호적**(interactive) **전략**
   (1) 의료진 및 보호자가 환자와의 상호 작용을 목적으로 사용함
   (2) 방법
      ① 흥분된 환자에게 조용하고, 부드럽고, 간결하게 이야기하기
      ② 세밀한 설명은 환자를 혼란스럽게 만듦
      ③ 치료사가 환자의 침상 옆에서 치료 시 안전을 위해 문을 열어둠
3) **기타**
   (1) 행동 치료
   (2) 약물 치료

65

다음 설명하는 인지 평가 도구는?

- TBI 환자의 의식 수준을 평가하는 전통적인 방법이다
- 사용 목적은 뇌 손상 정도를 측정하기 위해 실시한다
- 운동 반응, 언어 반응, 눈 뜨기 세 영역을 평가한다

1) Ranchos los amigos scale
2) Glasgow coma scale(GCS)
3) PTA(posttraumatic amnesia)
4) Wechsler adult intelligence scale-R(WAIS-R)
5) Clifton assessment procedures for the elderly(CAPE)

문제해설

65 해설내용 참조

답 2)

TBI 환자의 인지 평가 도구

Explanation

1. Glasgow Coma Scale(GCS)

1) **TBI 환자의 의식 수준을 평가하는 전통적인 방법**
   - 관련 의료 전문가들이 평가
2) **사용 목적**
   (1) 뇌 손상 정도를 측정하기 위해
   (2) 결과를 예측하기 위해
3) **세 영역을 평가**
   - 운동 반응, 언어 반응, 눈 뜨기(eye opening)

2. PTA(posttraumatic amnesia)

1) 결과 예측을 위한 또 하나의 평가 방법
2) 일상에 지속되는 기억의 회복이 나타날 때 그 시간의 기간을 나타냄
   - 사고로부터~기억 회복 시점까지의 기간

3. Ranchos Los Amigos Scale

- 인지 및 자각(awareness) 수준을 평가하는 방법

66

TBI 환자인 40세 여성은 라디오를 들으며 요리를 완성했다. 관계 깊은 집중력은?

1) 이동적 집중력(shift attention)
2) 선택적 집중력(select attention)
3) 지속적 집중력(sustain attention)
4) 분리된 집중력(divided attention)
5) 반응적 집중력(detect/react attention)

문제해설

66 해설내용 참조

답 4)

집중력(Attention)

Explanation

- 정해진 시간 내 특정 업무에 집중 할 수 있는 것

1. 반응적 집중력(detect/react attention)

1) 주위 환경에 반응하는 능력
2) 특정 자극을 찾는 능력
   - 다양한 소리들 속에 특정 소리 찾기, 여러 색 중 특정 색 찾기

2. 선택적 집중력(select attention)

1) 다양한 환경적 자극 중 특정 자극에만 집중할 수 있는 능력
   (1) 여러 색의 적목 중 붉은 색 적목만 골라내기
   (2) 문장 속에서 '가'라는 글자만 골라내기
   (3) 여러 모양 중 삼각형만 골라내기

3. 지속적 집중력(sustain attention)

1) 특정 활동을 지속할 수 있는 집중력
   (1) 종이접기하면서 50까지 숫자세기
   (2) 그림 속에 배열된 숫자 따라가기
   (3) 특정 작업과 함께 50부터 2씩 더해가기

4. 이동적 집중력(shift attention)

1) 다른 자극과 서로 교대로 집중할 수 있는 집중력
   (1) 색이 다른 두 가지 구슬을 교대로 끼우기
   (2) 'AABBAABBAABB' 따라 쓰기

5. 분리된 집중력(divided attention)

1) 동시에 두 가지 이상의 자극을 유지하는 집중력
2) 운전하며 라디오 듣기, 전화하며 주소 적기 등

67

TBI 환자의 응급실 관리의 주 관심사가 되는 ABC란?

1) Aging, BP, CPR
2) Airway, BP, Coma
3) Aspiration, Brain, Coma
4) Aging, Blood, Contracture
5) Airway, Breathing, Blood Circulation

68

30세 남성은 교통사고로 외상성 뇌손상(TBI)이 발생하였다. 이 남성이 사고 후 1주일 동안의 기억이 없다면, PTA(Posttraumatic amnesia) 평가의 결과는?

1) mild
2) severe
3) moderate
4) very severe
5) extremely severe

문제해설

67 급성기 TBI의 의학적 관리(Medical Management Of Acute TBI)

- 응급실
  - ABC가 첫 관심
    - 기도(Airway), 호흡(Breathing), 혈액 순환(blood Circulation)
  - 기도 폐쇄(obstructed airway) 시 : sectioning, intubation, tracheostomy
  - 환자가 쇼크(shock) 상태일 경우 처치
    - intravenous(IV) fluids, plasma, 수혈(blood transfusion), vasopressor agents
  - MRI 또는 CT를 통한 검사

답 5)

68 PTA(Posttraumatic amnesia)

손상 후 기억 상실(PTA)	기간 정도(severity)
5분 이하	매우 경함(very mild)
5~60분	경함(mild)
1~24시간	보통(moderate)
1~7일	심함(severe)
1~4주	매우 심함(very severe)
4주 이상	극도로 심함(extremely severe)

답 2)

69

다음 설명하는 내용은 외상성 뇌손상(TBI)으로 인한 2차적 손상이다. 무엇에 대한 설명인가?

- 혈액이 특정 장소에 모이는 것이다
- 뇌 조직의 변형, CSF의 차단, 뇌혈류 감소로 인해 발생한다

1) 혈종(hematoma)
2) 뇌부종(cerebral edema)
3) 지주막하 출혈(subarachnoid hemorrhage)
4) 손상 후 뇌수종(posttraumatic hydrocephalus)
5) 두개내 압력(ICP : Intercranial Pressure) 증가

문제해설

69 혈종(hematoma) 발생
- 혈액이 특정 장소에 모이는 것
- 뇌 조직의 변형, CSF의 차단, 뇌혈류 감소로 인해 발생

답 1)

Explanation 외상성 뇌손상(TBI)으로 인한 2차적 손상(Secondary damage)

1. 두 개내 압력(Intercranial Pressure, ICP)의 증가
1) 가장 흔한 반응
2) 뇌부종(cerebral edema), 혈종, 뇌척수액(CSF)의 차단 등이 원인이 됨

2. 뇌부종(cerebral edema)
1) 저산소증(hypoxia) 후 자연스러운 신체의 반응
2) ICP를 증가시키는 주요 원인임

3. 손상 후 뇌수종(posttraumatic hydrocephalus)
- 비정상적인 뇌척수액(CSF)의 축적 → ICP를 증가시킴

4. 혈종(hematoma) 발생
1) 혈액이 특정 장소에 모이는 것
2) 뇌 조직의 변형, CSF의 차단, 뇌혈류 감소로 인해 발생함

5. 기타
1) 지주막하 출혈(subarachnoid hemorrhage)
2) 외상 후 간질(posttraumatic epilepsy)
3) 뇌의 변형, 이동(shift), 이탈(herniation)

70

'Glasgow coma scale(GCS)'의 눈뜨기 평가의 최고 점수는?

1) 1
2) 2
3) 3
4) 4
5) 5

71

'Glasgow coma scale(GCS)'의 운동과 언어 평가에서 두 항목의 최대 점수의 합은?

1) 8
2) 9
3) 10
4) 11
5) 12

문제해설

70 Glasgow coma scale(GCS)의 눈뜨기 평가

평가자의 테스트 (examiner's test)		환자의 반응 (patient's response)	점수
눈 뜨기 (eye opening)	spontaneous	스스로 눈 뜨기	4
	speech	큰소리로 질문하면 눈 뜨기	3
	pain	꼬집을 때 눈 뜨기	2
	pain	눈 뜨지 못함	1

답 4)

71 GCS의 최대 점수
- 운동 반응 : 6
- 언어 반응 : 5

답 4)

Glasgow Coma Scale(GCS)의 운동과 언어 평가

Explanation

평가자의 테스트(examiner's test)		환자의 반응(Patient's response)	점수
운동 반응 (best motor response)	commands	단순 명령 따르기	6
	pain	꼬집을 때 평가자의 손에서 벗어나기(away) 위해 당김	5
	pain	꼬집을 때 벗어나기(away) 위해 특정 신체 부위를 당김	4
	pain	통증에 대해 부적절하게 신체를 굽힘시킴(decerebrate posturing)	3
	pain	꼬집을 때 신체는 폄된 자세로 강직(rigid)됨(decerebrate posturing)	2
	pain	꼬집을 때 운동 반응 없음	1
언어 반응 (verbal response : talking)	speech	적절한 대화를 수행하며 자신이 누구인지, 어디에 있는지, 그리고 연도와 달을 정확히 말함	5
	speech	혼동과 분별없는(confused & disoriented) 듯 보임	4
	speech	검사자가 이해할 수 있지만 상식을 벗어난 말을 함	3
	speech	검사자가 이해할 수 없는 소리를 냄	2
	speech	소리를 내지 못함	1

72

교통사고로 TBI 진단을 받은 30대 여성은 자신이 알고 있는 액셀 프로그램 사용법을 언제, 어디서, 누구에게 배웠는지 알지 못한다. 어떤 종류의 기억력 손상인가?

1) 함축 기억력(implicit memory)
2) 명백 기억력(explicit memory)
3) 일상 기억력(everyday memory)
4) 순차 기억력(procedure memory)
5) 서술 기억력(declarative memory)

73

다음 표는 'post traumatic amnesia(PTA)'이다. 틀린 것은?

손상 후 기억 상실(PTA)기간	정도(severity)
5분 이하	1) 정상(normal)
5~60분	2) 경함(mild)
1~24시간	3) 보통(moderate)
1~7일	4) 심함(severe)
1~4주	5) 매우 심함(very severe)

문제해설

72 명백 기억력은 그 정보의 근본에 대한 기억을 의미한다. 언제, 어디서, 누구에게 배웠는지를 아는 기억이다.

답 2)

73 PTA

손상 후 기억상실 기간이 5분 이하는 '매우 경함'이 됨

답 1)

Explanation Posttraumatic Amnesia(PTA)

손상 후 기억 상실(PTA)기간	정도(severity)
5분 이하	매우 경함(very mild)
5~60분	경함(mild)
1~24시간	보통(moderate)
1~7일	심함(severe)
1~4주	매우 심함(very severe)
4주 이상	극도로 심함(extremely severe)

74

'Ranchos los amigos scale'의 2단계인 '일반화된 반응(generalized response)'의 내용은?

1) 어떤 자극에도 반응이 없다
2) 특정 반응은 있으나 일관성이 없다
3) 소리를 지르거나 목적 없는 행동을 한다
4) 자극에 일관성이 없고 목적 없이 반응한다
5) 자극에 상관없이 통증과 짜증을 표현하는 반응이 나타난다

문제해설

74 해설내용 참조

답 4)

Ranchos los amigos scale : 1~4단계

Explanation

Ⅰ. 무반응 (no response)	• 깊이 잠을 자는 것 같아 보임 • 제시된 어떠한 자극에도 반응하지 못함
Ⅱ. 일반화된 반응 (generalized response)	• 자극에 일관성이 없고 목적 없이 반응함 • 자극에 상관없이 제한된 반응, 같은 반응이 나타남 • 가장 빠른 반응은 심부 통증(deep pain) • 반응에 지연이 있는 것처럼 보임
Ⅲ. 국부적 반응 (localized response)	• 특정 반응은 있으나 일관성이 없음 • 반응이 특정 자극의 종류와 상관이 있음 – 소리 나는 쪽으로 고개 돌리기, 제시된 물체에 초점 맞추기 • 통증에 소리를 지르거나, 사지의 당김(withdraw)이 있음 • 일관성 없이 단순 명령을 따름(지체된 방응) – 눈 감기, 손 쥐기, 팔 뻗기 등 • 외부 자극이 없을 경우 조용히 누워있음 • 자신 및 신체에 대해 혼미한(vague) 자각을 보임 – NG 튜브 및 카테터의 당겨짐, 구속감 등에 대해 지각을 보임 • 특정 사람들(가족 친구 등)에게 반응하지만 다른 사람들에게는 반응이 없음
Ⅳ. 혼동 및 동요 (confused agitated)	• 활동이 고조된 상태 – 정보 처리 능력은 매우 저조한 상태 • 현실과 분리되어 있는 내적 혼동 상태 • 현재 환경에 대해 기괴(bizarre)하고 목적 없는 행동을 함 – 울기, 소리 지르기, 공격적 행동, 구속에 대한 탈출 시도 등 • 부적절한 언어, 작화증(confabulation)이 나타남 • 집중력(gross attention)이 짧음 • 현재 사건에 대한 인식이 없으면서 단기 기억의 결핍이 있음 – 과거의 기억에 반응하기도 함 • 도움 없이 자조 활동(self-care)을 수행할 수 없음 • 만약 신체적 장애가 없을 경우 운동 활동(motor activity)의 수행이 가능함 – 앉기, 뻗기(reaching) 걷기(ambulating) – 목적 있는 활동은 아님

75

다음 설명하는 'Ranchos los amigos scale'의 단계는?

- 각성(alert)이 있고 간단한 명령에 일관성 있게 반응한다
- 흥분된 행동을 보이지만 내적 혼란으로 인한 것은 아니다
- 환경에 대한 집중은 가지고 있지만 매우 쉽게 주의력을 빼앗긴다
- 구조화된 환경에서 짧은 시간의 대화가 가능할 수 있다
- 외부의 지시(instruction) 없이 적절한 도구의 사용이 어렵다

1) 4단계　　2) 5단계
3) 6단계　　4) 7단계
5) 8단계

문제해설

75 해설내용 참조

답 2)

Ranchos los amigos scale : 5단계

Explanation

Ⅴ. 혼동-부적절-무동요 (confused-inappropriate-nonagitated)	• 각성(alert)이 있고 간단한 명령에 일관성 있게 반응함 - 명령의 난이도가 높아지면 반응은 비목적적이며(non-purposeful) 불규칙적(random)임 • 흥분된 행동을 보이지만 Ⅳ와 같은 내적 혼란으로 인한 것은 아님 - 외부 자극에 의해, 보통 자극에 대해 비례적으로 나타남 • 환경에 대한 집중(gross attention)은 가지고 있지만 매우 쉽게 주의력을 빼앗김(distractive) - 특정 활동에 대해 focus attention의 결핍이 있음 • 구조화된 환경에서 짧은 시간의 대화가 가능할 수 있음(자동적) • 언어는 종종 부적절함, 작화증이 있음 • 기억력이 심각하게 손상됨 - 과거와 현재의 혼동 • 기능적 업무(task)의 시작(initiation)이 결핍됨 • 외부의 지시(instruction) 없이 적절한 도구의 사용이 어려움 • 구조화된 환경에서 이전에 학습된 업무를 수행할 수 있음 - 새로운 정보의 학습은 불가능함 • 도움을 받아 자조 활동(self-care)을 수행함 - 최대 감독 하에 독립적 식사가 가능함 • 병실에서의 관리가 어려울 경우가 종종 있음 - '집에 갈래'라는 막연한 의지(vague intention)를 보임 - 신체적으로 움직임이 가능할 경우 이탈(wander off)이 발생함

76

'Ranchos los amigos scale'의 6단계인 '혼동－적절' 단계의 내용으로 옳은 것은?

1) 불쾌한 자극을 견딜 수 없다
2) 불편감에 대한 반응이 부적절하다
3) 단순 명령을 일관성있게 수행한다
4) 새로운 것에 대한 학습에 문제가 없다
5) 과거 학습한 일을 감독 없이 독립적으로 수행한다

문제해설

76 6단계의 학습
재학습에 있어 어려움이 나타남

답 3)

Ranchos los amigos scale : 6단계

Explanation

Ⅵ. 혼동－적절 (confused appropriate)	• 외적 'input'에 의한 지시를 통해 목적 지향적인 행동을 보임 • 불편감에 대한 반응이 적절함 • 불쾌한 자극을 견딜 수 있음(예, NG 튜브) • 단순 명령을 일관성 있게 수행함 • 재학습한 업무(예, 자조 활동)들의 지체(carryover)가 보임 • 과거 학습한 일들을 최소 감독 하에 수행함 • 기억력의 문제로 반응이 부적절함 － 하지만 그 상황에는 적절한 반응을 보임 • 반응이 지연됨 • 정보 처리 능력이 감소되어 있음 － 일에 대한 예측이 거의 없거나 전무함 • 최근(recent) 기억 보다 과거 기억이 더 깊고 섬세함 • 상황에 대한 자각(awareness)이 시작됨 • 자신이 답을 알지 못하는 것을 인식함 • 더 이상 이탈(wander)하지 않음 • 시간과 장소에 대한 지남력(orientation)은 일치하지 않음(inconsistent) • 선택적 집중력(selective attention)의 손상이 있음 － 특히 어려운 과제와 비구조화된 환경에서 잘 나타남 － 일반 일상의 활동들은 기능적임(구조화된 환경에서 30분 정도) • 몇몇 치료진(staff)을 재인식(recognition)하는데 최소의 혼동(vague)을 보임 • 자각(awareness)의 증가가 있음 － 자신, 가족, 기본적 욕구(예, 음식)에 대해

77

TBI 환자인 45세 남성은 연필로 글씨쓰기와 컵 사용이 가능하다. 또한 기본적인 일상생활의 수행이 가능하다. 이 남성의 Allen 인지 수준(ACL)은?

1) 1단계 : 자동적 행동(automatic actions)
2) 2단계 : 자세적 행동(postural action)
3) 3단계 : 손 행동(manual action)
4) 4단계 : 목적 지향적 행동(goal-directed actions)
5) 5단계 : 탐색 행동(exploratory actions)

78

다음 설명하는 인지의 상태가 의미하는 것은?

- 휠체어 사용 시 브레이크를 잠그지 않거나 발판 제거 없이 일어나기
- 교통 신호를 확인하지 않고 길을 건너기
- 장갑 없이 오븐이나 가스레인지 위의 냄비 옮기기

1) 기억력의 손상
2) 느려진 정보처리
3) 손상된 실행기능
4) 감소된 주의력 및 집중력
5) 감소된 안전의식 및 흐린 판단력

문제해설

77 3단계 : 손 행동(manual action)

- 손의 사용
  - 물건 들어올리기
  - 연필로 글씨쓰기, 컵의 사용 등 익숙한 물건 사용하기
- 기본적인 일상생활 활동의 수행
  - 옷 입기, 목욕하기, 양치질하기 등
  - 간단한 가사일의 수행

답 3)

78 해설내용 참조

답 5)

인지 상태(Cognitive status)

Explanation

1. 감소된 주의력 및 집중력(attention & concentration)

1) 주의 집중 시간의 문제, 주의를 빼앗김
2) 활동을 유지하거나 지속하는데 어려움

2. 기억력(memory)의 손상

- 신경학적 회복에도 불구하고 단기 기억의 장애가 있음

3. 활동의 시작과 종료(initiation/termination of activities)의 손상

- 보속증(perseveration)이 있음(행동 및 사고 과정(thought process)에도 나타남)

4. 감소된 안전 의식 및 흐린 판단력(decreased safety awareness and poor judgement)

1) **전두엽**(frontal lobe) **손상**
   (1) 통찰력(insight)의 손상
   (2) 충동적이며 행동전 과정에 대한 고려가 없음
2) **안전 의식 및 판단의 흐림에 대한 예**
   (1) 휠체어 사용 시 브레이크를 잠그지 않거나 발판 제거 없이 일어나기
   (2) 교통 신호를 확인하지 않고 길을 건너기
   (3) 장갑 없이 오븐이나 가스레인지 위의 냄비 옮기기

5. 느려진 정보 처리(delayed processing of information)

1) 대부분의 TBI 환자는 외부로부터 들어오는 정보의 처리에 어려움이 있음
2) 외부 지극에 대한 반응 시간의 지체가 있음
   (1) 감각 처리 과정이 느린 것을 감각을 지각의 결핍으로 오판할 수 있음
   (2) 시각(visual), 청각(auditory), 감각(sensory), 지각 처리(perceptual processing)

6. 손상된 실행 기능(executive function)과 추상적 사고(abstract thinking)

1) **실행 기능**(executive function)**의 기술**(skill)
   - 목표 설정, 결과에 대한 이해, 행동의 수정 등
2) **추상적 사고**(abstract thinking)
   - 중요한 추론(critical reasoning), 분석 기술(analytical skill)을 사용하여 자신의 내적 개념을 유지하고 조작하는 것
3) **많은 TBI 환자들이 구체적 사고**(concrete thinking)**를 보임**
   - 정보에 대해 문자적 수준으로 해석

7. 일반화(generalization)

1) 한 기술이 학습되면 다른 환경에서도 사용할 수 있고 접목할 수 있는 능력
2) 새로운 것 학습을 방해받음

79

'TBI 환자'의 스플린트와 캐스트에 대한 설명으로 옳은 것은?

1) 근력측정이 중요하다
2) 이완이 있을 경우 사용한다
3) 관절 ROM의 제한이 있을 경우 사용한다
4) 스플린트와 시리얼 캐스팅은 특정 근력을 증가시킨다
5) 전형적인 스플린트 스케줄은 24시간 착용 후 24시간 제거이다

문제해설

79 해설내용 참조

답 3)

TBI 환자의 스플린트와 캐스트(Splinting and casting)

Explanation

1. 스플린트와 캐스트의 사용

1) 관절 ROM의 제한이 있을 경우
2) 연부 조직(soft-tissue)의 구축(contracture)이 있을 경우
3) 경직(spasticity)이 있을 경우

2. 손과 손목의 스플린트 적용

1) 휴식(rest) 시 기능적 자세를 유지할 목적으로 적용함
2) 근 긴장을 감소시킬 목적으로 적용함

3. 시리얼 캐스팅(serial casting)의 적용

1) 보다 공격적인 방법
2) 관절의 ROM 증가 및 근 긴장 감소의 목적

4. 스플린트와 시리얼 캐스팅

1) 피부 손상(skin breakdown)을 예방함
2) 자조 활동을 위한 ROM 유지함

5. 전형적인 스플린트 스케줄

- 2시간 착용 후 2시간 제거(주기적으로 반복)함

6. 피부 관찰이 중요

7. 기타

1) stretch splint : 휴식을 위한 스플린트(resting splint)
2) wrist cock-up splint : 집기(prehension) 동안 손목을 안정화시킴
3) thumb opposition splint : 손바닥 집기(palmar pinch), 3점 집기(three-point pinch)가 촉진됨

80

TBI 환자의 결과를 예측하는 평가로 일상의 기억 회복이 나타날 때까지의 시간을 나타낸다. 기억상실이 5~60분일 경우 결과가 '경함(mild)'이라면 이 평가는 무엇인가?

1) MMSE
2) LOTCA
3) Glasgow Coma Scale
4) Ranchos los amigos scale
5) PTA(Posttraumatic Amnesia)

문제해설

80 Posttraumatic Amnesia(PTA)
- 결과 예측을 위한 또 하나의 평가 방법
- 일상에 지속되는 기억의 회복이 나타날 때 그 시간의 기간을 나타냄
  - 사고로부터~기억 회복 시점까지의 기간

손상 후 기억 상실(PTA) 기간	정도(severity)
5분 이하	매우 경함(very mild)
5~60분	경함(mild)
1~24시간	보통(moderate)
1~7일	심함(severe)
1~4주	매우 심함(very severe)
4주 이상	극도로 심함(extremely severe)

답 5)

81

외상성 뇌손상(TBI)을 지닌 남성에게 단순한 장난감 조립 활동을 제공했더니 수행하지 못하였다. 언어의 장애가 없는 편마비 여성에게 일상의 물건을 보여주고 어떻게 사용하는지 질문했더니 답을 하지 못하였다. 두 사람의 문제는 각각 무엇인가?

1) 남성은 실인증, 여성은 실어증
2) 남성은 기억상실, 여성은 실행증
3) 남성은 구성실행증, 여성은 실인증
4) 남성은 중추신경 손상, 여성은 말초신경 손상
5) 남성은 감각통합의 장애, 여성은 편측무시 증후군

81 남성은 3차원 조립이 어려운 구성실행증이며, 여성은 물건을 보고 인식하지 못하는 시각실인증이다.

답 3)

82

치료사 K씨는 TBI 환자가 물건을 잘 찾을 수 있도록 서랍에 칸막이를 설치해 주었다. 무엇을 보상하기 위한 것인가?

1) 분류
2) 재인식
3) 기억력
4) 일반화
5) 공간조작

문제해설

82 해설내용 참조

답 1)

인지 및 인지통합 요소들

Explanation

1. 인지와 인지통합(cognitive and cognitive integration) 요소

- 상위의 뇌 기능을 사용하는 능력을 말함

1) 각성수준(level of arousal)
   - 환경적 자극에 대해 반응과 경계를 보이는 것
2) 지남력(orientation)
   - 사람, 장소, 시간, 상황을 분별하는 것
3) 재인식(recognition)
   - 낯익은 얼굴, 사물, 그리고 이전에 보았던 물건들을 분별해 내는 것
4) 집중력(attention)
   - 정해진 시간 내 특정 업무에 집중 할 수 있는 것
5) 활동의 시작(initiation of activity)
   - 육체적 정신적 활동을 시작하는 것
6) 종결(termination)
   - 적절한 시간에 맞춰 활동을 마치는 것
7) 기억력(memory)
   - 잠시 후 또는 장시간 후 정보를 다시 불러내는 것
8) 연속성(sequencing)
   - 정보, 개념, 활동들을 순서에 맞춰 배치하는 것
9) 분류(categorization)
   - 정보의 종류들을 비슷한 것들과 다른 것들로 분별하는 것
10) 개념형성(concept formation)
   - 특정 생각과 사고를 구성하기 위해 다양한 정보를 조직화하는 것

11) 문제해결(problem solving)
  - 문제 인식, 문제 정의, 대체적 방법 선택, 계획(selecting a plan), 단계별로 조직화하기, 계획한 것 실시하기, 결과 평가 등의 과정을 말함

12) 학습(learning)
  - 새로운 행동과 개념을 획득하는 것

13) 일반화(generalization)
  - 다양한 새로운 환경에 이전에 학습된 개념들과 행동들을 적용시키는 것

14) 공간 조작(spatial operation)
  - 정신으로(mentally) 사물의 위치를 다양한 관계로 조작하는 것

2. 지각처리(perception processing) 요소

- 감각입력을 의미 있는 패턴으로 조직화하는 것

1) 입체지각(stereognosis)
  - 촉각으로 사물을 구별하는 것

2) 운동지각(kinesthesia)
  - 관절의 움직임의 방향과 움직임정도를 구별하는 것

3) 통증반응(pain response)
  - 해로운 자극을 해석해 내는 것

4) 신체인식(body scheme)
  - 각 신체 사이의 관계와 신체 지각하는 것

5) 좌우구별(right left discrimination)
  - 신체의 양쪽을 분별하는 것

6) 형태지속(form constancy)
  - 다양한 크기, 자세, 환경 내에서 그 사물을 재인식하는 것

7) 공간내위치(position in space)
  - 물체들 사이의 공간적 관계를 지각하는 것

8) 시각차단(visual closure)
  - 물체나 형태가 완전히 보이지 않아도 구별해 내는 것

9) 전경배경(figure ground)
  - 앞뒤에 다른 물체들이나 모양들이 있어도 구별해 내는 것

10) 깊이지각(depth perception)
  - 다양한 공간이나 면에서 사물들 사이, 그림들 사이의 상대적 거리를 구별

11) 공간관계(spatial relations)
  - 물체들의 자세를 상대적 관계로 구별해 내는 것

12) 지리적 지남력(topographical orientation)
  - 특정 대상의 위치와 장소를 찾아내는 것

83

TBI 환자에게 다음과 같은 기억력 훈련을 시켰다. 가장 관계 깊은 내용은?

20초 전 보여준 그림 카드의 이름을 질문하였다

1) 입력
2) 일시저장
3) 단기기억
4) 중기기억
5) 장기기억

문제해설

83 중기기억
15~20초 내의 정보를 불러냄
답 4)

84

'Glasgow coma scale'에 대한 설명으로 틀린 것은?

1) 13점이면 'mild impaired level'이다
2) 지시 따르기를 할 수 있으면 6점이다
3) 8점이면 'severely impaired level'이다
4) 정확한 언어적인 반응을 하면 4점이다
5) 목소리에 반응하여 눈을 뜨면 3점이다

84 해설내용 참조
답 4)

Explanation: Glasgow Coma Scale(GCS)

1. TBI 환자의 의식 수준을 평가하는 전통적인 방법

• 관련 의료 전문가들이 평가

2. 사용 목적

1) 뇌 손상 정도를 측정하기 위해
2) 결과를 예측하기 위해

3. 세 영역을 평가

• 운동 반응, 언어 반응, 눈 뜨기(eye opening)

4. 점수 결과 해석

1) severe : ≤8
2) moderate : 9∼12
3) minor : ≥13

평가자의 테스트(examiner's test)		환자의 반응(patient's response)	점수
눈 뜨기 (eye opening)	spontaneous	스스로 눈 뜨기	4
	speech	큰소리로 질문하면 눈 뜨기	3
	pain	꼬집을 때 눈 뜨기	2
	pain	눈 뜨지 못함	1
운동 반응 (best motor response)	commands	단순 명령 따르기	6
	pain	꼬집을 때 평가자의 손에서 벗어나기(away) 위해 당김	5
	pain	꼬집을 때 벗어나기(away) 위해 특정 신체 부위를 당김	4
	pain	통증에 대해 부적절하게 신체를 굽힘시킴	3
	pain	꼬집을 때 신체는 폄된 자세로 강직(rigid)됨	2
	pain	꼬집을 때 운동 반응 없음	1
언어 반응 (verbal response : talking)	speech	적절한 대화를 수행하며 자신이 누구인지, 어디에 있는지, 그리고 연도와 달을 정확히 말함	5
	speech	혼동과 분별없는 듯 보임	4
	speech	검사자가 이해할 수 있지만 상식을 벗어난 말을 함	3
	speech	검사자가 이해할 수 없는 소리를 냄	2
	speech	소리를 내지 못함	1

85

외상성 뇌손상(TBI) 환자인 32세의 남성은 지역사회 재통합(reintegration)을 시도하고자 한다. 사회성 증진을 위한 치료로 가장 거리가 먼 것은?

1) 그룹치료를 실시한다
2) 교통수단 이용을 실제로 수행하며 연습을 한다
3) 같은 상황에 처한 사람들과의 모임을 소개한다
4) 세탁, 청소, 창고정리 등의 활동을 체계적으로 실시한다
5) 쇼핑을 하기 위해 미리 구입품목을 수첩에 정리하고 물건구입을 훈련한다

문제해설

85 세탁, 청소, 창고 정리 등의 활동을 체계적으로 실시하는 것은 사회성과의 관련성이 희박하며, 기초 자기관리 활동에 해당한다.

답 4)

86

'TBI 환자'의 휠체어 사용 시 올바른 자세로 타당한 사례는?

1) 골반(pelvis) : 푹신한 시트가 필요하다
2) 하지(L/E) : 무릎관절을 45° 굽힘 시킨다
3) 몸통(trunk) : 측면지지(lateral trunk support)가 필요하다
4) 상지(U/E) : 팔꿉관절의 폄 및 어깨관절의 모음을 만든다
5) 머리(head) : T자 모양의 도구(T shaped device)를 사용한다

문제해설

86 해설내용 참조

답 3)

Explanation TBI 환자의 휠체어 자세(Wheelchair positioning)

1. 골반(pelvis)

1) 골반을 시작으로 자세 잡기가 이루어져야 함
2) 견고한 시트(seat)가 필요함
3) 요추부 지지(lumbar support)

2. 몸통(trunk)

1) 단단한 등받이(solid back) 또는 단단한 콘투어(contoured) 등받이가 필요함
2) 측면지지(lateral trunk support)가 필요함
3) 흉부 스트(chest strap)

3. 하지(L/E)

1) 벌림 쐐기(abductor wedge)
2) 허벅지(thigh) 측면의 폼 패드(foam pad)를 적용함
3) 무릎관절(knee) 90° 굽힘
4) 발뒤꿈치(heel)는 정상적인 근 긴장을 위해 양쪽에 같은 체중지지를 함

4. 상지(U/E)

1) 어깨뼈(scapular)의 중립 자세(neutral position)
2) 어깨관절(shoulder)의 약간 바깥돌림(ER) 및 벌림(AB)
3) 팔꿉관절(elbow)의 약간 굽힘 된 중립 자세(neutral position), 아래팔은 엎침(pronation)
4) 손목(wrist)과 손가락(finger)의 기능적인 자세(functional position)

5. 머리(head)

1) 초기의 환자는 머리의 조절이 거의 없음
   - 정중선 중립을 유지하기 어려움
2) U자 모양의 도구(U shaped device)
3) 이마 스트랩(forehead strap)

87

외상성 뇌손상의 병태생리에서 일차적 손상은?

1) 뇌수종
2) 저혈압
3) 폐손상
4) 심폐정지
5) 미만성 축삭 손상

88

외상성 뇌손상환자의 일반적인 휠체어 자세에 대한 설명으로 옳은 것은?

1) 어깨는 비대칭을 유지한다
2) 뒤꿈치는 무릎 약간 뒤쪽에 둔다
3) 무릎과 발목은 편 자세를 유지한다
4) 골반은 중립자세나 약간 뒤로 기울여진 상태를 유지한다
5) 좌석벨트는 모서리에서 의자방향으로 30도 각도로 나오게 한다

89

대뇌제거 강직에 대한 자세로 옳은 것은?

1) 팔굽관절 굽힘
2) 무릎관절 굽힘
3) 어깨관절 안쪽돌림
4) 엉덩관절 바깥돌림
5) 어깨관절 바깥돌림

문제해설

87 이차적 손상은 뇌수종, 저혈압, 폐손상, 심폐정지 등의 원인이 뇌혈류 순환을 방해하여 저산소성 뇌손상을 유발하는 것이다.

답 5)

88 1) 어깨는 대칭을 유지해야 한다.
2) 무릎과 발목은 90도 굽혀야 한다.
3) 골반은 중립자세나 약간 앞으로 기울여진 상태를 유지해야 한다.
4) 45도

답 2)

89 대뇌제거 강직의 자세
- 어깨관절 : 안쪽돌림
- 팔굽관절 : 폄
- 손목과 손가락 : 굽힘
- 엉덩관절 : 안쪽돌림
- 무릎관절 : 폄
- 발목 : 발바닥쪽 굽힘, 안쪽돌림

답 3)

90

'TBI' 환자가 라면 끓이기 활동을 할 때 라면에 스프를 넣지 않고 탁자에 라면을 내놓았다. 어떤 문제인가?

1) 관념 실행증
2) 언어 실행증
3) 구성 실행증
4) 옷입기 실행증
5) 관념 운동 실행증

문제해설

90 해설내용 참조

답 1)

실행증(Apraxia)의 종류

Explanation

1. 관념적/개념적(ideational) 실행증

1) 동작의 개념을 형성할 수 없음
   (1) 도구의 사용이 어려움
   (2) 연필을 연필로 사용하지 못함
2) 지시 또는 자동적 실행 능력이 없음

2. 관념 운동(ideomotor) 실행증

1) 지시에 의한 실행은 수행 못하나 자동적으로는 가능함
   • 코가 가려워 긁기는 가능하지만 명령에 의해 코를 만질 수는 없음
2) 말로는 가능하지만 동작으로는 실행 할 수 없음

3. 구성(constructional) 실행증

1) 지시 또는 자동적 그리기, 구성하기 능력에 장애가 있음
2) 전체를 조직하거나, 조립하는데 문제가 있음(블록 쌓기, 그림 그리기, 성냥 쌓기 등의 문제)
3) 옷 입기, 장난감 조립, 그릇 쌓기 등이 어려움
4) 2차원과 3차원으로 나눠짐

4. 언어(verbal) 실행증

1) 구강 또는 안면 부분의 수의적 움직임에 문제
2) 경우에 따라 성대 또는 호흡기에도 문제를 일으킬 수 있음
3) 전두엽 기능과 관계가 있음
4) 지시에 따라 혀, 볼, 입술, 턱의 움직임이 어려움

5. 옷 입기(dressing) 실행증

1) 신체 도식(body scheme)과 관련이 있음
2) 오른쪽과 왼쪽을 구분 못함
3) 단추와 지퍼를 제대로 조작 할 수 없음

91

외상성 뇌손상(TBI) 환자의 자세유지(positioning)에 대한 내용으로 옳은 것은?

1) 시트(seat)는 푹신해야 한다
2) 허리부위는 일직선 이어야 한다
3) 자세잡기의 시작은 골반보다 머리부터 실시한다
4) 흉부 스트랩(chest strap)은 호흡을 방해하므로 사용을 금한다
5) 쐐기 시트(wedged seat)를 사용해 엉덩관절(hip)의 굽힘을 촉진한다

문제해설

91 해설내용 참조

답 5)

Explanation: TBI 환자의 자세유지(Positioning)

골반(pelvis)	• 자세잡기의 시작은 골반에서부터 실시됨 – 몸통, 머리, 사지에 영향을 미치기 때문 • 견고한 시트(seat)가 필요함 – 중립(neutral)~약간의 전방 경사(anterior pelvic tilting)를 유도함 • 허리부를 지지함(lumbar support) – 허리부(lumbar spine)의 자연스런 커브(natural curve)를 유지함 • 쐐기 시트(wedged seat)를 사용함 – 엉덩관절(hip) 굽힘을 촉진할 수 있음 – 엉덩관절(hip)과 하지(L/E)의 폄근 긴장(extensor tone)을 억제함
몸통(trunk)	• 골반의 자세를 만든 후 몸통의 자세가 이루어져야 함 • 단단한 등받이(solid back) 또는 단단한 콘투어(contoured) 등받이가 필요함 – 척추를 세우기(erect) 위해 • 측면지지(lateral trunk support)가 필요함 – 측만증(scoliosis), 측방 굽힘(lateral trunk flexion)을 예방해야 함 • 흉부 스트랩(chest strap)의 사용 – 후만증(kyphosis)을 감소시킴 – 어깨의 후퇴 및 벌림을 촉진할 수 있음 ◦ 호흡(diaphragmatic breathing) 시 상흉부(upper chest)를 확장(expand)시킴

92

'TBI 환자'에게 자주 보이는 비정상적 자세로 옳은 것은?

1) 골반의 전방 기울기가 나타날 수 있다
2) ATNR과 같은 원시반사가 나타날 수 있다
3) 후만증, 측만증, 전만증은 잘 나타나지 않는다
4) 상지의 ROM, 근 긴장, 근력의 문제는 잘 발생하지 않는다
5) 혼수상태인 경우 하지 양측에서 심각한 굽힘 패턴이 나타난다

문제해설

92 해설내용 참조

답 2)

TBI 환자에게 자주 보이는 비정상적 자세들

Explanation

머리와 목 (head & neck)	• 손상된 측으로 머리의 측면 굽힘(laterally flexed) – 몸통(trunk)의 측면 굽힘과 같이 동반되기도 함 – 손상된 측의 근육군에 일반적으로 경직(spastic)이 있으며 그것은 머리, 목, 몸통을 잡아당기게 됨 • ATNR과 같은 원시 반사가 나타날 수 있음
상지 (upper extremities)	• 뇌의 손상 정도에 따라 편측(unilateral) 또는 양측(bilateral)의 손상이 발생함 • 양측(bilateral) 손상 – 서로 비대칭적(예, 한 쪽은 긴장이 높고 반대쪽은 낮음) • 편측(unilateral) 손상 – 다양한 증상들이 나타남 ◦ ROM, 근 긴장, 근력의 문제 ◦ 각 관절의 문제 : 위팔, 아래팔, 손목, 손
하지 (lower extremities)	• 혼수상태인 경우 – 양측의 심각한 폄 패턴이 나타남 • 양측(bilateral) 손상 – 한쪽에는 근력 약화(muscle weakness) – 다른 쪽에서는 중간(moderate)~중한(severe) 경직성 폄 • 편측(unilateral) 손상 – 약간의 경직성 폄(spastic extension) – 원시 반사(예, positive supporting reaction)가 자세를 악화시킴
몸통 (trunk)	• 후만증(kyphosis), 측만증(scoliosis), 전만증(lordosis)이 모두 나타날 수 있음 • 경직성 근육(spastic muscle) – abdominal, spinal, paraspinal muscle • 고 긴장(hypertonicity)으로 인한 결과 – 측면 굽힘(lateral flexion), 손상된 쪽으로의 돌림(rotation)
골반 (pelvis)	• 골반의 후방 기울기(posterior pelvic tilt) – 내재성 등 근육(intrinsic back muscle)의 고 긴장으로 인해 ◦ iliocostalis, longissimus • 편측으로 골반의 후퇴(retraction) – 손상된 쪽의 quadratus lumborum의 고 긴장이 원인이 됨 – 한쪽이 다른 쪽보다 더 낮아짐

93

TBI 환자인 40대 여성에게 GCS(Glasgow Coma Scale) 평가를 실시하고 있다. 다음 중 가장 높은 점수의 반응은?

1) 스스로 눈을 뜬다
2) 단순 명령을 잘 따른다
3) 적절한 대화를 수행한다
4) 자신이 누구인지를 정확히 대답한다
5) 꼬집으면 벗어나기 위해 신체를 잡아당긴다

문제해설

93 해설내용 참조

답 2)

Glasgow Coma Scale(GCS)

Explanation

평가자의 테스트(examiner's test)		환자의 반응(patient's response)	점수
눈 뜨기 (eye opening)	자발력(spontaneous)	스스로 눈 뜨기	4
	말하기(speech)	큰소리로 질문하면 눈 뜨기	3
	통증(pain)	꼬집을 때 눈 뜨기	2
		눈을 뜨지 못함	1
운동 반응 (best motor response)	명령(commands)	단순 명령에 따르기	6
	통증(pain)	꼬집을 때 평가자의 손에서 벗어나기(away) 위해 당김	5
		꼬집을 때 벗어나기(away) 위해 특정 신체 부위를 당김	4
		통증에 대해 부적절하게 신체를 굽힘시킴(decerebrate posturing)	3
		꼬집을 때 신체는 폄된 자세로 강직(rigid)됨(decerebrate posturing)	2
		통증(pain) 꼬집을 때 운동 반응이 없음	1
언어 반응 (verbal response : talking)	말하기(speech)	적절한 대화를 수행하며 자신이 누구인지, 어디에 있는지, 그리고 연도와 달을 정확히 말함	5
		혼동과 지남력 장애는(confused & disoriented) 없는 듯 보임	4
		검사자가 말을 이해할 수는 있지만 내용이 상식을 벗어남	3
		말하기(speech) 검사자가 이해할 수 없는 소리를 냄	2
		말하기(speech) 소리를 내지 못함	1

94

'Ranchos los amigos level' 중 단순 명령에는 반응하지만 복합 명령에는 혼동을 보이며, 심한 주의산만을 보이는 '혼동－부적절' 단계는?

1) Ⅰ단계
2) Ⅱ단계
3) Ⅲ단계
4) Ⅳ단계
5) Ⅴ단계

문제해설

94 해설내용 참조

답 5)

Ranchos los amigos level : 10단계

Explanation

레벨(level)	설명(description)
Ⅰ	1. 무반응 : 자극에 무반응함
Ⅱ	2. 일반화된 반응 : 자극에 대해 반응의 일관성이 없으며, 불특정적인 반응을 보이며, 목적적 반응이 없음
Ⅲ	3. 국부적 반응 : 자극의 종류와 직접 관련된 반응을 보이지만 일관성이 없으면 지체를 보임
Ⅳ	4. 혼동 및 동요 : 과장된(heightened) 반응, 심한 혼동, 공격적일 수도 있음
Ⅴ	5. 혼동－부적절 : 단순 명령에는 조금 반응하지만 복합 명령에는 혼동을 보임－심한 주의산만을 보임
Ⅵ	6. 혼동－적절 : 보다 목적 있는 반응을 보이지만 '큐(cue)'가 필요함
Ⅶ	7. 자동－적절 : 로봇 같은 반응, 판단 및 문제해결 능력이 결핍됨
Ⅷ	8. 목적적－적절(보조자의 대기가 필요) – 익숙한 업무에 대한 반응이 적절함 – 약간의 인지 손상으로 인해 타인의 요구, 타인의 시각, 계획변경 등을 인식하기 위해 보조자의 도움이 필요함
Ⅸ	9. 목적적－적절(요구 시 보조자의 대기가 필요) : 익숙한 상황에서 효율적인 반응을 보이지만 문제를 예측하거나 수행을 수정하는데 큐(cue)가 필요함, 낮은 위기극복 내성을 보일 수 있음
Ⅹ	10. 목적적 및 적절(변형된 독립) – 다양한 업무에 적절한 반응을 보이지만 좀 더 시간이 걸리거나 휴식이 필요할 수 있음 – 인지적 보상전략에 있어 독립적이며 요구에 따라 업무를 수정할 수 있음

95

외상성 뇌손상(TBI) 환자의 관절에 '신장(stretch)과 압박(pressure)'을 제공했다. 어떤 감각을 자극하는 치료인가?

1) tactile
2) olfactory
3) vestibular
4) temperature
5) proprioception

문제해설

95 고유수용성 감각 자극방법
- 압박감제공
- 신장(stretch)
- 체중지지

답 5)

TBI 환자의 치료

Explanation

1. TBI의 신경 근육 손상(neuromuscular impairments) 치료

1) 치료 내용 : 근육 조절, 대칭적 자세, 활동 시 신체의 양측 통합, 양측 체중지지, 감각 경험 등
2) 효과적인 테크닉 : NDT, PNF, MFR(myofascial release), rood 테크닉, 다양한 물리 요법 등

2. 뇌 손상 환자의 NDT

1) 손상된 쪽에 체중지지(weight bearing over affected side)
   (1) 근 긴장을 조절(regulate)하고 보다 정상범위로 근 긴장을 이끄는 가장 효과적인 방법
   (2) 저긴장(low tone)을 지닌 환자 : 긴장을 촉진시킴
   (3) 고긴장(high tone)을 지닌 환자 : 긴장을 억제시킴
   (4) 고유수용성(proprioceptive) 감각의 입력을 제공함
   (5) 측면에 대한 인식(awareness)을 제공하므로 편측 무시(neglect)를 감소시켜줌
   (6) 회복의 매 단계에 긍정적인 효과를 보임
   (7) 올바른 체중지지
      ① 침대에서 단순히 손상된 쪽으로 누움(side lying position)
      ② 보행 훈련 시 stance phase 때 체중지지
   (8) 상지(U/E)의 체중지지
      ① 어깨뼈(scapular) : forward protraction, elevation, upward rotation
      ② 어깨뼈 자세 후 환자의 손이 매트나 긴 의자에 위치함
         • 손목의 과도한 폄을 예방하기 위해 엉덩관절(hip)에서 조금 떨어진 곳에 손을 위치시킴
2) 몸통 돌림(trunk rotation)
   • 상지와 하지의 분리(dissociation) : 근 긴장을 조절(regulate)과 정상적 움직임(movement)을 촉진하는 또 하나의 방법
3) 어깨뼈 돌출(scapular protraction)
   • 상지에 굽힘 시너지(flexor synergy)를 지닌 환자에게 유익함
4) 전방 골반자세 취하기(positioning pelvic forward)
5) 느리고 조절된 움직임 촉진 등

96

모든 물리적 치료가 실패한 TBI 환자에게 관절구축 예방, 관절가동범위 증가, 근긴장도 정상화 등을 성취할 수 있는 방법으로 가장 타당한 것은?

1) 마사지
2) 자세취하기
3) 부목의 적용
4) 신경발달치료
5) 감각통합치료

문제해설

96 해설내용 참조

답 3)

TBI 환자의 스플린트 및 캐스트(Splinting and casting)

Explanation

1. 스플린트와 캐스트의 사용

1) 관절 ROM의 제한이 있을 경우
2) 연부 조직(soft-tissue)의 구축(contracture)이 있을 경우
3) 경직(spasticity)이 있을 경우

2. 손과 손목의 스플린트 적용

1) 휴식(rest) 시 기능적 자세를 유지할 목적으로 적용함
2) 근 긴장을 감소시킬 목적으로 적용함

3. 시리얼 캐스팅(serial casting)의 적용

1) 보다 공격적인 방법
2) 관절의 ROM 증가 및 근 긴장 감소의 목적

4. 스플린트와 시리얼 캐스팅

1) 피부 손상(skin breakdown)을 예방함
2) 자조 활동을 위한 ROM 유지함

5. 전형적인 스플린트 스케줄

- 2시간 착용 후 2시간 제거(주기적으로 반복)함

6. 피부 관찰이 중요

7. 기타

1) stretch splint : 휴식을 위한 스플린트(resting splint)
2) wrist cock-up splint : 집기(prehension) 동안 손목을 안정화시킴
3) thumb opposition splint : 손바닥 잡기(palmar pinch), 3점 집기(three-point pinch)가 촉진됨

97

Rancho Los Amigos 스케일에서 자동－적절반응(automatic-appropriate)에 대한 설명은?

1) 자극에 대해 지속적이지 못하고 목적없는 반응을 보인다
2) 자극에 대해 구체적이지만 지속적이지 못한 반응을 보인다
3) 간단한 지시에 반응을 보이지만, 복잡한 지시에는 혼동된 양상을 보인다
4) 일상과제를 자동적으로 완수하지만 로봇같이 반응하며 판단 및 문제해결능력이 부족하다
5) 일상과제를 효율적으로 수행하나 문제를 예견하고 수행을 완성하는 데 있어 전반적인 암시가 필요하다

문제해설

97 1) 일반적 반응
2) 국소적 반응
3) 혼돈－부적절 반응
5) 목적적인－적절 반응

답 4)

98

글라스고우 혼수 척도(Glasgow Coma Scale)에서 운동반응 4점은?

1) 반응이 없음
2) 통증에 대해 폄반응을 보임
3) 움직임 명령을 따라 수행함
4) 통증에 대해 굽힘반응을 보임
5) 통증에 대해 부분적 회피반응을 보임

98 1) 1점
2) 2점
3) 6점
4) 3점
5) 4점

답 5)

99

'Rancho los amigos scale'의 단계와 명칭의 연결이 올바른 것은?

1) Level 2 — 무반응
2) Level 3 — 일반화된 반응
3) Level 4 — 극부적 반응
4) Level 5 — 혼동–부적절한 반응
5) Level 6 — 자동적–적절한 반응

문제해설

99 해설내용 참조

답 4)

Ranchos los amigos scale

Explanation

Ⅱ. 일반화된 반응 (generalized response)	• 자극에 일관성이 없고 목적 없이 반응함 • 자극에 상관없이 제한된 반응, 같은 반응이 나타남 • 가장 빠른 반응은 심부 통증(deep pain) • 반응에 지연이 있는 것처럼 보임
Ⅲ. 국부적 반응 (localized response)	• 특정 반응은 있으나 일관성이 없음 • 반응이 특정 자극의 종류와 상관이 있음 • 통증에 소리를 지르거나, 사지의 당김(withdraw)이 있음 • 일관성 없이 단순 명령을 따름(지체된 방응)
Ⅳ. 혼동 및 동요 (confused, agitated)	• 활동이 고조된 상태 • 현실과 분리되어 있는 내적 혼동 상태 • 현재 환경에 대해 기괴(bizarre)하고 목적 없는 행동을 함 • 부적절한 언어, 작화증(confabulation)이 나타남 • 집중력(gross attention)이 짧음
Ⅴ. 혼동, 부적절, 동요 (confused, inappropriate, nonagitated)	• 각성(alert)이 있고 간단한 명령에 일관성 있게 반응함 • 흥분된 행동을 보이지만 Ⅳ와 같은 내적 혼란으로 인한 것은 아님 • 환경에 대한 집중(gross attention)은 가지고 있지만 매우 쉽게 주의력을 빼앗김(distractive) • 구조화된 환경에서 짧은 시간의 대화가 가능할 수 있음(자동적) • 언어는 종종 부적절함, 작화증이 있음 • 기억력이 심각하게 손상됨
Ⅵ. 혼동–적절 (confused, appropriate)	• 외적 'input'에 의한 지시를 통해 목적 지향적인 행동을 보임 • 불편감에 대한 반응이 적절함 • 불쾌한 자극을 견딜 수 있음(예, NG 튜브) • 단순 명령을 일관성 있게 수행함 • 재학습한 업무(예, 자조 활동)들의 지체(carryover)가 보임 • 과거 학습한 일들을 최소 감독 하에 수행 • 기억력의 문제로 반응이 부적절함 • 반응이 지연됨 • 정보 처리 능력이 감소되어 있음 • 상황에 대한 자각(awareness)이 시작됨 • 더 이상 이탈(wander)하지 않음

100

'Glasgow Coma Scale'의 운동반응 검사 중 평가자가 환자를 꼬집었을 때 벗어나려는 움직임(잡아당김)이 특정 신체부위에서 나타났다. 몇 점인가?

1) 1점
2) 2점
3) 3점
4) 4점
5) 5점

문제해설

100 해설내용 참조

답 4)

Glasgow Coma Scale(GCS)

Explanation

평가자의 테스트(examiner's test)		환자의 반응(patient's response)	점수
눈 뜨기 (eye opening)	자발력(spontaneous)	스스로 눈 뜨기	4
	말하기(speech)	큰소리로 질문하면 눈 뜨기	3
	통증(pain)	꼬집을 때 눈 뜨기	2
		눈을 뜨지 못함	1
운동 반응 (best motor response)	명령(commands)	단순 명령에 따르기	6
	통증(pain)	꼬집을 때 평가자의 손에서 벗어나기(away) 위해 당김	5
		꼬집을 때 벗어나기(away) 위해 특정 신체 부위를 당김	4
		통증에 대해 부적절하게 신체를 굽힘시킴(decerebrate posturing)	3
		꼬집을 때 신체는 폄된 자세로 강직(rigid)됨(decerebrate posturing)	2
		통증(pain) 꼬집을 때 운동 반응이 없음	1
언어 반응 (verbal response : talking)	말하기(speech)	적절한 대화를 수행하며 자신이 누구인지, 어디에 있는지, 그리고 연도와 달을 정확히 말함	5
		혼동과 지남력 장애는(confused & disoriented)없는 듯 보임	4
		검사자가 말을 이해할 수는 있지만 내용이 상식을 벗어남	3
		말하기(speech) 검사자가 이해할 수 없는 소리를 냄	2
		말하기(speech) 소리를 내지 못함	1

101

TBI 환자인 40세 남성은 다양한 업무에 적절한 반응을 보이지만 좀 더 시간이 걸리고 휴식이 필요하다. 이 남성이 인지적 보상전략에 있어 독립적이라면 'Ranchos los amigos level'은?

1) 6단계
2) 7단계
3) 8단계
4) 9단계
5) 10단계

102

TBI 환자인 34세 여성은 손상 후 기억상실 기간이 약 3일 정도이다. 이 여성의 PTA(Posttraumatic Amnesia) 레벨은?

1) 매우 경함(very mild)
2) 경함(mild)
3) 보통(moderate)
4) 심함(severe)
5) 매우 심함(very severe)

문제해설

101 해설내용 참조

답 5)

102 해설내용 참조

답 4)

Posttraumatic Amnesia(PTA)

Explanation

손상 후 기억 상실(PTA)	기간 정도(severity)
5분 이하	매우 경함(very mild)
5~60분	경함(mild)
1~24시간	보통(moderate)
1~7일	심함(severe)
1~4주	매우 심함(very severe)
4주 이상	극도로 심함(extremely severe)

103

Ranchos los anigos level의 5단계의 내용으로 가장 타당한 것은?

1) 무반응
2) 자동 — 적절
3) 목적적 — 적절
4) 혼동 — 부적절
5) 일반화된 반응

104

'Ranchos los amigos level Ⅱ'의 내용으로 타당한 것은?

1) 자극에 대해 무반응이다
2) 과장된 반응과 공격적 반응이 특징이다
3) 자극에 대해 반응은 있지만 일관성이 없다
4) 단순명령에 반응하지만 복잡한 명령에는 혼동을 보인다
5) 특정 자극에 대해 관련된 반응을 보이지만 일관성은 없다

문제해설

103 해설내용 참조

답 4)

104 해설내용 참조

답 3)

Explanation Ranchos los amigos level : 10단계

레벨(level)	설명(description)
Ⅰ	• 무반응 : 자극에 대해 무반응
Ⅱ	• 일반화된 반응 : 자극에 대해 반응의 일관성이 없으며, 불특정적 반응을 보이며, 목적적 반응은 없음
Ⅲ	• 국부적 반응 : 자극의 종류와 직접 관련된 반응을 보이지만, 일관성이 없으면 지체를 보임
Ⅳ	• 혼동 및 동요 : 과장된(heightened) 반응, 심한 혼동, 공격적 반응이 나타남
Ⅴ	• 혼동–부적절 : 단순명령에는 약간 반응하지만 복합명령에는 혼동을 보임 – 심한 주의산만을 보임
Ⅵ	• 혼동–적절 : 보다 목적 있는 반응을 보이지만, '큐(cue)'가 필요함
Ⅶ	• 자동–적절 : 로봇과 같은 반응을 보임, 판단 및 문제해결 능력이 결핍됨
Ⅷ	• 목적적–적절(보조자의 대기가 필요) – 익숙한 업무에 대한 반응이 적절함 – 약간의 인지손상으로 인해 타인의 요구, 타인의 시각, 계획변경 등을 인식하기에 보조자의 도움이 필요함
Ⅸ	• 목적적–적절(요구 시 보조자의 대기가 필요) – 익숙한 상황에서 효율적인 반응을 보이지만 문제를 예측하거나 수행을 수정하는데 큐(cue)가 필요함 – 낮은 '위기극복 내성'을 보일 수 있음
Ⅹ	• 목적적 및 적절(변형된 독립) – 다양한 업무에 적절한 반응을 보이지만 좀 더 시간이 걸리며, 휴식이 필요할 수도 있음 – 인지적 보상전략에 있어 독립적이며, 요구에 따라 업무를 수정할 수 있음

105

뇌손상 환자의 인지 및 의식을 10단계로 나누는 평가는?

1) GLS
2) DDST
3) LOTCA
4) Allen cognitive level
5) Rancho los amigos scale

문제해설

105 Ranchos los amigos scale
- 인지 및 자각(awareness) 수준을 평가하는 방법
- 10단계로 나눔

답 5)

TBI 환자의 평가

Explanation

1. TBI의 코마(coma) 및 의식 수준(level of consciousness) 평가

1) **개요**

(1) TBI는 전형적으로 의식 수준의 변화가 나타남
① 의식의 단계
- 코마(coma) · 혼미(stuporous) · 의식(consciousness)

(2) 코마(coma)
① 잠자는 것과 같은 상태(state of sleeplike)
② 뇌간(brainstem)의 매우 심각한 손상을 의미
③ 뇌간
- 각성 시스템이 있음(reticular activation system)
- 각성 시스템의 손상으로 대뇌와 몸 사이의 의사소통이 단절됨
- 자율 기능(vegetative functions)을 조절함

④ 호흡, 원시 반사(gag reflex, cough reflex, swallowing reflex) 등

2) **종류**

(1) Glasgow Coma Scale(GCS)
① TBI 환자의 의식 수준을 평가하는 전통적인 방법
- 관련 의료 전문가들이 평가

② 사용 목적
- 뇌 손상 정도를 측정하기 위해
- 결과를 예측하기 위해

③ 세 영역을 평가
- 운동 반응, 언어 반응, 눈 뜨기(eye opening)

(2) PTA(postraumatic amnesia)

① 결과 예측을 위한 또 하나의 평가 방법

② 일상에 지속되는 기억의 회복이 나타날 때 그 시간의 기간을 나타냄

• 사고로부터~기억 회복 시점까지의 기간

(3) Ranchos los amigos scale

① 인지 및 자각(awareness) 수준을 평가하는 방법

② 8단계(오리지날 버전)에서 10단계로 수정됨

2. Modified Rancho Los Amigos scale

레벨(level)	설명(description)
Ⅰ	• 무반응 : 자극에 무반응함
Ⅱ	• 일반화된 반응 : 자극에 대해 반응의 일관성이 없으며, 불특정적인 반응을 보이며, 목적적 반응이 없음
Ⅲ	• 국부적 반응 : 자극의 종류와 직접 관련된 반응을 보이지만 일관성이 없으면 지체를 보임
Ⅳ	• 혼동 및 동요 : 과장된(heightened) 반응, 심한 혼동, 공격적일 수도 있음
Ⅴ	• 혼동－부적절 : 단순 명령에는 조금 반응하지만 복합 명령에는 혼동을 보임－심한 주의산만을 보임
Ⅵ	• 혼동－적절 : 보다 목적 있는 반응을 보이지만 '큐(cue)'가 필요함
Ⅶ	• 자동－적절 : 로봇 같은 반응, 판단 및 문제해결 능력이 결핍됨
Ⅷ	• 목적적－적절(보조자의 대기가 필요) － 익숙한 업무에 대한 반응이 적절함 － 약간의 인지손상으로 인해 타인의 요구, 타인의 시각, 계획변경 등을 인식하기 위해 보조자의 도움이 필요함
Ⅸ	• 목적적－적절(요구 시 보조자의 대기가 필요) － 익숙한 상황에서 효율적인 반응을 보이지만 문제를 예측하거나 수행을 수정하는데 큐(cue)가 필요함, 낮은 '위기극복 내성'을 보일 수 있음
Ⅹ	• 목적적 및 적절(변형된 독립) － 다양한 업무에 적절한 반응을 보이지만 좀 더 시간이 걸리거나 휴식이 필요할 수 있음 － 인지적 보상전략에 있어 독립적이며, 요구에 따라 업무를 수정할 수 있음

106

초기 'TBI 환자'의 감각자극에 대한 반응의 내용으로 옳은 것은?

1) 자극없이 머리를 돌린다

2) 반복적으로 고개를 흔든다

3) 신음, 한숨, 단어 등도 반응에 포함된다

4) 사회적 반응에는 호흡, 근 긴장, 자세, 사지의 변화가 있다

5) 향기가 나는 재료를 제공하면 삼킴반사가 나타난다

문제해설

106 초기 TBI 환자의 감각자극에 대한 반응

• 소리 나는 쪽으로 머리를 돌림

• 활동에 사용되는 물건에 대한 시각적 집중(attention) 또는 트래킹(tracking)

• 신체적 반응 : 호흡, 근 긴장, 자세, 사지의 변화

• 음성 : 신음, 한숨, 단어

• 언어적 지시를 따름

답 3)

107

걷기 훈련을 하고 있는 TBI 환자에게 어떤 질문을 했더니 걷기를 멈추고 답을 했다면 어떤 집중력의 문제인가?

1) 선택적 집중력
2) 순차적 집중력
3) 지속적 집중력
4) 이동 집중력
5) 분리된 집중력

문제해설

107 해설내용 참조

답 5)

집중력의 종류

Explanation

1. 반응적 집중력(detect/react attention)

1) 주위 환경에 반응하는 능력
2) 특정 자극을 찾는 능력
   - 다양한 소리들 속에 특정 소리 찾기, 여러 색 중 특정 색 찾기

2. 선택적 집중력(selective attention)

1) 다양한 환경적 자극 중 특정 자극에만 집중할 수 있는 능력
   (1) 여러 색의 적목 중 붉은 색 적목만 골라내기
   (2) 문장 속에서 '가'라는 글자만 골라내기
   (3) 여러 모양 중 삼각형만 골라내기

3. 지속적 집중력(sustain attention)

1) 특정 활동을 지속할 수 있는 집중력
   (1) 종이접기하면서 50까지 숫자세기
   (2) 그림 속에 배열된 숫자 따라가기

4. 이동적 집중력(shift attention)

1) 다른 자극과 서로 교대로 집중할 수 있는 집중력
   (1) 색이 다른 두 가지 구술을 교대로 끼우기
   (2) 'AABBAABBAABB' 따라 쓰기

5. 분리된 집중력(divided attention)

1) 동시에 두 가지 이상의 자극을 유지하는 집중력
   - 운전하며 라디오 듣기, 전화하며 주소 적기 등
2) alternating attention
   (1) 다양한 활동을 유연성 있게 옮겨 다님
   (2) 전화를 받으며 테이블 준비하는 동시에 오븐의 음식상태를 체크함

108

다음 표는 PTA 평가 척도이다. 내용으로 옳은 것은?

손상 후 기억 상실 기간	척도(severity)
5분 이하	매우 경함(very mild)
(가)	경함(mild)
(나)	보통(moderate)
(다)	심함(severe)
(라)	매우 심함(very severe)
(마)	극도로 심함(extremely severe)

1) (가)는 5~30분이다
2) (나)는 1~6시간이다
3) (다)는 1~2일이다
4) (라)는 1~4주이다
5) (마)는 2~12개월이다

문제해설

108 해설내용 참조

답 4)

Explanation PTA

손상 후 기억 상실(PTA)	기간 정도(severity)
5분 이하	매우 경함(very mild)
5~60분	경함(mild)
1~24시간	보통(moderate)
1~7일	심함(severe)
1~4주	매우 심함(very severe)
4주 이상	극도로 심함(extremely severe)

109

외상성 뇌손상(TBI) 환자인 30대 남성은 치료사로부터 올바른 식사자세를 교육받고 있다. 이 남성의 올바른 앉기 자세는?

1) 높은 의자에 앉는다
2) 발은 바닥과 직각을 이룬다
3) 무릎 관절은 70도 정도 굽힘 자세를 유지한다
4) 양쪽 좌골(ischial tuberosity)에 균등하게 체중을 지지한다
5) 머리는 정중선에 위치하며 턱은 약간의 폄 자세를 유지한다

110

TBI로 인한 2차적 손상(secondary damage)의 내용으로 거리가 먼 것은?

1) 혈종의 발생
2) 뇌부종의 발생
3) 뇌수종의 발생
4) 손상된 수준 이하의 마비
5) 두개 내 압력(ICP)의 증가

문제해설

109 무릎관절

무릎관절은 90도 정도의 굽힘자세가 바람직하다.

답 4)

110 해설내용 참조

답 4)

Explanation TBI로 인한 2차적 손상(Secondary damage)

두 개내 압렵 (ICP : intercranial pressure)의 증가	• 가장 흔한 반응 • 뇌부종(cerebral edama), 혈종, 뇌척수액(CSF)의 차단 등이 원인이 됨
뇌부종(cerebral edema)	• 저산소증(hypoxia) 후 자연스러운 신체의 반응임 • ICP를 증가시키는 주요 원인이 됨
손상 후 뇌수종 (posttraumatic hydrocephalus)	• 비정상적인 뇌척수액(CSF)의 축적 • ICP를 증가시킴
혈종(hematoma) 발생	• 혈액이 특정 장소에 모이는 것 • 뇌 조직의 변형, CSF의 차단, 뇌혈류 감소로 인해 발생
기타	• 지주막하 출혈(subarachnoid hemorrhage) • 외상 후 간질(posttraumatic epilepsy) • 뇌의 변형, 이동(shift), 이탈(herniation)

111

'Glasgow coma scale' 항목으로만 구성된 것은?

1) 눈뜨기, 통증반응, 운동반응
2) 눈뜨기, 통증반응, 언어반응
3) 눈뜨기, 통증반응, 명령반응
4) 눈뜨기, 명령반응, 언어반응
5) 눈뜨기, 운동반응, 언어반응

문제해설

111 해설내용 참조

답 5)

Glasgow Coma Scale(GCS)

Explanation

평가자의 테스트(examiner's test)		환자의 반응(patient's response)	점수
눈 뜨기 (eye opening)	자발력(spontaneous)	스스로 눈 뜨기	4
	말하기(speech)	큰소리로 질문하면 눈 뜨기	3
	통증(pain)	꼬집을 때 눈 뜨기	2
		눈을 뜨지 못함	1
운동 반응 (best motor response)	명령(commands)	단순 명령에 따르기	6
	통증(pain)	꼬집을 때 평가자의 손에서 벗어나기(away) 위해 당김	5
		꼬집을 때 벗어나기(away) 위해 특정 신체 부위를 당김	4
		통증에 대해 부적절하게 신체를 굽힘시킴(decerebrate posturing)	3
		꼬집을 때 신체는 폄된 자세로 강직(rigid)됨(decerebrate posturing)	2
		통증(pain) 꼬집을 때 운동 반응이 없음	1
언어 반응 (verbal response : talking)	말하기(speech)	적절한 대화를 수행하며 자신이 누구인지, 어디에 있는지, 그리고 연도와 달을 정확히 말함	5
		혼동과 지남력 장애는(confused & disoriented) 없는 듯 보임	4
		검사자가 말을 이해할 수는 있지만 내용이 상식을 벗어남	3
		말하기(speech) 검사자가 이해할 수 없는 소리를 냄	2
		말하기(speech) 소리를 내지 못함	1

112

의식이 없는 초기 외상성 뇌손상(TBI) 환자에게 효과적인 감각자극의 사례로 타당한 것은?

1) 자극성 강한 냄새를 제공한다
2) 침착한 클래식 음악을 제공한다
3) 강력한 비트를 지닌 음악을 제공한다
4) 환자에게 익숙한 소리와 냄새를 제공한다
5) 환자에게 가능한 긴 이야기가 담긴 동화책을 지속적으로 읽어 준다

문제해설

112 해설내용 참조

답 4)

TBI 환자를 위한 감각 자극(Sensory stimulation)

Explanation

- 환자가 의학적으로 안정되면 곧바로 시작할 수 있음
- 일반적으로 ICU에서 시작됨

1. 치료 목표

- 조절된 감각 자극(controlled sensory stimulation)을 제공하므로 환자의 자각(awareness)을 향상시킴

2. 감각 자극

1) 망상체활동 시스템(reticular activating system)에 신경학적 신호를 증가시키는 것
2) 전통적인 방법
   - 단독 자극을 제공 : 시각, 청각, 촉각, 후각, 미각

3. 치료의 예

1) 손전등(flashlight) 이용
   (1) 눈 뜨기(eye opening) 및 시각 트랙킹(visual tracking)을 유도함
   (2) 시각 자극
2) 종 울리기 또는 음악 제공
   - 청각 자극
3) 다양한 향(바닐라, 바나나 등)을 코 아래에 위치시킴
   (1) 각성을 자극하기 위해
   (2) 후각 자극

4) 면봉을 이용하여 환자의 입술 및 혀에 맛을 제공함
   (1) 짠맛, 쓴맛, 단맛, 새콤한 맛
   (2) 미각 자극

4. 가장 효과적인 감각 자극

1) 그 개인에게 의미 있는 물건
2) 병전 환자의 흥미가 중요함
   예 좋아하는 음악, 좋아하는 음식, 여자 친구 또는 어머니의 향수 등을 사용함

113

TBI 환자인 40대 남성은 모자이크 작업을 하고 있다. 이 남성은 다양한 업무에 적절한 반응을 보이지만 일반인들보다 좀 더 시간이 걸리며, 중간 중간 휴식이 필요하다. 이 남성의 'Ranchos los amigos level'은?

1) Ⅵ 단계
2) Ⅶ 단계
3) Ⅷ 단계
4) Ⅸ 단계
5) Ⅹ 단계

문제해설

113 해설내용 참조

답 5)

Explanation

Ranchos los amigos level : 10단계

Ⅴ	• 혼동－부적절 : 단순명령에는 약간 반응하지만 복합명령에는 혼동을 보임 － 심한 주의산만을 보임
Ⅵ	• 혼동－적절 : 보다 목적 있는 반응을 보이지만, '큐(cue)'가 필요함
Ⅶ	• 자동－적절 : 로봇과 같은 반응을 보임, 판단 및 문제해결 능력이 결핍됨
Ⅷ	• 목적적－적절(보조자의 대기가 필요) － 익숙한 업무에 대한 반응이 적절함 － 약간의 인지손상으로 인해 타인의 요구, 타인의 시각, 계획변경 등을 인식하기에 보조자의 도움이 필요함
Ⅸ	• 목적적－적절(요구 시 보조자의 대기가 필요) － 익숙한 상황에서 효율적인 반응을 보이지만 문제를 예측하거나 수행을 수정하는데 큐(cue)가 필요함 － 낮은 '위기극복 내성'을 보일 수 있음
Ⅹ	• 목적적 및 적절(변형된 독립) － 다양한 업무에 적절한 반응을 보이지만 좀 더 시간이 걸리며, 휴식이 필요할 수도 있음 － 인지적 보상전략에 있어 독립적이며, 요구에 따라 업무를 수정할 수 있음

114

TBI 환자인 34세 남성은 현실과 분리된 내적 혼돈상태이다. 부적절한 언어를 사용하며 현재 사건에 대한 인식이 전혀 없다. 도움이 없이는 어떤 ADL 활동도 불가능하다. 이 남성의 'Ranchos los amigos scale'은?

1) 1단계인 'no response'
2) 2단계인 'generalized response'
3) 3단계인 'localized response'
4) 4단계인 'confused-agitated'
5) 5단계인 'confused, inappropriate, nonagitated'

문제해설

114 해설내용 참조

답 4)

Ranchos los amigos scale : 1~5단계

Explanation

단계	내용
Ⅰ. 무반응 (no response)	• 깊이 잠을 자는 것 같아 보임 • 제시된 어떠한 자극에도 반응하지 못함
Ⅱ. 일반화된 반응 (generalized response)	• 자극에 일관성이 없고 목적 없이 반응함 • 가장 빠른 반응은 심부 통증(deep pain) • 자극에 상관없이 제한된 반응, 같은 반응이 나타남 • 반응에 지연이 있는 것처럼 보임
Ⅲ. 국부적 반응 (localized response)	• 특정 반응은 있으나 일관성이 없음 • 반응이 특정 자극의 종류와 상관이 있음 → 소리나는 쪽으로 고개 돌리기, 제시된 물체에 초점 맞추기 • 통증에 소리를 지르거나, 사지의 당김(withdraw)이 있음 • 일관성 없이 단순 명령을 따름(지체된 방응) → 눈 감기, 손 쥐기, 팔 뻗기 등 • 외부 자극이 없을 경우 조용히 누워있음
Ⅳ. 혼동 및 동요 (confused-agitated)	• 활동이 고조된 상태 → 정보 처리 능력은 매우 저조한 상태 • 현실과 분리되어 있는 내적 혼동 상태 • 현재 환경에 대해 기괴(bizarre)하고 목적 없는 행동을 함 → 울기, 소리 지르기, 공격적 행동, 구속에 대한 탈출 시도 등 • 부적절한 언어, 작화증(confabulation)이 나타남 • 집중력(gross attention)이 짧음 • 현재 사건에 대한 인식이 없으면서 단기 기억의 결핍이 있음 → 과거의 기억에 반응하기도 함 • 도움 없이 자조 활동(self-care)을 수행할 수 없음
Ⅴ. 혼동, 부적절, 동요 (confused, inappropriate, nonagitated)	• 각성(alert)이 있고 간단한 명령에 일관성 있게 반응함 → 명령의 난이도가 높아지면 반응은 비목적적(non-purposeful)이며 불규칙적(random)임 • 흥분된 행동을 보이지만 Ⅳ와 같은 내적 혼란으로 인한 것은 아님 → 외부 자극에 의해, 보통 자극에 대해 비례적으로 나타남 • 환경에 대한 집중(gross attention)은 가지고 있지만 매우 쉽게 주의력을 빼앗김(distractive) → 특정 활동에 대해 focus attention의 결핍이 있음 • 구조화된 환경에서 짧은 시간의 대화가 가능할 수 있음(자동적)

115

20세의 TBI 환자에게 비즈공예로 귀걸이 만들기를 할 때 한 쪽의 귀걸이는 완성했고, 다른 한 쪽의 귀걸이를 만들 때 동일한 비즈를 여러 비즈들 중 골라내려 한다면 가장 필요한 능력은?

1) 전경배경
2) 입체지각력
3) 형태항상성
4) 좌우구별능력
5) 공간 내 위치

116

TBI 환자인 30대 남성은 다양한 업무에서 적절한 반응을 보이고 있다. 단지 시간이 좀 더 걸리며, 중간 중간 휴식이 필요하다. 인지적 보상전략이 독립적이고, 요구에 따라 업무를 수정할 수도 있다. 이 남성의 'Ranchos los amigos level'은?

1) Ⅵ 단계
2) Ⅶ 단계
3) Ⅷ 단계
4) Ⅸ 단계
5) Ⅹ 단계

문제해설

115 전경배경은 배경이 되는 것에서 찾으려는 물체를 찾아낼 수 있는 능력이다. 따라서 이 환자는 여러 모양의 비즈에서 같은 모양의 비즈를 골라내는 능력이 필요하다.

답 1)

116 해설내용 참조

답 5)

Ranchos Los Amigos Level

Explanation

레벨(level)	설명(description)
Ⅵ	• 혼동－적절 : 보다 목적 있는 반응을 보이지만, '큐(cue)'가 필요함
Ⅶ	• 자동－적절 : 로봇과 같은 반응을 보임. 판단 및 문제해결 능력이 결핍됨
Ⅷ	• 목적적－적절(보조자의 대기가 필요) – 익숙한 업무에 대한 반응이 적절함 – 약간의 인지손상으로 인해 타인의 요구, 타인의 시각, 계획변경 등을 인식하기에 보조자의 도움이 필요함
Ⅸ	• 목적적－적절(요구 시 보조자의 대기가 필요) – 익숙한 상황에서 효율적인 반응을 보이지만 문제를 예측하거나 수행을 수정하는데 큐(cue)가 필요함 – 낮은 '위기극복 내성'을 보일 수 있음
Ⅹ	• 목적적 및 적절(변형된 독립) – 다양한 업무에 적절한 반응을 보이지만 좀 더 시간이 걸리며, 휴식이 필요할 수도 있음 – 인지적 보상전략에 있어 독립적이며, 요구에 따라 업무를 수정할 수 있음

117

외상성 뇌손상이 있는 25세 여성에게 적색 구슬 10개와 청색 구슬 10개를 교대로 번갈아가며 끼우는 비즈공예를 제공하였다. 이 여성에게 가장 필요한 집중력은?

1) 이동적 집중력(shift attention)
2) 선택적 집중력(select attention)
3) 지속적 집중력(sustain attention)
4) 분리된 집중력(divided attention)
5) 반응적 집중력(detect/react attention)

118

TBI 환자인 30대 여성은 단순명령에 약간의 반응이 있지만 복합명령에는 혼동을 보이고 있다. 심한 주의산만과 혼동이 특징인 이 여성의 'Ranchos los amigos' 수준은?

1) Ⅰ
2) Ⅱ
3) Ⅲ
4) Ⅳ
5) Ⅴ

문제해설

117 해설내용 참조

답 1)

118 해설내용 참조

답 5)

Ranchos los amigos level(10단계)

Explanation

레벨(level)	설명(description)
Ⅰ	• 무반응 : 자극에 대해 무반응
Ⅱ	• 일반화된 반응 : 자극에 대해 반응의 일관성이 없으며, 불특정적 반응을 보이며, 목적적 반응은 없음
Ⅲ	• 국부적 반응 : 자극의 종류와 직접 관련된 반응을 보이지만, 일관성이 없으면 지체를 보임
Ⅳ	• 혼동 및 동요 : 과장된(heightened) 반응, 심한 혼동, 공격적 반응이 나타남
Ⅴ	• 혼동－부적절 : 단순명령에는 약간 반응하지만 복합명령에는 혼동을 보임 －심한 주의산만을 보임

119

TBI 환자인 30대 여성은 비즈공예를 실시하고 있다. 파랑색－빨강색－노랑색 순으로 구슬을 반복해서 꿰고 있는 이 여성에게 가장 필요한 집중력은?

1) 이동적 집중력(shift attention)
2) 선택적 집중력(select attention)
3) 지속적 집중력(sustain attention)
4) 분리된 집중력(divided attention)
5) 반응적 집중력(detect/react attention)

문제해설

119 해설내용 참조

답 1)

집중력의 종류

Explanation

1. 반응적 집중력(detect/react attention)

1) 주위 환경에 반응하는 능력
2) 특정 자극을 찾는 능력(다양한 소리들 속에 특정 소리 찾기, 여러 색 중 특정 색 찾기)

2. 선택적 집중력(select attention) : 다양한 환경적 자극 중 특정 자극에만 집중할 수 있는 능력

1) 여러 색의 적목 중 붉은 색 적목만 골라내기
2) 문장 속에서 '가'라는 글자만 골라내기
3) 여러 모양 중 삼각형만 골라내기

3. 지속적 집중력(sustain attention) : 특정 활동을 지속할 수 있는 집중력

1) 종이접기하면서 50까지 숫자세기
2) 그림 속에 배열된 숫자 따라가기
3) 특정 작업과 함께 50부터 2씩 더해가기

4. 이동적 집중력(shift attention) : 다른 자극과 서로 교대로 집중할 수 있는 집중력

1) 색이 다른 두 가지 구슬을 교대로 끼우기
2) 'AABBAABBAABB' 따라 쓰기

5. 분리된 집중력(divided attention)

1) 동시에 두 가지 이상의 자극을 유지하는 집중력
2) 운전하며 라디오 듣기, 전화하며 주소 적기 등

120

뇌손상 환자에게 분류 능력을 평가하고자 한다. 적절한 방법은?

1) 사람 그리기
2) 간단한 셈하기
3) 책상 정리하기
4) 여행계획 세우기
5) 속담, 격언의 뜻 대답하기

121

TBI 환자인 K씨에게 치료사는 부드러운 솔이 달린 전동 브러시를 이용해 손등에 빠른 솔질을 실시하였다. 이 치료에 대한 설명으로 옳은 것은?

1) Rood의 억제 테크닉이다
2) 감각통합치료의 사례이다
3) 고유수용성 감각의 입력이다
4) 높아진 근긴장을 낮추기 위해 실시한다
5) 짧은 아이싱(icing)과 유사한 효과를 기대할 수 있다

문제해설

120 분류 능력이란 사물을 비슷하고 관련된 그룹으로 만드는 능력으로 색깔, 모양, 크기, 관련성 유무에 따라 물건이나 그림을 분류하는 것으로 평가할 수 있다.
답 3)

121 해설내용 참조
답 5)

Rood의 촉진 테크닉인 빠른 솔질

Explanation

1. 빠른 솔질(fast brushing)

1) 적용 및 원리
   (1) 머리 빗기, 또는 부드러운 낙타털로 만든 붓을 이용해 근육 위의 피부에 솔질하기
      ① 높은 빈도와 강도의 자극을 만드는 전동 막대 믹서로 대신할 수 있음
      ② 머리카락을 당기거나 머리카락이 끼이는 것을 예방하기 위해 측면으로 회전하는 솔을 사용할 수도 있음
   (2) 'C-size 감각섬유'를 자극하며, 자세유지 근육과 관련된 다연접(polysynaptic) 통로로 배출되는 것으로 사료됨
   (3) Rood의 주장
      • 빠른 솔질의 효과가 특정하게 나타나지는 않음
   (4) 효과
      • 즉각적인 효과를 얻을 수 있지만 그 효과는 30~45초 동안만 지속됨

122

TBI 환자인 40대 남성은 단순한 업무의 반복 수행이 가능하지만 문장으로 설명된 지시는 수행하지 못한다. 또한 이 남성은 특정 상황에서 획득한 정보를 다른 상황에 일반화하지 못하고, 판단력 부재로 일어날 일에 대한 예측이 어렵다. 이 남성의 ACL 단계는?

1) 손 행동(manual action)
2) 자세적 행동(postural action)
3) 탐색 행동(exploratory actions)
4) 자동적 행동(automatic actions)
5) 목적 지향적 행동(goal-directed actions)

문제해설

122 해설내용 참조

답 5)

ACL 3~4단계

Explanation

Level 3 : **손 행동** (manual action)	• 손의 사용이 가능 – 물건 들어올리기 및 관찰하기 – 자연스런 동작이 나타남 – 연필로 글씨쓰기, 컵의 사용 등 – 익숙한 물건의 사용 • 기본적인 일상생활 활동의 수행 – 옷 입기, 목욕하기, 양치질하기 등 – 간단한 가사일의 수행 – 촉진(prompting)과 감독(supervision)이 필요함 • 약물 관리 및 돈 관리 – 감독이 필요함
Level 4 : **목적 지향적 행동** (goal-directed actions)	• 목적 있는 활동을 함 – 목표 성취를 위한 단계적 수행 • 익숙한 내용이나 과거 경험에 대한 정보 – 의사소통이 가능함 ◦ 하지만 새로운 정보에 대해서는 무시 또는 오해 • 단순한 업무의 반복 수행이 가능함 – 언어 또는 문장으로 설명된 지시는 따르지 못함 • 일반화의 어려움 – 특정 상황에서 획득한 정보를 다른 상황에 일반화하지 못함 – 판단력 부재로 일어날 일에 대한 예측이 어려움

123

외상성 뇌손상(TBI)을 입은 26세 남성에게 치료사는 ADL 훈련으로 헤어드라이어를 주며 젖은 머리를 말리게 하였다. 그러자 이 남성은 헤어드라이기로 머리를 빗는 행동을 보였다. 이 남성의 실행증은?

1) 언어(verbal) 실행증
2) 관념(ideational) 실행증
3) 옷입기(dressing) 실행증
4) 구성(constructional) 실행증
5) 관념운동(ideaomotor) 실행증

문제해설

123 해설내용 참조

답 2)

실행증(Apraxia)

Explanation

정의	• 목적 있는 운동을 계획하고 수행하는 능력의 손상을 말함 • 운동(motor), 감각(sensory), 협응력(coordination) 등의 손상은 없지만 운동의 장애가 나타남 • 환자는 정상적 이해력을 가짐
분류	• 개념적(ideational) 실행증 – 동작의 개념을 형성할 수 없음 – 실제 물건들은 적절히 사용할 수 없는 실행증 – 최근 'conceptual aprixia'라고도 함 – 적절한 순서로 동작을 구성하기 어려움(예, 숟가락으로 글씨쓰기) – 지시 또는 자동적 실행 능력이 없음 • 운동(ideomotor) 실행증 – 지시 또는 모방에 의한 실행은 수행 못하나 자동적으로는 가능함 – 실제 물건사용은 정확히 수행함 – 말로는 가능하지만 동작으로는 실행 할 수 없음(예, 양치질하기를 흉내(mime) 낼 수는 없지만 실제 양치질을 정확히 수행 할 수 있음) • 구성(constructional) 실행증 – 지시 또는 자동적 그리기, 구성하기 능력에 장애가 있음 – 전체를 조직하거나 조립하는데 문제가 있음 : 블록 쌓기, 그림 그리기, 성냥 쌓기 등의 문제 – 옷 입기, 장난감 조립, 그릇 쌓기 등이 어려움 – 2차원과 3차원으로 나눠짐 • 언어(verbal) 실행증 – 구강 또는 안면 부분의 수의적 움직임에 문제 – 경우에 따라 성대 또는 호흡기에도 문제를 일으킬 수 있음 – 전두엽 기능과 관련 있음 – 지시에 따라 혀, 볼, 입술, 턱 등의 움직임이 어려움 • 옷 입기(dressing) 실행증 – 신체 도식(body scheme)과 관련이 있음 – 오른쪽과 왼쪽을 구분 못함 – 단추와 지퍼를 제대로 조작할 수 없음

124

회복중인 뇌졸중 환자는 앉은 자세에서 무릎을 90도 굽힐 수 있으며, 발등 굽힘(dorsiflexion)도 가능하지만 선 자세에서는 불가능하다. 이 환자의 브론스트롬 단계는?

1) 1단계
2) 2단계
3) 3단계
4) 4단계
5) 5단계

125

TBI 환자인 40대 남성의 인지를 평가하기 위해 홈질(running stitch)을 제공했지만 손을 뻗지도 못하고, 가죽판과 실을 잡지도 못한다. 이 남성의 인지 수준은?

1) 3.0
2) 3.2
3) 3.4
4) 3.0 이하
5) 3.5 이상

126

다음에 해당하는 알렌 인지단계는?

> 모델을 모방하거나 재생산, 기계적인 학습이 가능하며, 시각적인 단서를 이용할 수 있다

1) 자세 반응(postural actions)
2) 조작 행동(manual actions)
3) 계획된 행동(planned actions)
4) 탐색 행동(exploratory actions)
5) 목적 지향적 행동(goal-directed actions)

문제해설

124 브론스트롬의 다리 회복 4단계

- 앉은(sitting) 자세에서 무릎관절 굽힘을 90° 이상 수행함
- 바닥 면에서 발을 뒤로 끌어당길 수 있음(sliding backward)
- 바닥 면 위에서 발뒤꿈치의 발등굽힘(dorsiflexion)이 가능함
- 무릎관절이 90°까지 굽힘이 가능함

답 4)

125 ACLS-5의 홈질(running stich)

인지 수준	평가 기준(Rating Criteria)
3.0 이하	• 손을 뻗지 못함 • 가죽 판이나 바늘 실을 잡을 수 없음
3.0	• 능동적으로 손을 뻗을 수 있음 • 가죽 끈이나 바늘의 끝을 잡을 수 있음
3.2	• 가죽 판 구멍에 바늘을 집어넣음(1회 이상)
3.4	• 시범 없이 3땀의 바느질을 정확히 수행함 • 과제 수행 시 구멍 뛰어 넘기 없음

답 4)

126 Allen 인지수준 단계 중 4단계 목적 지향적 행동(goal-directed actions)에 속하는 설명이다.

답 5)

127

다음 설명의 'Ranchos los amigos scale'은?

- 자동적, 적절한 반응
- 일상생활에 최소한의 도움이 필요함
- 익숙한 장소와 사람을 인지함
- 로봇 같은 반응을 보임(판단, 문제해결능력 부족)

1) 4단계　　2) 5단계
3) 6단계　　4) 7단계
5) 8단계

128

다음에서 설명하는 강직의 종류는?

- 머리와 목의 과폄
- 어깨뼈 올림, 뒷당김
- 어깨관절 안쪽돌림, 모음
- 손가락 굽힘, 모음
- 팔꿉관절 폄

1) 실조증　　2) 소뇌강직
3) 대뇌제거강직　　4) 겉질제거강직
5) 바빈스키강직

문제해설

127 • 4단계 : 혼동, 흥분된 반응 – 심한혼동, 공격적 반응, 과장된 반응 나타남, 의식이 명료하며 주의력이 매우 짧음
• 5단계 : 혼동, 적절한 반응 – 의식이 명료함, 단순명령에 반응함, 복합명령에 혼동함, 매우 산만함, 지남력 없음
• 6단계 : 자동적, 적절한 반응 – 목적있는 반응 보임, 단서에 의존함, 지남력 혼동이 나타남
• 8단계 : 목적적, 적절한 반응 – 지남력 정상, 익숙한 업무를 독립적으로 약 1시간 수행함, 보조자 항시 대기(→타인의 요구, 시각, 계획변경 등 인식하기 위해)

답 4)

128 해설내용 참조

답 3)

강직의 종류

Explanation

겉질제거 강직 (decorticate rigidity)	• 상지(U/E) : 굽힘+안쪽돌림(IR)+모음(AD) • 하지(L/E) : 경직된(spastic) 폄 • 원인 : 대뇌 반구(cerebral hemispheres)의 손상–특히 속섬유막(internal capsule) 손상 시
대뇌제거 강직 (decerebrate rigidity)	• 상하지 모두 : 경직된(spastic) 폄+안쪽돌림(IR)+모음(AD) • 손가락(finger) 및 손목은 굽힘, 발은 저굴(PF), 몸통은 폄, 머리는 퇴거(retract) • 원인 : 뇌줄기(brainstem) 및 추체외로(extrapyramidal tracts)의 손상

129

환자는 간단한 지시에는 반응을 보이지만 복잡한 지시에는 혼동된 양상을 보이고 있다. 란초로스 아미고스 척도 수준은?

1) 혼란－흥분 반응
2) 혼란－적절한 반응
3) 자동－적절한 반응
4) 혼란－부적절한 반응
5) 목적적인－적절한 반응

문제해설

129 간단한 지시에 대한 반응을 보이지만 복잡한 지시에는 혼동된 양상을 나타내는 것은 란초5단계 혼란－부적절한 반응이다.

답 4)

란초로스 아미고스 스케일

Explanation

Ⅰ	• 무반응 : 자극에 대해 무반응
Ⅱ	• 일반화된 반응 : 자극에 대해 반응의 일관성이 없으며, 불특정적 반응을 보이며, 목적적 반응은 없음, 통증성 자극에 반사적 반응함
Ⅲ	• 국부적 반응 : 자극의 종류와 직접 관련된 반응을 보이지만, 일관성이 없으면 지체를 보임(예, 강한 빛에 눈 깜박거림)
Ⅳ	• 혼동 및 동요 : 의식은 명료함, 과장된(heightened) 반응, 심한 혼동, 공격적 반응이 나타남
Ⅴ	• 혼동－부적절 : 단순명령에는 약간 반응하지만 복합명령에는 혼동을 보임 － 심한 주의산만을 보임, 지남력은 없음
Ⅵ	• 혼동－적절 : 간단한 지시는 수행함, 보다 목적 있는 반응을 보이지만, '큐(cue)'가 필요함, 지남력 혼동이 있음
Ⅶ	• 자동－적절 : 로봇과 같은 반응을 보임, 판단 및 문제해결 능력이 결핍됨, 일상생활에 최소 도움이 필요함, 익숙한 장소와 사람을 인지함
Ⅷ	• 목적적－적절(보조자의 대기가 필요) － 익숙한 업무에 대한 반응이 적절함 → 약 1시간 정도 독립적으로 업무를 수행함 － 약간의 인지손상으로 인해 타인의 요구, 타인의 시각, 계획변경 등을 인식하기에 보조자의 도움이 필요함 － 지남력이 정상임
Ⅸ	• 목적적－적절(요구 시 보조자의 대기가 필요) － 익숙한 상황에서 효율적인 반응을 보이지만 문제를 예측하거나 수행을 수정하는데 단서(cue)가 필요함 － 낮은 '위기극복 내성'을 보일 수 있음 － 최소 2시간을 지속적으로 정확히 업무를 수행함
Ⅹ	• 목적적 및 적절(변형된 독립) － 다양한 업무에 적절한 반응을 보이지만 좀 더 시간이 걸리며, 휴식이 필요할 수도 있음 － 인지적 보상전략의 사용에 있어 독립적이며, 요구에 따라 업무를 수정할 수 있음

130

다음 설명의 알렌의 인지단계는?

- 행동을 유사하게 모방할 수 있다
- 행동의 예 : 걷기, 몸짓 취하기, 미용체조

1) 자세 반응
2) 탐색 행동
3) 조작 행동
4) 자동적인 행동
5) 목적지향적 행동

131

외상성 뇌손상(TBI) 환자의 GCS 검사 시 소리를 내지만 검사자가 이해할 수 없는 소리를 냈을 때의 언어반응 점수는?

1) 1점
2) 2점
3) 3점
4) 4점
5) 5점

132

확산성 축삭 손상(diffuse axonal injury)의 특징으로 옳은 것은?

1) 충돌과 낙상이 주요 원인이다
2) 이마엽과 관자엽에 주로 발생한다
3) 인지장애 및 행동증상이 특징이다
4) 뇌압상승으로 인한 의식 약화가 특징이다
5) 지주막하출혈과 뇌실내출혈은 잘 나타나지 않는다

문제해설

130 위 설명은 2단계 자세반응에 대한 설명으로 고유감각, 중력의 영향을 받으며 자세나 몸짓, 동작을 통하여 알 수 있다.

답 1)

131 GCS언어반응

- 5점 – 지남력 양호
- 4점 – 대화 혼란
- 3점 – 언어 혼란(단어)
- 2점 – 이해 불가능한 소리
- 1점 – 반응 없음

답 2)

132

	국소 뇌손상	확산성 뇌손상
원인	충돌, 낙상으로 인한 타격	교통사고로 인한 빠른 회전력
다발 손상 부위	이마엽, 관자엽에 다발	뇌심부(뇌줄기, 뇌들보) 손상
	• 충돌부위 경질막바깥출혈 • 반대쪽 반충손상 경직막하출혈	지주막하출혈, 뇌실내출혈 → 뇌수종 유발
증상	• 정신적 유연성 저하 • 이마엽 손상시 충동성, 집중력 결여	• 인지장애, 행동증상 • 뇌중기 소뇌 손상 시 실조, 복시, 조음곤란
의식 장애	2차적인 뇌압상승 등으로 인해 의식 약화 발생	의식소실, 전신적 기능 손상

답 3)

133

란초로스 아미고스 척도의 6단계에 해당하는 것은?

1) 심각하게 흥분되고 고조된 반응, 공격적일 수 있다
2) 목표 지향적인 반응이 나타나지만 지시가 필요하다
3) 일상과제를 자동적으로 완수하지만 로봇같이 반응한다
4) 간단한 지시에 반응을 보이지만 복잡한 지시에는 혼동된 양상을 보인다
5) 자극에 대해 구체적이지만 지속적이지 못하며, 도피하거나 소리지르는 반응을 보인다

134

자동－적절 단계로 마치 로봇과 같은 반응이 나타나며, 판단 및 문제해결 능력이 결핍된 Ranchos los amigos 단계는?

1) Ⅲ 단계　　2) Ⅳ 단계
3) Ⅴ 단계　　4) Ⅵ 단계
5) Ⅶ 단계

문제해설

133 • 심각하게 흥분되고 고조된 반응은 4단계
• 자극에 대해 구체적이지만 지속적이지 못함은 3단계
• 일상과제를 자동적으로 수행하나 로봇 같은 반응은 7단계
• 간단한 지시에 반응을 보이지만 복잡한 지시에 혼동함은 5단계

답 2)

134 해설내용 참조

답 5)

Explanation: Ranchos los amigos 단계

레벨(level)	설명(description)
Ⅲ	3. 국부적 반응 : 자극의 종류와 직접 관련된 반응을 보이지만 일관성이 없으면 지체를 보임
Ⅳ	4. 혼동 및 동요 : 과장된(heightened) 반응, 심한 혼동, 공격적일 수도 있음
Ⅴ	5. 혼동－부적절 : 단순 명령에는 조금 반응하지만 복합 명령에는 혼동을 보임－심한 주의산만을 보임
Ⅵ	6. 혼동－적절 : 보다 목적 있는 반응을 보이지만 '큐(cue)'가 필요함
Ⅶ	7. 자동－적절 : 로봇 같은 반응, 판단 및 문제해결 능력이 결핍됨

135

다음 설명은 알렌의 인지단계 중 어디에 속하는가?

> • 타일 붙이기, 색깔 섞기 활동
> • 새로운 단계들을 모방함

1) 자세 반응
2) 조작 행동
3) 탐색 행동
4) 자동적인 행동
5) 목적지향적 행동

136

다음 환자의 의식 및 기억의 상태는?

> • 글래스고우 혼수 척도는 7점이다
> • 외상 후 기억상실 기간은 6일이다

1) 경미
2) 중등도
3) 심각
4) 매우 심각
5) 극도로 심각

137

다음 사례의 감각자극 종류는?

> • 진단 : 외상성 뇌손상
> • 중재 내용 : 치료사는 환자의 관절에 신장(stretch)과 압박(pressure)을 실시하였다

1) 촉각
2) 통각
3) 운동감각
4) 전정감각
5) 고유수용성감각

문제해설

135 위 설명은 5단계 탐색행동에 대한 설명으로 탐색적이며 새로운 단계들을 모방하는 타일 붙이기와 색깔 섞기 활동을 예로 들 수 있다. 또한 두 시각적 단서의 관계를 알아차릴 수 있다.

답 3)

136
• 혼수 척도 : 3~8점(심각), 9~12점(중등도), 13~15점(경미)
• 외상 후 기억상실 : 5분 이내(매우 경미), 5~60분 이내(경미), 1~24시간(중등도), 1일~7일(심각), 1~4주(매우 심각), 4주 이상(극도 심각)

답 3)

137 고유수용성 감각의 수용기는 인대, 관절, 근육이다.

답 5)

138

다음 사례는 GCS(Glasgow Coma Scale) 평가 결과이다. 운동 반응 점수는?

- 스스로 눈 뜨기가 어렵다
- 검사자가 이해할 수 없는 소리를 낸다
- 꼬집을 때 부적절하게 신체굽힘 반응(decerebrate posture)이 나타난다

1) 1점 2) 2점
3) 3점 4) 4점
5) 5점

문제해설

138 해설내용 참조

답 3)

GCS(Glasgow Coma Scale)

Explanation

평가자의 테스트(examiner's test)		환자의 반응(patient's response)	점수
눈 뜨기 (eye opening)	자발력(spontaneous)	• 스스로 눈 뜨기	4
	말하기(speech)	• 큰소리로 질문하면 눈 뜨기	3
	통증(pain)	• 꼬집을 때 눈 뜨기	2
		• 눈을 뜨지 못함(무반응)	1
운동 반응 (best motor response)	명령(commands)	• 단순 명령에 따르기	6
	통증(pain)	• 꼬집을 때 평가자의 손에서 벗어나기(away) 위해 당김	5
		• 꼬집을 때 벗어나기(away) 위해 특정 신체 부위를 당김	4
		• 통증에 대해 부적절하게 신체를 굽힘시킴(decerebrate posturing) – 굽힘반응	3
		• 꼬집을 때 신체는 폄된 자세로 강직(rigid)됨 – 폄반응	2
		• 꼬집을 때 운동 반응이 없음	1
언어 반응 (verbal response : talking)	말하기(speech)	• 적절한 대화를 수행하며 자신이 누구인지, 어디에 있는지, 그리고 연도와 달을 정확히 말함	5
		• 혼동과 지남력 장애는(confused & disoriented) 없는 듯 보임	4
		• 검사자가 말을 이해할 수는 있지만 그 내용이 상식에서 벗어남	3
		• 검사자가 이해할 수 없는 소리를 냄	2
		• 소리를 내지 못함	1

139

다음 사례에 해당하는 글래스고 혼수척도(Glasgow Coma Scale) 점수는?

- 스스로 눈 뜨기가 가능하다
- 단순 명령에 따르기가 가능하다
- 적절한 대화를 수행하며 자신이 누구인지, 어디에 있는지, 연도와 달을 정확히 말한다

1) 5점　2) 8점　3) 10점
4) 13점　5) 15점

문제해설

139 해설내용 참조

답 5)

글래스고 혼수척도(Glasgow Coma Scale)

Explanation

평가자의 테스트(examiner's test)		환자의 반응(patient's response)	점수
눈 뜨기 (eye opening)	자발력(spontaneous)	• 스스로 눈 뜨기	4
	말하기(speech)	• 큰소리로 질문하면 눈 뜨기	3
	통증(pain)	• 꼬집을 때 눈 뜨기	2
		• 눈을 뜨지 못함(무반응)	1
운동 반응 (best motor response)	명령(commands)	• 단순 명령에 따르기	6
	통증(pain)	• 꼬집을 때 평가자의 손에서 벗어나기(away) 위해 당김	5
		• 꼬집을 때 벗어나기(away) 위해 특정 신체 부위를 당김	4
		• 통증에 대해 부적절하게 신체를 굽힘시킴(decerebrate posturing) – 굽힘반응	3
		• 꼬집을 때 신체는 폄된 자세로 강직(rigid)됨 – 폄반응	2
		• 꼬집을 때 운동 반응이 없음	1
언어 반응 (verbal response : talking)	말하기(speech)	• 적절한 대화를 수행하며 자신이 누구인지, 어디에 있는지, 그리고 연도와 달을 정확히 말함	5
		• 혼동과 지남력 장애는(confused & disoriented) 없는 듯 보임	4
		• 검사자가 말을 이해할 수는 있지만 그 내용이 상식에서 벗어남	3
		• 검사자가 이해할 수 없는 소리를 냄	2
		• 소리를 내지 못함	1

140

중등도의 뇌손상으로 판단하는 글래스고혼수척도(GCS)의 점수 범위는?

1) 8～12
2) 8～10
3) 9～10
4) 9～12
5) 10～12

141

외상 후 GCS(Glasgow Coma Scale)의 언어반응이 1점에 해당하는 사례는?

1) 전혀 소리를 내지 못한다
2) 검사자가 이해할 수 없는 소리를 낸다
3) 정상은 아니지만 혼동과 지남력 장애는 없는 것처럼 보인다
4) 검사자의 말을 이해할 수는 있지만 말하는 내용은 상식에서 벗어난다
5) 적절한 대화를 수행하며 자신이 누구인지, 어디에 있는지를 정확히 말한다

문제해설

140 글래스고 혼수척도(GCS)의 점수 범위로는 심각－(3～8점), 중등도－(9～12점), 경도－(13～15점)이다.

답 4)

141 해설내용 참조

답 1)

Explanation 언어 반응(verbal response : talking)

테스트	환자의 반응	점수
말하기 (speech)	적절한 대화를 수행하며 자신이 누구인지, 어디에 있는지, 그리고 연도와 달을 정확히 말함	5
	혼동과 지남력 장애는(confused & disoriented) 없는 듯 보임	4
	검사자가 말을 이해할 수는 있지만 그 내용이 상식에서 벗어남	3
	검사자가 이해할 수 없는 소리를 냄	2
	소리를 내지 못함	1

142

다음 사례의 환자에게 의심되는 문제는?

> TBI 환자인 남씨는 수저통에 있는 포크, 젓가락, 숟가락을 구분하기 어렵다

1) 동시실인증(simultanognosis)
2) 입체인식불능증(astereognosis)
3) 형태항상성 장애(form constancy dysfunction)
4) 전경배경 구별장애(figure ground discrimination dysfunction)
5) 공간내 위치 구별장애(position in space discrimination dysfuction)

143

외상 후 꼬집는 자극에 신음소리를 내며 꼬집힌 부위를 회피하는 반응을 보이는 환자의 의식단계는?

1) 명료(alert)
2) 혼수(coma)
3) 혼미(stupor)
4) 기면(drowsy)
5) 반혼수(semicoma)

144

란초로스 아미고스 스케일 5단계에 적절한 치료는?

1) 감각자극
2) 인지훈련
3) 자세 유지
4) 환경구조화
5) 인지적 융통성 훈련

문제해설

142 지각처리 기술의 정의

- 입체지각(stereognosis) : 촉각으로 사물을 구별하는 것
- 운동지각(kinesthesia) : 관절의 움직임의 방향과 움직임 정도를 구별하는 것
- 통증반응(pain response) : 해로운 자극을 해석해내는 것
- 신체인식(body scheme) : 각 신체 사이의 관계와 신체 지각하는 것
- 좌우구별(right left discrimination) : 신체의 양쪽을 분별하는 것
- 형태지속(form constancy) : 다양한 크기, 자세, 환경 내에서 그 사물을 재인식하는 것
- 공간내 위치(position in space) : 물체들 사이의 공간적 관계를 지각하는 것
- 시각차단(visual closure) : 물체나 형태가 완전히 보이지 않아도 구별해내는 것
- 전경배경(figure ground) : 앞뒤에 다른 물체들이나 모양들이 있어도 구별해 내는 것
- 깊이지각(depth perception) : 다양한 공간이나 면에서 사물들 사이, 그림들 사이의 상대적 거리를 구별하는 것
- 공간관계(spatial relations) : 물체들의 자세를 상대적 관계로 구별해 내는 것
- 지리적 지남력(topographical orientation) : 특정 대상의 위치와 장소를 찾아내는 것

답 4)

143
- 기면 : 집중력이 감소하거나 외부의 자극에 대해 바로 반응할 수 있는 상태로 자극이 주어질 때만 의사소통 가능
- 혼미 : 통증을 유발하는 강력한 자극에 대해 반응

답 3)

144
- 1~3단계 : 감각자극, 자세유지
- 4~5단계 : 환경구조화
- 6단계 : 학습의 상호작용 가능, 인지훈련
- 7~8단계 : 인지적 융통성을 요하는 활동

답 4)

145

치료 시간에 환자가 눈을 감고 오며, 꼬집는 자극에 눈을 뜨지만 집중하는 시간이 짧은 상태이다. 이 환자의 의식단계는 무엇인가?

1) 명료
2) 기면
3) 혼미
4) 섬망
5) 혼수

146

대뇌제거강직(decerebrate rigidity)의 증상으로 옳은 것은?

1) 몸통 굽힘(flexion)
2) 목과 머리 굽힘(flexion)
3) 발목 발바닥쪽굽힘(plantar flexion)
4) 엉덩관절의 바깥돌림(external rotation)
5) 팔꿉관절의 굽힘, 아래팔 엎침(flexion, pronation)

147

다음 환자의 의식단계는?

> 환자는 통증을 유발하는 자극에 대해 신체 일부분을 회피하는 반응을 보였다

1) 명료(alert)
2) 혼수(coma)
3) 혼미(stupor)
4) 기면(drowsiness)
5) 반혼수(semicoma)

문제해설

145
- 기면(Drowsy) : 집중력이 감소하나 외부의 자극에 대해 바로 반응할 수 있는 상태로 자극이 주어질 때만 의사소통 가능
- 혼미(Stupor) : 통증을 유발하는 강력한 자극에 대해 반응

답 2)

146 대뇌제거강축의 임상 증상으로는 – 목과 머리 과폄, 몸통 폄, 팔꿉관절 폄, 엉덩관절 안쪽돌림, 모음, 폄, 발목 발바닥쪽굽힘

답 3)

147 의식의 5단계
- 명료 : 정상적인 의식 상태로 자발적으로 움직이는 상태
- 기면 : 집중력이 감소하나 외부의 자극에 대해 바로 반응할 수 있는 상태, 자극이 주어질 때만 의사소통이 가능함
- 혼미 : 통증을 유발하는 강력한 자극에 반응(신음, 자발적 움직임)
- 반혼수 : 통증을 유발하는 자극에 대해 신체 일부분을 회피하는 반응
- 혼수 : 통증을 유발하는 강력한 자극에도 반응 없음

답 5)

148

다음에 해당하는 Rancho Los Amigos Level은?

> 단순한 언어적 지시에 반응을 하지만, 복잡한 지시는 혼란스러워하고 매우 산만한다. 구조화된 환경 안에서 이전에 학습한 과제는 수행할 수 있지만, 새로운 정보를 학습할 수 없다

1) Ⅴ
2) Ⅵ
3) Ⅶ
4) Ⅷ
5) Ⅸ

문제해설

148
- Ⅴ : 혼동－부적절한 반응
- Ⅵ : 혼동－적절한 반응
- Ⅶ : 자동적－적절한 반응
- Ⅷ : 목적적－적절한 반응
- Ⅸ : 목적적－적절한 반응

답 1)

149

TBI 환자인 20대 여성은 양치질하기를 흉내 내지는 못하지만 실제로 양치질을 할 수 있다면 무엇인가?

1) 시각 실인증
2) 관념 실행증
3) 단기 기억 손상
4) 중기 기억 손상
5) 관념운동 실행증

문제해설

149
- 관념(ideational) 실행증
  - 동작의 개념을 형성할 수 없음
  - 실제 물건들을 적절히 사용할 수 없는 실행증임
  - 최근 'conceptual aprixia'라고도 함
  - 적절한 순서로 동작을 구성하기 어려움(예, 숟가락으로 글씨쓰기)
  - 지시 또는 자동적 실행능력이 없음
- 관념운동(ideomotor) 실행증
  - 지시 또는 모방에 의한 실행은 수행 못하나 자동적으로는 가능함
  - 실제 물건의 사용은 정확히 수행함
  - 말로는 가능하지만 동작으로는 실행할 수 없음(예, 양치질하기를 흉내 낼 수는 없지만 실제 양치질을 정확히 수행할 수 있음)
- 구성(constructional) 실행증
  - 지시 또는 자동적 그리기, 구성하기 능력에 장애가 있음
  - 전체를 조직하거나 조립하는데 문제가 있음 : 블록 쌓기, 그림 그리기, 성냥 쌓기 등의 문제
  - 옷 입기, 장난감 조립, 그릇 쌓기 등이 어려움
  - 2차원과 3차원으로 나뉘어짐

답 5)

150

다음은 외상성 뇌손상(TBI) 환자들에게 자주 나타나는 비정상적인 자세이다. 올바른 설명은?

1) 어깨뼈(scapular)의 올림이 나타난다
2) 손상된 쪽으로 머리의 폄이 나타난다
3) 양팔 또는 한 팔에 운동장애와 근 긴장의 문제가 나타난다
4) 몸통의 후만증(kyposis) 및 측만증(scoliosis)은 잘 나타나지 않는다
5) 골반의 전방 기울기(anterior tilting)가 나타나 근긴장에 부정적 영향을 미친다

151

외상성 뇌손상(TBI)을 지닌 30대 남성에게 엉덩(hip)관절의 폄 긴장을 완화시키고, 굽힘을 촉진하는 자세를 만들어 주고자 한다. 이 남성이 휠체어에 앉아 있을 경우 타당한 처방은?

1) 머리를 밴드로 고정한다
2) 골반의 후방 기울임을 만든다
3) 턱을 약간 들어주고 체간을 정렬한다
4) 푹신하고 움푹 들어간 시트를 제공한다
5) 견고한 쐐기 시트(wedged seat)를 제공한다

152

TBI 분류 중 CHI(Closed Head Injury)의 대표적인 원인에 해당하는 것은?

1) 총기 사고
2) 교통 사고
3) 두개골 관통
4) 두개골 골절
5) 칼에 의한 사고

문제해설

150 골반의 전방기울기

골반의 전방 기울기(anterior tilting)는 근긴장에 긍정적인 영향을 미친다.

답 3)

151 쐐기 시트(wedged seat)의 효과

- 엉덩관절(hip) 굽힘을 촉진할 수 있음
- 엉덩관절(hip)과 하지(L/E)의 폄근 긴장(extensor tone)을 억제함

답 5)

152 교통사고를 제외한 나머지는 OHI(Open head injury)의 대표적인 원인이다.

답 2)

153

대뇌제거경직 자세로 올바른 것은?

1) 팔꿈치 굽힘(elbow flexion)
2) 어깨 벌림(shoulder abduction)
3) 발목 발등굽힘(ankle dorsiflexion)
4) 엉덩이가쪽 돌림(hip external rotation)
5) 어깨안쪽 돌림(shoulder internal rotation)

154

TBI 환자가 다음과 같은 기억상실증을 보일 경우 PTA 심각도는?

> 손상 후 기억 상실은 30분 정도이다

1) 매우 경함(very mild)
2) 경함(mild)
3) 보통(moderate)
4) 심함(severe)
5) 매우 심함(very severe)

155

통증을 유발하는 자극에 대해 반응할 수 있는 의식 상태는?

1) 혼미
2) 흥분
3) 혼동
4) 기면
5) 반혼수

문제해설

153
- 팔꿈치 : 폄
- 상·하지 : 경직된 폄, 안쪽돌림, 모음
- 발목 : 발바닥 굽힘

답 5)

154

손상 후 기억 상실	정도(severity)
5분 이하	매우 경함(very mild)
5~60분	경함(mild)
1~24시간	보통(moderate)
1~7일	심함(severe)
1~4주	매우 심함(very severe)
4주 이상	극도로 심함(extremely severe)

답 2)

155 의식수준은 명료–기면–혼미–반혼수–혼수로 구분하는데 통증을 유발하는 강력한 자극에 대해 반응할 수 있는 것은 혼미상태이다.

의식의 5단계
- 명료 : 정상적인 의식 상태로 자발적으로 움직이는 상태
- 기면 : 집중력이 감소하나 외부의 자극에 대해 바로 반응할 수 있는 상태, 자극이 주어질 때만 의사소통이 가능함
- 혼미 : 통증을 유발하는 강력한 자극에 반응(신음, 자발적 움직임)
- 반혼수 : 통증을 유발하는 자극에 대해 신체 일부분을 회피하는 반응
- 혼수 : 통증을 유발하는 강력한 자극에도 반응 없음

답 1)

3

C·H·A·P·T·E·R

신경원성 및 근육성 질환 (Neurogenic & muscular disease)

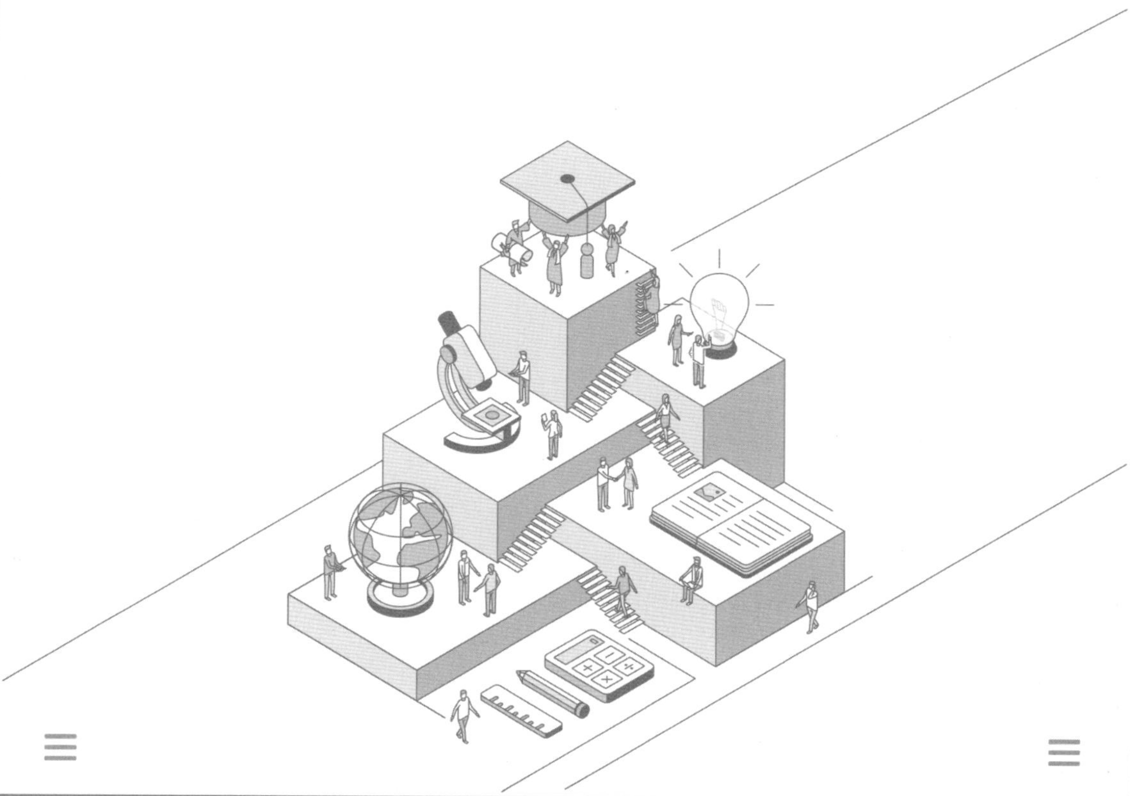

2024 OCCUPATIONAL THERAPY

예·상·문·제·풀·이

01

다음과 같은 임상적 양상이 나타났다면 손상된 말초신경은?

- 수평벌림(horizontal abduction)에 제한이 나타난다.
- 어깨의 옆면에 과감각(hyperesthesia)이 나타난다.
- 어깨의 비대칭(asymmetry)이 특징이다.

1) 겨드랑(Axillary) 신경
2) 어깨밑(Subscapular) 신경
3) 어깨위(Suprascapular) 신경
4) 긴가슴(Long thoracic) 신경
5) 근육피부(Musculocutaneo) 신경

02

다음 내용에 해당하는 말초신경 질환은?

스플린트 적용
- 손목의 폄, MP 관절 폄, 엄지의 폄을 제공하기 위해 등쪽 등쪽 스플린트(dorsal splint)를 적용함
- 일반적으로 동적 스플린트(dynamic splint)를 적용함

1) 자신경 마비
2) 노신경 마비
3) 정중신경 마비
4) 가슴등신경 마비
5) 근육피부신경 마비

문제해설

01

신경	운동 지배
긴가슴신경 (Long thoracic)	Shoulder girdle, Serratus anterior
어깨위신경 (Suprascapular)	Subscapularis, Infraspinatus
어깨밑신경 (Subscapular)	Subscapularis, Teres major
겨드랑신경(Axillary)	Deltoid, Teres minor
근육피부신경 (Musculocutaneo)	Biceps brachii, Brachialis Coracobrachialis

답 1)

02 노신경 마비 : 적용되는 스플린트(splint)

- 등쪽 스플린트(dorsal splint) : 손목의 폄(extension), MP 관절 폄, 엄지의 폄을 제공, 회복 기간 동안 과신장(overstretch)으로부터 폄 힘줄(extensor tendon)을 보호하며, 기능 자세를 유지시켜줌
- 동적 스플린트(dynamic splint)가 일반적으로 적용됨

답 2)

03

입원 중인 근육병 환자에게 ADL 보조도구를 처방하고자 한다. 가장 적절한 시기는?

1) 퇴원하기 직전에 제공
2) 치료 시작하기 전에 제공
3) 치료 시작 후 1주일 이내 제공
4) 치료 시작 후 2주일 이내 제공
5) 대상자와 가족이 질환을 받아들인 후에

04

다음 중 노신경(radial nerve)이 지배하는 근육은?

1) 손뒤침근(supinator)
2) 엄지맞섬근(opponens pollicis)
3) 긴엄지굽힘근(flexor pollicis longus)
4) 노쪽손목굽힘근(flexor carpi radialis)
5) 얕은손가락굽힘근(flexor digitorum superficialis)

문제해설

03 근육병은 진행성 질환이기 때문에 가장 적절한 보조도구의 결정은 퇴원 전에 하는 것이 적절하다.

답 1)

04 해설내용 참조

답 1)

Explanation 노신경(radial nerve)이 지배하는 근육

신경지배	• 아래팔(forearm)의 폄근 및 뒤침근(extensor-supinator) 그룹의 신경지배(innervation)
관련근육	• 위팔노근(brachioradialis) • 위팔세갈래근(triceps brachii) • 긴노쪽손목폄근(extensor carpi radialis longus) • 짧은노쪽손목폄근(extensor carpi radialis brevis) • 손가락폄근(extensor digitorum) • 새끼손가락폄근(extensor digiti minimi) • 집게손가락폄근(extensor indicis) • 자쪽손목폄근(extensor carpi ulnaris) • 손뒤침근(supinator) • 긴엄지벌림근(abducor pollicis longus) • 짧은엄지폄근(extensor pollicis brevis) • 긴엄지폄근(extensor pollicis longus)

05

ALS 질환에 대한 정의 및 증상으로 옳은 것은?

1) 주로 소아기에 발병한다
2) 다발성경화증과 같은 용어이다
3) 바이러스가 척수의 운동 신경원을 공격하는 질환이다
4) 감각손상이나 자율신경계 장애는 거의 나타나지 않는다
5) 말하기 및 음식물 삼키기 문제는 거의 발생하지 않는다

문제해설

05 해설내용 참조

답 4)

ALS

Explanation

1. 정의 및 병리

1) '루게릭(Lou Gehrig)병'으로도 불려짐(프랑스에서는 Charcot's disease) : 1930년대 이 질병을 앓았던 야구선수의 이름에서 기원함
2) 임상적으로 근위축, 근력약화, 섬유속성 연축(spasm) 등이 나타나는 퇴행성 질환
3) 대뇌 및 척수의 운동 신경원이 선택적으로 파괴됨 : '운동 신경원 질환'으로도 불림
4) 중추신경계의 운동신경 세포(motor neuron)의 파괴 : 근육들이 운동신경의 자극에 대해 적절한 운동 기능을 보이지 못함
5) 신체에 분포된 감각신경, 자율신경 등은 거의 손상되지 않는 것이 특징 : 감각이상 또는 자율신경계 장애는 거의 나타나지 않음
6) 주로 성인에게 발병됨

2. 원인 : 현재까지 정확한 원인은 밝혀지지 않음

3. 증상 : 초기 증상

1) 손, 손가락, 다리 등의 근육들이 약화되고 위축(atrophy)이 발생됨 : 손과 발의 운동장애, 손발의 부종과 근육통증이 발생됨
2) 언어장애
   (1) 말하기와 음식물 삼키기가 어려워짐
   (2) 혀와 목의 근육들이 약화됨
   (3) 의사소통의 장애가 발생됨 : 혀의 움직임이 손상됨, 발음이 불명확함
3) 연하장애(dysphagia) : 혀와 목의 근육들이 약화되므로 음식물 및 침의 삼키기가 어려워짐, 흡인(aspiration)이 발생됨

06

다음 중 신경근육연접부에서 발생하는 질환은?

1) 중증근무력증
2) 다발성경화증
3) 급성횡단척수염
4) 길랭－바레증후군
5) 샤코－마리－투스 질환

07

중증근무력증을 지닌 40대 남성은 상지의 MMT 측정 결과 대부분이 P이다. 이 남성에게 가장 적절한 운동은?

1) 능동 운동
2) 수동 운동
3) 등척성 운동
4) 능동 보조 운동
5) 과감한 신장 운동

문제해설

06 중증근무력증은 신경근육 접합부의 아세티콜린 수용체의 문제로 발생된다. 나머지 질환들은 말이집 탈락 질환들이다.

답 1)

07 해설내용 참조

답 4)

MMT(Muscle manual test) 점수 기준

Explanation

0	zero(Z)	• 근수축이 보이지도 만져지지도 않음
1	trace(T)	• 근수축이 일어나지만 움직임(motion)은 없음
2^-	poor minus(P^-)	• 중력을 제거해도 'full ROM'을 못함
2	poor(P)	• 중력을 제거하고 'full ROM' 가능
2^+	poor plus(P^+)	• 중력을 이기지만 ROM은 50% 미만 • 중력을 제거하고 약간의 저항을 이기고 full ROM 가능
3^-	fair minus(F^-)	• 중력을 이기고 50% 이상의 ROM 가능(full ROM 불가능)
3	fair(F)	• 중력을 이기고 'full ROM' 가능
3^+	fair plus(F^+)	• 중력과 함께 약간의 저항을 이기고 'full ROM' 가능
4	good(G)	• 중력과 함께 중도(moderate)의 저항을 이기고 'full ROM' 가능
5	normal(N)	• 중력과 함께 최대(maximal)의 저항을 이기고 'full ROM' 가능

08

신경섬유 외부조직에 손상은 있으나 내부 조직은 온전하다. 6개월의 회복기간이 필요하며 수술이 필요 없는 말초신경 손상은?

1) 신경증(neurosis)
2) 신경종(neuroma)
3) 축삭절단(axonotmesis)
4) 신경절단(neurotmesis)
5) 신경무동작(neurapraxia)

09

신경재생의 증거로 나타나는 감각회복의 순서로 옳은 것은?

가. 촉각(touch)	나. 통증(crude pain)
다. 압박감(pressure)	라. 온도감각(temperature)

1) 가－나－다－라
2) 가－라－다－나
3) 나－다－라－가
4) 나－라－다－가
5) 다－나－가－라

10

치료사는 팔렌 검사(Phalen's test)를 진행할지 역팔렌 검사(reverse Phalen's test)를 진행할 지를 고민하고 있다. 두 검사의 차이는?

1) 팔렌 검사는 30초를 역팔렌 검사는 60초를 평가한다
2) 팔렌 검사는 손목 굽힘을 역팔렌 검사는 손목 폄을 유지한다
3) 팔렌 검사는 정중신경을 역팔렌 검사는 요신경을 평가한다
4) 팔렌 검사는 정중신경을 역팔렌 검사는 자신경을 평가한다
5) 팔렌 검사는 신경 압박을 역팔렌 검사는 신경 당김을 평가한다

문제해설

08
- 신경무동작(neurapraxia)
  - 압박, 충격, 견인(traction)사고가 원인이 됨
  - 신경에 타박상(contusion)이 발생한 것임
  - 기능 회복은 치료 없이도 며칠 또는 몇 주 내에 일어남
- 축삭절단(axonotmesis)
  - 신경 섬유의 외부 조직에 퇴행적 손상이 있으나, 내부 조직은 잔존(intact)함
  - 수술은 필요하지 않음
  - 보통 6개월 동안 회복이 나타남
  - 회복은 개인마다 다양함 : 손상 정도에 의해 회복 기간이 결정됨
- 신경절단(neurotmesis)
  - 신경 및 섬유성 조직의 완전한 분리(laceration)가 일어남
  - 수술을 필요로 함 : 미세 수술(microsurgery)이 일반적임

답 3)

09 감각 회복의 순서

통증(crude pain) → 온도감각(temperature) → 압박감(pressure) → 촉각(touch)

답 4)

10 팔렌 검사(Phalen's test)
- 방법 : 손등을 서로 반대로 맞대고 손목을 완전 굽힘(full flexion)시킴, 1분 동안 유지함
- 반응 : 정중신경(median nerve)의 감각분포 부위(엄지, 검지, 중지, 약지의 1/2)에 1분 이내에 찌릿한(tingling) 느낌이 발생하면 양성반응
- 기타 : 역(revers) 팔렌 검사는 기도하는 손 모양을 1분간 취함
  - 양성반응은 팔렌 검사와 동일함

답 2)

11

치료사가 'cubital tunnel syndrome'을 평가하고자 한다면 실시해야 하는 검사는?

1) 티넬 검사
2) 루스 검사
3) 애드손 검사
4) 요르가손 검사
5) 팔꿉 굽힘 검사

12

'CRPS 타입 Ⅰ'의 원인이 되는 사례는?

1) 화상
2) 자상
3) 총상
4) 둔기에 맞음
5) 보조기의 압박

문제해설

11 팔꿉 굽힘 검사(Elbow flexion test)

- 방법
  - cubital tunnel syndrome(자신경의 압박)을 위한 스크리닝(screening)이 목적
  - 환자에게 3~5분 동안 팔꿈치의 완전 굽힘(full flexion)과 손목의 완전 폄(full extension)을 요구함
- 반응 : 아래팔과 손의 자신경 분포 부위에 찌릿한 느낌이 발생하면 양성반응

답 5)

12 해설내용 참조

답 5)

CRPS 타입

Explanation

1. 타입 Ⅰ

1) RSD(reflex sympathetic dystrophy)와 같음
2) 손상 후 혈관 수축(vaso spasm)과 혈관확장(vasodilatation)의 반복순환(cycle)에 의해 발생됨(직접적인 신경손상이 없음)
   (1) 혈관수축은 부종과 무산소증(anoxia)의 원인이 되며 더욱 통증을 증가시킴
   (2) 계속적인 악순환의 반복이 일어남
3) 혈액순환의 감소가 원인이 됨
   (1) 사지(extremity)가 창백해지며 차갑게 되는 원인이 됨
   (2) 부종, 깁스, 꽉 조이는 보조기 등이 원인이 됨

2. 타입 Ⅱ

1) 작열통(causalgia)과 같은 말
2) 강하고 후끈거리는(burning) 통증이 발생함
3) 교통사고, 자상, 열상 등이 원인이 됨 : 직접적인 신경손상이 있음

13

다음 중 폴리오 바이러스가 원인이 되는 질환은?

1) ALS
2) AIDS
3) 급성회백수염
4) 소아마비 후 증후군
5) Guillain-barre syndrome

14

통증이 절정에 이르며, 단단한 부종, 경직(stiffness), 골격의 탈무기질화(bony demineralization) 등이 나타나는 CRPS 단계는?

1) 1단계
2) 2단계
3) 3단계
4) 4단계
5) 5단계

문제해설

13 급성회백수염(Poliomyelitis)

- 정의 : 척수의 앞뿔(anterior horn) 세포와 뇌줄기(brainstem)의 운동신경세포에 손상을 일으키는 바이러스성 질환 : 폴리오 바이러스가 원인
- 증상
  - 국소부위나 신체 전체에 이완성 마비가 나타남
  - 상·하지의 근육, 호흡 부속(accessory) 근육들, 삼킴(swallowing)을 촉진하는 근육 등이 손상됨
  - 사지에 뚜렷한 위축(atrophy)이 나타남
  - 심부 건반사(deep tendon reflex)의 손실이 나타남
  - 감각 루트(sensory root)는 손상되지 않아 감각은 정상임
  - 초기에 구축(contracture)이 발생됨
  - 근육의 비대칭 마비 시 변형이 나타남
    - 아탈골(subluxation)
    - 척주옆굽음증(scoliosis)
    - 구축(contracture)
  - 골다공증(osteoporosis : bone atrophy)의 발생 : 체중을 지지하는 뼈가 약화되며, 병리학적 골절이 일어날 수 있음

답 3)

14 CRPS 단계

- 1단계
  - 3개월까지 : 외상 단계(traumatic stage)
  - 통증, 요흔성 부종(pitting edema), 피부색 변화
- 2단계
  - 추가적인 6~9개월 : 이영양성 단계(dystrophic stage)
  - 통증, 단단한 부종(brawny edema), 경직(stiffness), 발적(redness), 열(heat), 골격의 탈무기질화(bony demineralization)
- 3단계
  - 수년 또는 무기한 : 위축 단계(atrophic stage)
  - 통증은 2단계에 절정을 이루며 그보다는 줄어들게 됨
  - 관절 주변이 커짐(thickening), 구축의 고착(fix)이 발생됨
  - 부종이 있을 경우 단단하고, 치료에 반응하지 않음
  - 손이 차고, 건조하며, 창백함

답 2)

15

상지 손상 환자에게 다음과 같은 임상적 양상이 나타났다면 손상이 의심되는 신경은?

- 쥐기의 약화
- 엄지 둔덕의 감소
- 손가락 대립의 문제

1) 자신경(Ulnar)
2) 노신경(Radial)
3) 정중신경(Median)
4) 겨드랑신경(Axillary)
5) 근육피부신경(Musculocutaneo)

16

신경 코스(nerve course)를 따라가며 천천히 가볍게 두드리며(tapping) 진행하는 검사는?

1) 티넬 검사
2) 루스 검사
3) 팔렌 검사
4) 애드손 검사
5) 요르가손 검사

문제해설

15
- 노신경(Radial) : 손목 하수, 손목 폄근의 마비(wrist drop, extensor paralysis)
- 겨드랑신경(Axillary) : 팔의 벌림 상실, 위팔의 바깥돌림 약화(loss of arm abduction, weakened lateral rotation of humerus)
- 근육피부신경(Musculocutaneo) : 아래팔의 굽힘 및 뒤침의 상실(loss of forearm flexion and supination)
- 정중신경(Median) : 유인원 손, 쥐기 약화, 엄지 둔덕의 감소, 대립 부재(ape hand deformity, weakened grip, thenar atrophy, unopposed thumb)
- 자신경(Ulnar) : 까마귀손, 내재근 위축, 엄지의 모음 상실(claw hand deformity, interosseus atrophy, loss of thumb adduction)

답 3)

16 해설내용 참조

답 1)

티넬 검사(Tinel's sign)

Explanation

1. 방법 및 목적

1) 신경(nerve course)을 따라 천천히, 가볍게 두드리며(tapping) 검사함
2) 먼쪽(distal)에서 몸쪽(proximal)으로 이동하며 찌릿한(tingling) 감각을 유도함
3) 찌릿한(tingling) 감각이 시작되는 부위가 신경압박(nerve compression)이 있는 재생 부위임
4) 신경수술 후에 활용됨 또는 신경압박 유무를 확인하기 위해 사용함
5) 감각신경 수초(sensory axon)의 성장범위를 가늠하기 위해 사용함

2. 반응

찌릿한(tingling) 감각이 시작되는 부위는 신경압박(nerve compression)이 발생하는 부위가 됨

17

만 41세 남성은 농기계 사고로 기용(guyon)터널 부위에 손상을 입은 후 손가락 벌림과 폄에 문제가 생겼다면 손상된 신경은?

1) 자(ulnar) 신경
2) 요(radial) 신경
3) 정중(median) 신경
4) 겨드랑(axillary) 신경
5) 근육피부(musculocutaneo) 신경

문제해설

17 해설내용 참조

답 1)

자신경(ulnar nerve)

Explanation

1. 신경 지배

1) 아래팔 부위에서 자쪽손목굽힘근(flexor carpi ulnaris), 깊은손가락굽힘근(flexor digitorum profundus)의 1/2를 지배함
2) 기용(guyon)터널을 지나감
3) 손의 내재근(intrinsic muscles)을 지배함

2. 관련 근육

1) 짧은손바닥근(palmaris brevis)
2) 새끼손가락벌림근(abductor digiti minimi)
3) 새끼손가락맞섬근(opponens digiti minimi)
4) 새끼손가락굽힘근(flexor digiti minimi)
5) 등쪽/손바닥쪽사이근(dorsal & volar interossei)
6) 3~4번 벌레근(3th & 4th lumbricals)
7) 짧은엄지굽힘근(flexor pollicis brevis)의 medial head

18

다음과 같은 임상적 양상을 지닌 질환은?

- 급성 염증성 질환으로 4주 이상 진행하지 않는다.
- 대개 몇 시간 혹은 10일 이내로 진행된다.
- 4주 이상 경과하여 진행성을 나타낼 경우 만성으로 본다.

1) TIA
2) 헌팅톤병
3) 파킨슨병
4) 길랭 바레 증후군
5) 소아마비 후 증후군

문제해설

18 해설내용 참조

답 4)

티넬 검사(Tinel's sign)

Explanation

1. 방법 및 목적

1) 신경(nerve course)을 따라 천천히, 가볍게 두드리며(tapping) 검사함
2) 먼쪽(distal)

길랭 바레 증후군

Explanation

1. 정의

척수신경(spinal nerve)의 루트(root), 말초신경(peripheral nerve), 뇌신경(cranial nerve)에 급성 감염성 신경염이 발생한 상태

2. 원인 및 병리

1) 하위운동 신경로(lower motor neuron pathway)의 탈수초화(demyelination)가 진행됨
2) 축삭(axon)은 일반적으로 보존되는 것이 특징임
3) 종종 바이러스성 질환, 수술, 예방주사, 호흡기 감염 이후에 나타남
4) 원인은 정확히 알 수 없음
5) 성별, 나이에 관계없이 발병함
6) 급성 염증성 질환으로 4주 이상 진행하지 않음
   (1) 대개 몇 시간 혹은 10일 이내로 진행됨
   (2) 4주 이상 경과하여 진행성을 나타낼 경우 만성으로 봄

19

치료사는 Froment's sign과 Jeanne's sign을 실시하고자 한다. 두 평가의 과정과 결과를 바르게 설명한 것은?

1) Froment's sign은 종이를 Jeanne's sign은 클립을 이용한다
2) Froment's sign은 자신경을 Jeanne's sign은 요신경을 평가한다
3) Froment's sign은 자신경을 Jeanne's sign은 요신경을 평가한다
4) Froment's sign은 정중신경을 Jeanne's sign은 노신경을 평가한다
5) Froment's sign은 IP 관절에 굽힘이 Jeanne's sign은 MP 관절에 폄이 나타난다

문제해설

19 해설내용 참조

답 5)

자신경(ulnar nerve)

Explanation

1. 프로멘츠 테스트(Froment's sign)

1) 환자에게 엄지와 검지 손가락 사이에 종이를 잡게 함
2) 치료사가 종이를 당길 경우 엄지 끝(IP)에 굽힘이 나타남
   (1) 엄지모음근(adductor pollicis)의 부재가 원인이 됨
   (2) Jeanne's sign은 MP에 굽힘이 나타남

2. 촉진(palpating)

엄지와 검지로 집기(pinch)를 시도하게 한 후 첫 번째 등쪽 뼈사이근(interosseous)을 촉진함(palpate)

3. 기타

1) Jeanne's sign : Froment's sign과 다르게 엄지의 MP 관절에 폄이 나타남
2) Wartenberg's sign : 손바닥을 테이블 위에 올려놓고 손가락을 수동적으로 벌림을 시켜놓았을 때 소지(small finger)의 모음이 어려움

20

소아마비 환자 회복기에 대한 설명으로 옳은 것은?

1) 급성기 이후 약 4년 정도의 회복기간이 있다
2) 앞뿔(anterior horn) 세포의 손상은 영구적이다
3) 8개월이 지난 후부터 약한 근육의 근력이 회복된다
4) 감각 손상이 특징이므로 감각 보상 훈련을 포함해야 한다
5) 남아 있는 근육은 유지하는 동시에 손상된 근육의 근력을 강화해야 한다

문제해설

20 소아마비 환자 회복기

- 회복기간 : 앞뿔(anterior horn) 세포의 손상은 영구적임 : 급성기 이후 약 2년 정도의 회복기간을 가짐
- 치료사의 역할 : 남아 있는 근육의 기능을 최대화 하도록 유도함
- 근력 회복
  - 8개월이 지난 후에도 중력에 저항해 수축할 수 없다면 근력회복을 의심하게 됨
  - 남겨진 근육의 유지 및 ADL이 강조되어야 함

답 2)

21

20대 여성은 중추신경계의 마이엘린 수초(myelin sheath)가 손상되어 복시가 나타나고 있다. 이 여성의 질환은?

1) Multiple sclerosis
2) Parkinson's disease
3) Alzheimer's disease
4) Huntington's disease
5) Amyotrophic lateral sclerosis

21 해설내용 참조

답 1)

Multiple sclerosis

Explanation

1. 발병

1) 중추신경계의 마이엘린 수초(myelin sheath)가 손상되는 질환
   진행성 신경학적 손상이 발생됨, 국소적 중추신경계 손상이 다발적으로 나타남
2) 20~40세 사이에 주로 발병됨 : 100,000명 중 60~100명 정도에서 발생됨, 주로 여성에게 발병됨
3) 마이엘린 수초(myelin sheath)의 손상 : 축삭(axon)의 전도 속도에 영향을 미침, 보통 축삭은 손상 받지 않음, 손상 시 축삭의 전도속도를 저하시킴

2. 병리

환경적 요소와 유전적 요소가 결합되어 발병함, 면역 시스템과 관련이 있음 – 30~60%는 감기 또는 바이러스성 질환 후 발병함, 마이엘린 수초의 단백질 일부를 바이러스로 잘못 인식해 항체가 공격을 하는 면역 시스템의 문제임, 가족력과 관련이 있음

22

주로 초기 성인기에 발병하여 얼굴, 상지에 근 약화가 특징이며, 'winged scapula'가 나타나는 근육병(muscular dystrophy) 유형은?

1) 베커(Becker)
2) 듀센(Duchenne)
3) 근긴장(myotonic)
4) 팔다리이음(limb-girdle)
5) 얼굴어깨위팔(facioscapulohumeral)

문제해설

22 해설내용 참조

답 5)

근육병의 종류

Explanation

1. Limb-girdle MD

1) 몸쪽(proximal)을 주로 침범함 : 'pelvic girdle' 및 'shoulder girdle'에 침범
2) 진전이 느림

2. Facioscapulo-humeral MD

주로 성인 초기에 발생, 얼굴, 상지, 견갑부의 근 약화가 특징 – 'winged scapula' 발생, 팔 들기의 어려움이 있음, 안면 근육의 움직임이 감소됨

3. Duchenne's MD

가장 심하며, 가장 일반적인 MD, X염색체의 문제로 인해 발생, 남아에게만 발생 – 3,500명 중 1명, 2~6세 사이에 계단 오르기 및 일어나기 어려워짐, 잘 흔들리고 넘어짐

1) 'pseudohypertorphy muscle'이 발생됨
   종아리의 근육 : GCM, 종아리가 비대해져 있음, 근섬유는 적고 주로 지방으로 구성됨
2) 몸쪽(어깨, 골반)에서부터 전체 근육에 영향을 미침
3) 'Gower's sign'이 나타남 : 등반성 기립
4) 일반적으로 9살 정도에 휠체어를 사용하게 됨 : 다리와 골반 근육의 약화로 아동은 앉은 자세에서 일어날 때 손으로 허벅지를 집으며 일어남
5) 결국 사망하게 됨 : 기능을 완전히 잃게 됨, 일반적으로 20세 전에 사망함
6) 치료 목표 : 독립적 기능 유지, 신체적 변형 예방, 사회 참여 제공

23

다음 사례의 남성이 소아기에 지녔던 질환은?

> 50세 남성은 소아기에 바이러스에 공격을 받아 척수의 앞뿔(anterior horn) 세포에 손상을 입어 운동장애가 심하였으나, 현재는 바이러스가 아닌 알 수 없는 근력 약화와 피로가 나타나고 있다.

1) ALS
2) 급성회백수염
3) 다발성 경화증
4) 길랭 바레 증후군
5) 소아마비 후 증후군

문제해설

23 급성회백수염 후 수십년이 지나 postpolio sydrome이 나타난 사례이다.

답 2)

급성회백수염

Explanation

1. 정의

척수의 앞뿔(anterior horn) 세포와 뇌줄기(brainstem)의 운동신경 세포에 손상을 일으키는 바이러스성 질환

2. 증상

1) 국소부위나 신체 전체에 이완성 마비가 나타남
2) 상·하지의 근육, 호흡 부속(accessory) 근육들, 삼킴(swallowing)을 촉진하는 근육 등이 손상됨
3) 사지에 뚜렷한 위축(atrophy)이 나타남
4) 심부 건반사(deep tendon reflex)의 손실이 나타남
5) 감각 루트(sensory root)는 손상되지 않아 감각은 정상임
6) 초기에 구축(contracture)이 발생됨
7) 근육의 비대칭 마비 시 변형이 나타남 : 아탈골(subluxation), 척주옆굽음증(scoliosis), 구축(contracture)
8) 골다공증(osteoporosis : bone atrophy)의 발생 : 체중을 지지하는 뼈가 약화되며, 병리학적 골절이 일어날 수 있음

24

다음과 같은 증상의 원인이 되는 것은?

- Froment's sign
- Jeanne's sign

1) 자신경 마비(Ulnar nerve paralysis)
2) 유해신경 긴장(Adverse neural tension)
3) 손목굴 증후군(Carpal tunnel syndrome)
4) 팔꿈굴 증후군(Cubital tunnel syndrome)
5) 가슴우리 증후군(Thoracic outlet syndrome)

문제해설

24 해설내용 참조

답 1)

증상 및 검사

Explanation

1. 손목굴 증후군(Carpal tunnel syndrome)

1) 엄지, 검지, 중지손가락에 통증과 감각소실이 발생됨
2) 야간에 증상이 심해지며, 활동 시 영향을 받음
3) 손목의 Tinel 징후
4) Phalen 검사
5) 역 Phalen 검사
6) 손목 압박 검사

2. 팔꿈굴 증후군(Cubital tunnel syndrome)

1) 팔꿈치의 자신경 압박
2) 팔꿈치 굴곡 검사

3. 자뼈 신경마비(Ulnar nerve paralysis)

1) 엄지모음근의 마비
2) Froment’s sign
3) Jeanne’s sign
4) Wartenberg’s sign

25

Erb's palsy의 원인이 되는 척수 수준은?

1) C1～2
2) C3～4
3) C5～6
4) C7～8
5) T1～2

26

BPI 진단을 받은 5세 남아는 'brachial plexus root'의 5～6번에 병변이 발생하였다고 한다. 어깨의 사용이 어렵고 팔이 힘없이 흔들리며 달려 있는 양상의 문제는?

1) Erb's palsy
2) Axillary nerve injury
3) Long thoracic nerve injury
4) Musculocutaneous nerve injury
5) CRPS(complex regional pain syndrome)

27

52세 여성은 근력약화, 복시, 연하곤란, 언어장애, 전신 운동장애 등이 특징이며, 증상감소를 위해 흉선제거술(thymectomy)을 받았다. 자가면역계 질환으로 증상의 감소와 재발이 반복되는 이 질환은?

1) Poliomyelitis
2) Myasthenia gravis
3) Parkinson's disease
4) Muscular dystrophy
5) Guillain-Barre syndrome

문제해설

25 해설내용 참조

답 3)

26 해설내용 참조

답 1)

27 해설내용 참조

답 2)

Explanation 중증 근무력증(Myasthenia gravis)

1. 정의

1) 신경과 근육의 시냅스(nerve muscle synapse) 또는 연결부(neuromuscular junction)에 화학적 전달과정에 문제가 발생한 질환
   (1) 자가면역계 질환
   (2) 항체가 전달물질인 아세티콜린(Ach) 수용체를 공격하는 질환

2) 발병
   (1) 모든 나이에 발병함
   (2) 주로 젊은 여성과 나이든 남성에게 호발함

2. 증상

1) 골격근의 약화(weakness)
2) 흉선의 비대(large thymus gland)
   • 흉선에 종양이 발생하기도 함
3) 수의근(voluntary muscle)의 피로로 인해 발생되는 증상들
   (1) 복시(double vision)
   (2) 눈꺼풀의 처짐(drooping)
   (3) 언어장애
   (4) 연하곤란
   (5) 호흡장애

3. 치료

1) 흉선의 제거(thymectomy)
   • 증상의 감소 또는 약 50%의 환자에서 회복(remission)이 나타남
2) 약물 치료
   (1) anticholinesterase(항콜린에스트라제)
   (2) glucocorticoids(글루코코티코이드)
   (3) 기타 다른 면역보조 약물들이 사용됨
3) 기타
   (1) plasmapheresis
   (2) 호흡기의 적용

4. 회복

1) 자발적인 회복이 있으나, 다시 재발됨
2) 증상의 감소와 완화가 반복되는 것이 특징임
   (1) 근력과 기능의 향상이 수년간 지속될 수 있음
   (2) 힘든 일, 감염, 출산 등은 심각한 악화를 초래할 수 있음
3) 경과
   (1) 사람마다 다양함
   (2) 대부분의 경우 점진적으로 악화됨
      ① 영구적인 심각한 마비증상을 가지게 됨
      ② 보통 사망의 원인은 호흡으로 인해 발생됨

28

포스트 폴리오 증후군(postpolio syndrome)에 대한 작업치료사의 역할과 거리가 먼 것은?

1) 통증관리 교육
2) 기능적 활동 교육
3) 에너지 보존(energy conservation) 교육
4) 업무의 단순화(work simplication) 교육
5) 생활방식(lifestyle)을 바꾸는 방법 교육

문제해설

28 해설내용 참조

답 1)

폴리오 후 증후군(Postpolio syndrome)에 대한 작업치료사의 역할

Explanation

1. 생활방식(lifestyle)을 바꾸는 방법을 교육

1) 근육의 과도한 사용 방지
2) 피로(fatigue)의 감소
3) 변형(deformity)의 예방
4) 스트레스 감소

2. 기능적 활동 교육

- ADL, 일상의 과제, 일, 집안 관리, 보행, 이동 → 올바른 자세 메커니즘을 교육

3. 보조 도구 추천

1) 약화된 근육의 지지
2) 자조(self-care) 활동 증진

4. 에너지 보존(energy conservation) 교육

5. 업무의 단순화(work simplication) 교육

29

농업에 종사하는 35세 K씨는 농기계 사고로 인해 손목에 큰 부상을 입었다. 이로 인해 K씨는 자신경(ulnar nerve)이 손상되었고, 현재 신경재생이 일어나고 있는 중이다. K씨의 신경재생을 보여 주는 임상적 증거(sign)로 타당한 것은?

1) 근 긴장이 감소한다
2) 피부가 건조해 진다
3) 땀 분비가 감소된다
4) 부종이 사라지며 혈관이 발달한다
5) 2점구별의 인식 거리가 점차 넓어진다

문제해설

29 해설내용 참조

답 4)

신경 재생의 임상적 증세(Sign)

Explanation

1. 피부

1) 부종이 가라앉고 혈관이 발달함
2) 피부색 및 질감이 좋아짐

2. 감각(sensation)

• crude pain, temperature, pressure, touch

3. 자율신경계

• 땀 분비(scattered point of sweating) 기능이 회복됨

4. 감각 분별(discriminative sensation) : 감각을 보다 잘 구분할 수 있음

1) localize touch
2) joint position(proprioception)
3) stereogonosis
4) kinesthesia
5) two-point discrimination

5. 근 긴장(muscle tone)

1) 이완(flaccidity)의 감소
2) 근 긴장(muscle tone)의 증가(수의근 기능(voluntary muscle function)의 향상)

30

GBS(Guillain-Barre Syndrome) 환자의 급성기 작업치료 방법으로 옳은 것은?

1) 초기에는 스플린트 사용을 피한다
2) 텔레비전 보기와 같은 수동적 활동은 피한다
3) 의학적으로 안정되어야 작업치료를 시작할 수 있다
4) 일반적으로 자세 유지(positioning)는 고려하지 않는다
5) 감염에 대한 위험 때문에 친구의 방문은 허용하지 않는다

문제해설

30 해설내용 참조

답 3)

길랭 바레 증후군(Guillain-barre syndrome)

Explanation

1. 정의

- 척수(spinal nerve)의 루트(root), 말초 신경(peripheral nerve), 뇌신경(cranial nerve)에 감염성 급성 신경염이 발생한 상태

2. 원인 및 병리

1) 하위 운동 신경(lower motor neuron) pathway의 탈수초화(demyelination)
2) 축삭(axon)은 일반적으로 보존됨
3) 종종 바이러스성 질환, 수술, 예방 주사, 호흡기 감염 이후 나타남
4) 원인은 정확히 모름
5) 성별, 나이에 상관없이 영향을 받음
6) 급성 염증성 질환으로 4주 이상 진행하지 않음
   (1) 대개 몇 시간 혹은 10일 이내로 진행
   (2) 4주 이상 경과하여 진행성을 나타낼 경우
   (3) 만성으로 생각하게 됨

3. 증상

1) **초기**
   (1) 열은 없지만 근육이 민감해지며 통증이 발생
   (2) 일반적으로 힘이 없음(weak)
   (3) 심부 힘줄 반사(deep tendon reflex)가 감소됨
   (4) 이상 감각(paresthesias)이 동반되기도 함

2) 병의 진행

(1) 진행 될수록 다양한 문제 발생

① 운동의 약화(motor weakness)

② 마비(paralysis)

③ 감각 상실(sensory loss)

④ 근 위축(muscle atrophy)

⑤ 보행의 장애 또는 낙상(fall)이 일어남

⑥ 상지, 몸통 및 경부의 근육 침범

⑦ 안면의 마비

⑧ 안구 허약(bulbar weakness)

⑨ 연하곤란 및 실어증

⑩ 호흡근과 뇌신경은 가장 나중에 침범됨

(2) 뇌신경(cranial nerve) 손상

① 심한 경우 뇌신경의 손상을 초래

- cranial nerve Ⅶ, Ⅴ, Ⅹ 손상
- 말하기, 삼키기, 호흡의 어려움 발생

(3) 연수(medulla)의 손상

① 연수는 생명의 중추

- 호흡 문제 발생
- tracheostormy가 필요
- 호흡기(ventilation)의 보조가 필요

4. 작업 치료

1) 초기 단계

(1) 환자가 의학적으로 안정적인 상태가 되었을 때 시작

(2) 내용

① 텔레비전 보기와 같은 수동적 활동

② 친구의 방문과 같은 가벼운 사회활동

③ PROM 운동

④ 자세 유지(positioning)

⑤ 구축(contracture) 예방

⑥ 변형(deformity) 예방

⑦ 약화된 근육에 스플린트(splint) 적용

2) 증상이 호전되었을 경우

(1) 좀 더 능동적인 동작(active motion)이 가능함

(2) 부드러우며 저항이 없는 가벼운 활동이 가능함

(3) 관절 경직(joint stiffness), 근 위축(muscle atrophy), 구축(contracture) 등의 예방을 위한 가벼운 ADL 소개
(4) 환자의 지구력(physical tolerance) 수준에 따라 활동 프로그램(activity program)을 조절
(5) 피로(fatigue)는 피함
(6) 심리적인 지지(support) 제공

31

40세 남성은 말초신경의 급성감염으로 운동 신경로에 탈수초화(demyelination)가 진행 중이다. 이 질환은 4주 이상 진행되는 경우가 드물며, 전체 사망률이 약 10% 정도이다. 이 남성에게 나타나기 가장 어려운 문제는?

1) 실어증
2) 감각 상실
3) 보행 장애
4) 연하 곤란
5) 인지 장애

문제해설

31 Guillain-Barre Syndrome

- 정의
  - 척수(spinal nerve)의 루트(root), 말초신경(peripheral nerve), 뇌신경(cranial nerve)에 급성 감염성 신경염이 발생한 상태
- 원인 및 병리
  - 하위운동 신경로(lower motor neuron pathway)의 탈수초화(demyelination)가 진행됨
  - 축삭(axon)은 일반적으로 보존되는 것이 특징임
  - 종종 바이러스성 질환, 수술, 예방주사, 호흡기 감염 이후에 나타남
  - 원인은 정확히 알 수 없음
  - 성별, 나이에 상관없이 발병됨
  - 급성 염증성 질환으로 4주 이상은 진행하지 않음
    - 대개 몇 시간 혹은 10일 이내로 진행
    - 4주 이상 경과하여 진행성을 나타낼 경우 만성으로 생각하게 됨

답 5)

32

20세 남성은 유아기에 폴리오(polio) 바이러스감염에 의한 운동 장애가 있다. 이 바이러스는 주로 척수의 전각세포(anterior horn cell)와 뇌간을 공격한다. 이 남성에게 기대되는 기능으로 타당한 것은?

1) 정상 운동 기능
2) 정상 감각 기능
3) 올바른 신체정렬
4) 온전한 섭식 장애
5) 심부건반사

32 **급성회백수염**(Poliomyelitis)

- 정의
  - 척수의 전각(anterior horn) 세포와 뇌간(brainstem)의 운동신경에 손상을 일으키는 바이러스성 질환
- 증상
  - 국소부위나 전체에 미완성 마비가 나타남
  - 상·하지 근육, 호흡의 부속(accessory) 근육, 삼킴을 촉진하는 근육 등의 손상
  - 사지에 뚜렷한 위축(atrophy)이 보임
  - 심부건반사(deep tendon reflex)의 손실
  - 감각 루트(sensory root)는 손상되지 않아 감각은 정상
  - 근육의 비대칭 마비 시 변형이 나타남
  - 골다공증(osteoporosis : bone atrophy)의 발생

답 2)

33

5세 아동은 손가락을 이용해 장난감을 잡을 수 있지만 들어 올리지는 못한다. 특히 어깨관절의 기능적 사용이 매우 제한적이라면, 이 아동의 문제로 타당한 것은?

1) Erb's palsy
2) Klumpke's palsy
3) Volkman's contracture
4) Guillain barre syndrome
5) Long thoracic nerve injury

문제해설

33 해설내용 참조

답 1)

Explanation

BIP(Brachial Plexus Injury)의 종류

1. Erb's Palsy

1) **정의**

- 'brachial plexus root'의 5～6번에 병변이 발생하는 것

2) **증상**

(1) 근위부(몸쪽) 쪽의 근육 마비 및 위축(atrophy)

- deltoid, brachialis, biceps, brachiordialis

(2) 임상적으로 팔이 힘없이 흔들리며 달려 있는 양상이 나타남

(3) 손이 안쪽으로 돌림되어 있음(inward rotation)

(4) 기능적 움직임이 매우(extremely) 제한됨

- 어깨의 사용이 어려움

2. Klumpke's Palsy

1) **정의**

(1) 상지의 원위부(먼쪽) 쪽의 영향이 더 큼

(2) C_8～T_1 'brachial plexus root'가 손상됨

2) **증상**

(1) 손목의 굽힘근(flexors)의 먼쪽(distal) 마비

(2) 손의 내재근(intrinsc muscles) 마비

34

건축현장에서 인부로 일하던 42세 남성은 어깨에 무거운 물건을 들어 옮기는 일을 한다. 이 남성은 얼마 전 BPI(brachial plexus injury) 진단을 받고 현재는 입원 중이다. 이 남성의 증상은 어깨뼈(scapular)가 날개처럼 나오는 'winged scapular'이다. 어떤 신경의 손상인가?

1) Ulnar nerve
2) Axillary nerve
3) Subscapular nerve
4) Long thoracic nerve
5) Musculocutaneous nerve

35

중증근무력증(myasthenia gravis)의 증상은?

1) 접이칼반응
2) 근긴장도 정상
3) 바빈스키반사 양성
4) 근육섬유소모(wasting)
5) 근다발수축(fasciculation)

36

'Brachial plexus'의 외측 신경속(lateral cord) 손상 시 나타나는 증상으로 옳은 것은?

1) 위팔두갈래근과 위팔근의 마비
2) 손의 내재근(intrinsic muscles) 마비
3) 어깨뼈의 날개(winging) 현상
4) 어깨 세모근의 약화 또는 마비
5) 손목의 굽힘근의 먼쪽 마비

문제해설

34 long thoracic nerve injury

- 원인
  - 어깨 위에 무거운 물건을 들고 옮길 때 발생함
  - 목에 강한 타격을 받았을 때 발생함
  - 겨드랑이에 상해를 입었을 때 발생함
- 증상
  - 어깨뼈의(scapula)의 'winging 현상(winged scapular)'이 나타남
  - 어깨의 돌출(protraction)동작이 어려움
  - 어깨뼈의 벌림 및 모음(abduction and adduction)을 수행하기 어려움
- 치료
  - 어깨의 움직임이 일어나는 활동을 피함
  - ADL의 독립성 확보 등

답 4)

35 중증근무력증(myasthenia gravis)

- 근육섬유소모 없음
- 근긴장도 정상
- 근력약화
- 피로
- 반사 정상

답 2)

36 해설내용 참조

답 1)

37

팔신경얼기(brachial plexus)의 뒤쪽 다발(posterior cord)에서만 분지되는 신경은?

1) 자신경
2) 정중신경
3) 긴가슴신경
4) 위어깨신경
5) 겨드랑신경

문제해설

37 해설내용 참조

답 5)

BPI(Brachial Plexus Injury)

Explanation

1. Brachial plexus

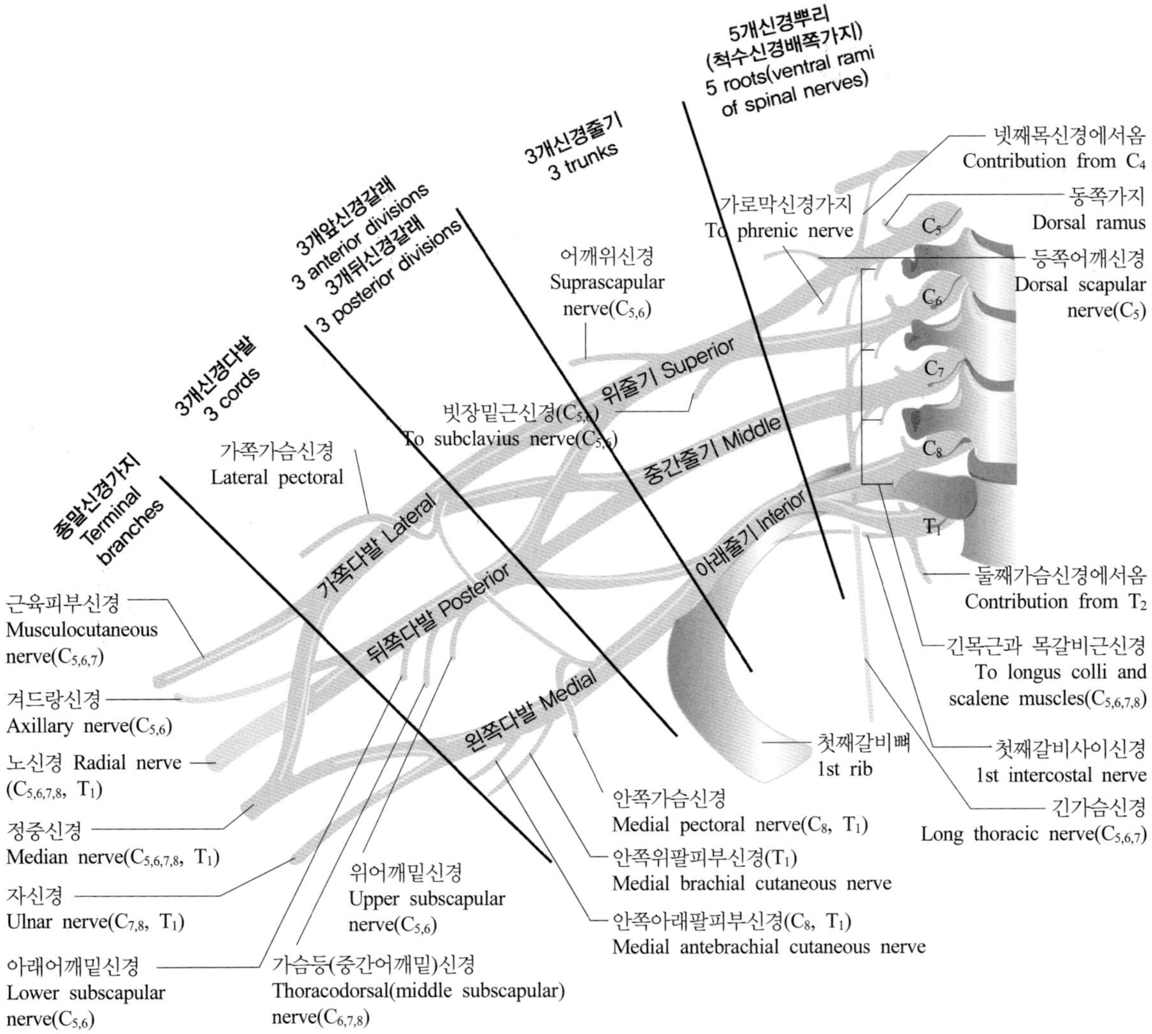

2. Erb's palsy

1) 정의

• brachial plexus root의 5~6번에 병변이 발생하는 것

2) 증상

(1) 몸쪽의 근육 마비 및 위축(atrophy)

(2) deltoid, brachialis, biceps, brachiordialis

3. Klumpke's Paralysis

1) 정의

(1) 상지의 원위부(먼쪽) 쪽의 영향이 더 큼

(2) C_8~T_1 brachial plexus root가 손상됨

2) 증상

(1) 손목의 굽힘근(flexors)의 먼쪽(distal) 마비

(2) 손의 내재근(intrinsc muscles) 마비

4. Long Thoracic Nerve Injury

1) 원인

(1) 어깨 위에 무거운 물건을 들고 옮길 때

(2) 목에 강한 타격을 받았을 때

(3) 겨드랑이에 상해를 입었을 때

2) 증상

(1) 어깨뼈(scapula)의 'winging' 현상(winged scapular)

(2) 어깨의 돌출(protraction)이 어려움

(3) 어깨뼈의 벌림 및 모음(abduction과 adduction) 수행하기 어려움

5. Axillary Nerve Injury

1) 원인

• brachial plexus의 외상성 손상에 의해

2) 증상

(1) deltoid muscle의 약화(weakness) 또는 마비(paralysis)

(2) 수평 벌림(horizontal abduction)의 제한

(3) 어깨의 옆면(lateral)에 과감각(hyperesthesia)

(4) 어깨의 비대칭(asymmetry)

6. Musculocutaneous Nerve Injury

1) 외측 신경속이며, 척추신경 $C_{5\sim6}$
2) 운동 지배
   (1) Biceps brachii
   (2) Brachialis
   (3) Coracobrachialis
3) 임상적 증상
   (1) 팔꿈치 관절 굽힘의 상실
   (2) 아래팔 뒤침(supination)의 상실

38

'Guillain-Barre syndrome'의 예후로 옳은 것은?

1) 호흡부전은 발생하지 않는다
2) 경미한 경우에도 결과는 매우 나쁘다
3) 축삭(axon)은 회복되지 않는다
4) 전체적으로 사망률은 10% 정도이다
5) 대부분 몇 달 또는 몇 년 안에 회복된다

문제해설

38 Guillain-Barre syndrome의 예후
- 전체적으로 사망률은 10% 정도
- 축삭(axon)의 상태에 따라 다양함
- 대부분 몇 주 몇 달 안에 회복됨
- 호흡부전(respiratory failure)이 초래되었을 정도의 심한 환자
  - 20% 정도가 심한 장애를 남김
  - 10% 정도가 중등도의 장애를 남김
- 경미한 경우는 결과가 아주 좋음

답 4)

39

상지 절단 후 합병증으로 말초신경 성장으로 인한 불규칙한 섬유 덩어리가 통증의 원인이 되며, 통증 치료가 효과 없을 경우 수술적 제거를 고려해야 하는 것은?

1) Edema
2) Neuroma
3) Bony spur
4) Neurotmesis
5) Heterotopic ossification

39 신경종(neuroma)
- 신경 봉합(suture) 후 합병증(complication) 또는 절단(amputation) 후 합병증
- 신경 섬유의 불규칙한 덩어리(unorganized mass)
- 임상적으로 특별하며(specific), 날카로운(sharp) 통증
- 일반적인 탈감감화(Desensitization)만으로는 비효과적
- 코티손(cortisone acetate) 주입(injection)이 통증에 효과적이며, 탈감감화 테크닉 적용 시 더 효과적임

답 2)

40

포스트 폴리오 증후군(postpolio syndrome)의 전형적 양상으로 옳은 것은?

1) 인지장애
2) 감각장애
3) 비대한 종아리
4) 시지각 장애
5) 추위에 대한 내성 저하

문제해설

40 해설내용 참조

답 5)

폴리오 후 증후군(Postpolio syndrome)의 증상

Explanation

1. 전형적 양상

1) 점진적인 근 약화
2) 근육 피로(fatigue)
3) 통증(pain)
4) 추위에 대한 내성 저하
5) 호흡곤란
6) 연하곤란
7) 수면 장애
8) 근육 경련(연축)
9) 소화기 장애 등

2. 점진적인 근 약화 및 피로

1) **근 약화**
   (1) 가장 대표적인 증상
   (2) 통증, 피로, 추위에 대한 약한 내성, 호흡의 문제 등이 동반됨
   (3) 근력 약화로 인한 변형은 통증의 원인이 됨
   (4) 지구력 감소, 불안전한 보행, 낙상, 신경 손상(entrapment) 등의 원인이 됨
2) **피로**
   (1) 상태를 가장 악화시키는 증상
   (2) ADL을 어렵게 만듦
      ① 보행(ambulation), 이동(transfers), 계단 이용, 가사 관리(home management), 운전, 식사 등
      ② 삼키기(swallowing), 소·대변 조절의 어려움 등

3) 관절, 몸통, 사지(limb)에 발생되는 변형(deformities)

(1) 근 골격계로 인한 문제점

(2) 발생되는 문제들

① 통증(pain)

② 신경 압박

③ 퇴행성관절염

④ 넘어짐(fall)

⑤ 비정상적인 걷기(gait)

41

겨드랑신경손상(axillary nerve injury)의 증상으로 타당한 것은?

1) 수평벌림이 제한된다
2) 가슴의 비대칭이 나타난다
3) 겨드랑이의 땀분비가 어렵다
4) 어깨 앞면의 무감각이 특징이다
5) 긴엄지굽힘근의 약화 또는 마비가 있다

문제해설

41 axillary nerve injury의 증상

- deltoid muscle
  - 약화(weakness) 또는 마비(paralysis)
  - 위축(atrophy)
- 수평 벌림(horizontal abduction)의 제한
- 어깨의 옆면(lateral)에 과감각(hyperesthesia)
- 어깨의 비대칭(asymmetry)

답 1)

Explanation: Axillary nerve Injury의 작업치료

1. ROM의 유지
2. 변형(deformity)의 방지
3. 혈액순환 증진
4. PROM 운동 시 관련 근육의 보호
   - 'teres minor', 'deltoid muscle'
5. 벌림 손상(abduction deficit) 보상
   - 긴 손잡이(long-handled)의 보조 도구(assistive device) 사용을 교육함
6. 신경이식(surgical transplant)이 이루어질 경우
   - 이식 후 근 재교육(muscle reeducation)을 도움
7. 외관을 위한 삽입물 제공
   - 셔츠나 재킷을 입을 때 외관상 좋지 않은 쪽에 삽입물(thermoplastic, form rubber)을 통해 패드(pad)를 만들어 제공함

42

'Guillain-Barre syndrome'의 원인 및 병리에 대한 설명으로 옳은 것은?

1) 원인은 유전이다
2) 축삭(axon)이 파괴된다
3) 주로 노인에게 발병한다
4) 급성 염증성 질환으로 4주 이상 진행하지 않는다
5) 상위 운동 신경로의 탈수초화(demyelination)가 특징이다

문제해설

42 해설내용 참조

답 4)

길랭 바레 증후군(Guillain-barre syndrome)의 개요

Explanation

1. 정의

- 척수(spinal nerve)의 루트(root), 말초 신경(peripheral nerve), 뇌신경(cranial nerve)에 감염성 급성 신경염이 발생한 상태

2. 원인 및 병리

1) 하위 운동 신경(lower motor neuron) pathway의 탈수초화(demyelination)
2) 축삭(axon)은 일반적으로 보존됨
3) 종종 바이러스성 질환, 수술, 예방 주사, 호흡기 감염 이후 나타남
4) 원인은 정확히 모름
5) 성별, 나이에 상관없이 영향을 받음
6) 급성 염증성 질환으로 4주 이상 진행하지 않음
   (1) 대개 몇 시간 혹은 10일 이내로 진행됨
   (2) 4주 이상 경과하여 진행성을 나타낼 경우
      - 만성으로 생각하게 됨

43

'Guillain-Barre syndrome'의 특징 중 병이 만성으로 진행되더라도 나타나기 어려운 증상은?

1) 마비
2) 근 위축
3) 인지장애
4) 감각상실
5) 연하곤란 및 실어증

문제해설

43 GBS의 인지장애
일반적으로 인지장애는 없음

답 3)

길랭 바레 증후군(Guillain-barre syndrome)의 증상

Explanation

1. 초기

1) 열은 없지만 근육이 민감해지며 통증이 발생함
2) 일반적으로 힘이 없음(weak)
3) 심부 힘줄 반사(deep tendon reflex)가 감소됨
4) 이상 감각(paresthesias)이 동반되기도 함

2. 병의 진행

1) **진행 될수록 다양한 문제 발생**
   (1) 운동의 약화(motor weakness)
   (2) 마비(paralysis)
   (3) 감각 상실(sensory loss)
   (4) 근 위축(muscle atrophy)
   (5) 보행의 장애 또는 낙상(fall)이 일어남
   (6) 상지, 몸통 및 경부의 근육 침범
   (7) 안면의 마비
   (8) 안구 허약(bulbar weakness)
   (9) 연하곤란 및 실어증
   (10) 호흡근과 뇌신경은 가장 나중에 침범됨
2) **뇌신경**(cranial nerve) **손상** : 심한 경우 뇌신경의 손상을 초래함
   (1) cranial nerve Ⅶ, Ⅴ, Ⅹ 손상
   (2) 말하기, 삼키기, 호흡의 어려움이 발생함
3) **연수**(medulla)**의 손상** : 연수는 생명의 중추
   (1) 호흡 문제 발생
   (2) tracheostormy가 필요함
   (3) 호흡기(ventilation)의 보조가 필요함

44

'Guillain-Barre syndrome' 환자에 대한 MMT 및 ROM 운동에 대한 설명으로 옳은 것은?

1) 저항은 점진적으로 줄여간다
2) 초기 ROM 운동은 먼쪽 관절에서 시작한다
3) 지구력 수준이 향상되면 PROM 운동을 시작한다
4) 한 번에 다 평가하는 것이 바람직한 방법이다
5) 삼킴 또는 말하기 손상 시 뇌신경의 평가가 필요하다

문제해설

44 해설내용 참조

답 5)

Explanation

길랭 바레 증후군(Guillain-barre syndrome)의 MMT평가 및 ROM 운동

1. 평가

1) **피로의 영향**
   (1) 여러 날로 나누어 평가하는 것이 가장 바람직한 방법
   (2) MMT(Manual Muscle Test) 또는 기능 활동 검사(functional motion test)
      ① 한 번에 수행할 필요 없음
      ② 각 회(session)마다 특정 근육 또는 동작을 평가하는 것이 바람직함
      ③ 환자에게 휴식 시간을 제공해 줘야함

2) **손의 내재근**(intrinsic Muscles) **평가**
   - 잔존한 근육들에 대한 특별한 관심(attention)이 필요함

3) **삼킴**(swallowing) **또는 말하기**(speech) **손상 시**
   - 뇌신경(cranial nerve)의 평가가 필요함

4) **감각 평가**(sensory test)
   (1) light touch
   (2) pressure
   (3) two-point discrimination
   (4) pain & temperature
   (5) proprioception
   (6) stereognosis

2. ROM 운동

1) 초기

(1) 근위부(몸쪽) 관절(proximal joint)에서 시작함

(2) 부드러운(gentle) 움직임을 제공해 줘야함

2) 지구력 수준의 향상이 나타날 때

(1) AROM 시작

(2) 가벼운 저항 운동의 시작

① 운동 시 joint protection을 포함함

② 근육의 불균형과 보상 패턴 관찰함

3) 근력과 지구력의 향상

• 점진적으로 저항을 늘려감

45

급성회백수염(poliomyelitis)의 원인으로 옳은 것은?

1) 퇴행성 유전질환이다
2) 폄 손상에 의해 발생한다
3) 식습관도 잠재적 위험요소가 된다
4) 현재까지 정확한 원인은 밝혀지지 않고 있다
5) 척수의 운동신경에 손상을 일으키는 바이러스가 원인이다

46

겨드랑 신경 손상(axillary nerve injury)에 대한 작업치료의 내용으로 옳은 것은?

1) 손잡이를 확대한다
2) RIC 스프린트를 적용한다
3) 다양한 집기를 훈련한다
4) 'button hook'의 사용법을 교육한다
5) 벌림 손상(abduction deficit)을 보상한다

문제해설

45 급성회백수염(poliomyelitis)의 원인

척수의 전각(anterior horn) 세포와 뇌간(brainstem)의 운동 신경에 손상을 일으키는 바이러스 질환

답 5)

46 'axillary nerve injury' 환자

손의 기능 손상은 없음

답 5)

47

축삭절단(axonotmesis)에 대한 설명으로 옳은 것은?

1) 수술이 필요하다
2) 회복은 개인마다 비슷하다
3) 보통 6개월 내 회복이 나타난다
4) 신경섬유 내부조직의 완전손상이다
5) 기능 치복은 치료 없이 몇 일 내에 이루어진다

문제해설

47 축삭절단(axonotmesis)

- 신경 섬유(nerve fiber)의 외부 조직에 퇴행적 손상이 있으나 내부 조직은 잔존(intact)
- 수술이 필요하지 않음
- 보통 6달 내 회복이 나타남
- 회복이 개인마다 다양함
  - 손상의 정도에 의해 회복 기간이 결정됨

답 3)

말초신경 손상(Peripheral nerve injuries)의 종류

Explanation

1. 신경우동작(Neurapraxia)

1) 압박, 충격, 견인(traction) 사고가 원인이 됨
2) 신경의 contusion
3) 기능 회복은 치료 없이 며칠 또는 몇 주 내에 회복됨

2. 축삭절단(Axonotmesis)

1) 신경 섬유(nerve fiber)의 외부 조직에 퇴행적 손상이 있으나 내부 조직은 잔존(intact)함
2) 수술이 필요하지 않음
3) 보통 6달 내 회복이 나타남
4) 회복이 개인마다 다양함
   - 손상의 정도에 의해 회복 기간이 결정됨

3. 신경절단(Neurotmesis)

1) 신경 및 섬유성 조직(fibrous tissue)의 완전한 분리(laceration)
2) 수술을 필요로 함
3) 미세수술(microsurgery)이 일반적임

48

'Guillain-Barre syndrome'을 가진 환자의 초기 작업치료의 내용으로 타당한 것은?

1) 저항운동
2) 지구력 운동
3) 일상적 ADL 수행
4) 텔레비전 보기와 같은 수동적 활동
5) 수영과 같은 유산소 운동의 수행

문제해설

48 해설내용 참조

답 4)

길랭 바레 증후군(Guillain-barre syndrome)을 가진 환자의 작업치료

Explanation

1. 초기 단계

1) 환자가 의학적으로 안정적인 상태가 되었을 때 시작함
2) 내용
   (1) 텔레비전 보기와 같은 수동적 활동
   (2) 친구의 방문과 같은 가벼운 사회활동
   (3) PROM 운동
   (4) 자세 유지(positioning)
   (5) 구축(contracture) 예방
   (6) 변형(deformity) 예방
   (7) 약화된 근육에 스플린트(splint)를 적용함

2. 증상이 호전되었을 경우

1) 좀 더 능동적인 동작(active motion)이 가능함
2) 부드러우며 저항이 없는 가벼운 활동이 가능함
3) 관절 경직(joint stiffness), 근 위축(muscle atrophy), 구축(contracture) 등의 예방을 위한 가벼운 ADL을 소개함
4) 환자의 지구력(physical tolerance) 수준에 따라 활동 프로그램(activity program)을 조절함
5) 피로(fatigue)는 피함
6) 심리적인 지지(support) 제공함

49

'Volkman's contracture'에 대한 설명으로 옳은 것은?

1) 부종이 원인이다
2) 심각한 인지 손상이 발생한다
3) 어깨에 비대칭(asymmetry)이 나타난다
4) 자신경이 정중신경보다 더 많이 손상된다
5) 피부의 먼쪽(distal)이 매끄럽고 윤이 나며 울긋불긋해진다

문제해설

49 어깨의 비대칭
axillary 신경의 손상 시 나타남

답 5)

Volkman's contracture

Explanation

1. 원인

1) 위팔뼈(humerus)의 하부(lower end)에 골절 발생으로 인한 혈액 공급의 감소
   • 아래팔(forearm)의 근육들에 공급되는 혈액의 감소가 원인
2) 골절 부위에 꼭 맞는(또는 조이는) 캐스트 또는 붕대로 인해 발생

2. 증상

1) **허혈**(ischemia) **발생**
   (1) 산소와 영양 공급의 박탈로 인해
   (2) 근육의 괴사(necrotic)가 초래됨(손목, 손가락, 아래팔의 구축(contracture) 및 위축(atrophy) 발생)
   (3) 6시간 동안의 허혈(약간의 구축을 발생시킴)
   (4) 48시간 이상의 허혈(아래팔의 영구적인 변형(deformity)을 초래함)
2) **심각한 손상을 입는 근육**
   • 'flexor digitorum profundus', 'flexor policis longus'
3) **신경 손상**
   • 정중 신경(median nerve)이 자신경(ulnar nerve)보다 더 많은 손상을 입게 됨
4) **피부의 변화**
   (1) 차갑게 됨
   (2) 먼쪽이 매끄럽고 윤이 남 또는 울긋불긋해 짐
5) **피부 변화를 확인하거나 'Radial Pulse'가 느껴지지 않을 때**
   (1) 즉시 의사에게 알려 캐스트(cast)를 제거함
   (2) 초기의 대처가 심각한 변형(deformity)을 예방함

50

다음 중 'Erb's palsy'의 증상으로 옳은 것은?

1) 손의 마비가 특징이다
2) 까마귀 손이 나타난다
3) 손목의 처짐이 특징이다
4) 양쪽 어깨뼈의 돌출이 특징이다
5) 손 기능보다 어깨 기능의 손상이 특징이다

51

말초 신경 손상의 회복에 대한 설명으로 옳은 것은?

1) 재생속도는 어린이가 어른보다 느리다
2) 신경은 한 달에 약 5cm씩 회복된다
3) 일반적으로 말초신경 손상 후 강직이 나타난다
4) 과거나 현재나 자연적 회복이 유일한 치료법이다
5) 신경손상 후 한 달 정도가 되면 회복이 시작된다

문제해설

50
- Erb's palsy
  - brachial plexus root의 5~6번에 병변이 발생하는 것이며, 근위부 근육의 마비가 특징이다.
- Klumpke's paralysis
  - C_8~T_1의 손상으로 상지의 원위부 쪽의 마비가 특징이다.

답 5)

51 해설내용 참조

답 5)

말초 신경 손상(Peripheral nerve injuries)의 회복

Explanation

1. 손상 후 한 달 정도가 되면 회복이 시작됨

2. 재생 속도

1) 한 달에 약 1.3~2.5cm씩 회복됨
2) 어린이는 어른보다 빠름

3. 과거와 현재

1) 과거 근육의 완전한 회복은 불가능했음
2) 최근 'microsurgery'로 상당한 진보가 이루어짐

52

'CRPS(complex regional pain syndrome)' 타입 Ⅰ에 대한 설명으로 옳은 것은?

1) 환상통이다
2) 작열통이라는 명칭을 가진다
3) 혈관수축은 통증을 완화시킨다
4) RSD(Reflex Sympathetic Dystrophy)와 같은 용어이다
5) 상지의 손상과 관계없이 혈관 수축과 확장의 반복순환에 의해 발생한다

문제해설

52 해설내용 참조

답 4)

CRPS(Complex Regional Pain Syndrome)

Explanation

1. 작열통(causalgia)

1) 자율 신경계의 섬유에 영향을 미치는 말초 신경에서 시작된 강한 통증
2) 원인
   - 교감신경 및 부교감신경의 섬유(fibers)가 혈관 벽을 따라가기 때문에 각 사지로 통증이 방사(radiate)됨
3) 가장 흔히 나타나는 사례
   - 'brachial plexus', 'sciatic nerve', 'tibial nerve', 'median nerve', 'ulnar nerve' 손상 시
4) 증상
   - 사지로 통증이 방사됨
5) 상지에서 타는 듯한 아주 극심한 통증을 일어남
   - 환자는 통증으로 손상된 손을 잡고 있는 것이 특징임
6) 손상된 사지는 온도 변화, 바람, 소음에 극도로 민감함
7) 자율 신경계의 통증
   - 정서적 스트레스에 의해서 더 악화됨

2. CRPS(Complex Regional Pain Syndrome)의 타입

타입 Ⅰ	• RSD(reflex sympathetic dystrophy)와 같음 • 손상 후 혈관 수축(vasospasm)과 혈관 확장(vasodilatation) 반복 순환(cycle)에 의해 발생 – 혈관수축은 부종과 무산소증(anoxia)의 원인이 되고 더욱 통증은 증가됨 – 계속적인 악순환의 반복 • 혈액순환의 감소 – 사지(extremity)가 창백해지며 차갑게 되는 원인
타입 Ⅱ	• 작열통(causalgia) • 강하고 후끈거리는(burning) 통증

53

'Erb's palsy'에 대한 설명으로 옳은 것은?

1) 어깨의 사용이 가능하다
2) 손이 바깥쪽으로 돌림되어 있다
3) 손의 기능적 움직임 손상이 특징이다
4) 먼쪽의 근육마비 및 위축이 특징이다
5) 'brachial plexus root'의 5~6번에 병변이 발생하는 것이다

문제해설

53 해설내용 참조

답 5)

BIP(Brachial Plexus Injury)의 종류

Explanation

1. Erb's Palsy

1) **정의**
- 'brachial plexus root'의 5~6번에 병변이 발생하는 것

2) **증상**

(1) 근위부(몸쪽) 쪽의 근육 마비 및 위축(atrophy)
- 'deltoid', 'brachialis', 'biceps', 'brachiordialis'

(2) 임상적으로 팔이 힘없이 흔들리며 달려 있는 양상이 나타남

(3) 손이 안쪽으로 돌림되어 있음(inward rotation)

(4) 기능적 움직임이 매우(extremely) 제한됨
- 어깨의 사용이 어려움

2. Klumpke's Paralysis

1) **정의**

(1) 상지의 원위부(먼쪽) 쪽의 영향이 더 큼

(2) C_8~T_1 'brachial plexus root'가 손상됨

2) **증상**

(1) 손목의 굽힘근(flexors)의 먼쪽(distal) 마비

(2) 손의 내재근(intrinsc muscles) 마비

54

'CRPS'를 위한 작업치료 내용으로 옳은 것은?

1) 마사지를 피한다
2) 음악은 더 악화시킨다
3) TENS를 사용한다
4) 긴장촉진을 사용한다
5) 인지 평가 및 치료를 실시한다

문제해설

54 해설내용 참조

답 3)

CRPS를 위한 작업치료

Explanation

1. 인터뷰
   1) 환자는 통증에 대한 지각
      (1) 예리함, 둔함, 아픔, 떨림, 쓰림, 후끈거림 등
      (2) 통증의 개인적인 지각을 설명
2. 중재 방법
   1) 통증 마사지
   2) 신경종(neuroma)
      • 단계별로 light, local percussion, therapeutic, vibration 등을 적용
   3) TENS(Transcutaneous Electrical Nerve Stimulation)
   4) 통증의 경감
      • 통증의 원인
3. 신경종(neuroma)
4. 말초 신경 손상(peripheral nerve injury)
5. 사지의 통증
6. ‘phantom limb syndrome’과 관련된 통증
7. 통증 부위를 보호
8. 물에 적신 천을 이용하여 사지를 감싸줌
   1) 성취 가능한 활동 및 목적적인 활동의 사용
      (1) 기분과 정서에 긍정적인 영향을 미침
      (2) 통증의 정도에 대한 지각 수준의 변화
9. 통증 역치를 높여줌
   1) 음악의 사용
      (1) 배경 음악의 사용
      (2) 헤드폰으로 음악듣기

(3) 음악은 통증 자극을 조절함
(4) 통증의 정도에 따라 소리의 크기가 증가 또는 감소됨
2) 이완(relaxation) 기법의 사용
(1) 작열통(causalgia)은 긴장과 스트레스와 관련되어 있음
(2) 환자에게 이완 기법을 교육시킴
10. 심호흡(deep breathing)
11. 점진적 이완(progressive relaxation)
12. 시각화(visualization)

55

'CRPS' 3단계의 내용으로 타당한 것은?

1) 손에 열이 난다
2) 손이 건조하며 창백하다
3) 관절 주변이 작아지고 구축이 고착된다
4) 통증은 3단계에 절정이며 지속적으로 증가될 수 있다
5) 부종이 있을 경우 냉요법과 거상(elevation)이 효과적이다

문제해설

55 해설내용 참조

답 2)

CRPS의 3단계

Explanation

1단계	2단계	3단계
• 3개월 까지(외상 단계 : traumatic stage) • 통증, 요흔성 부종(pitting edema), 피부색 변화	• 추가적인 6~9개월(이영양성 단계 : dystrophic stage) • 통증, 단단한 부종(brawny edema), 경직(stiffness), 발적(redness), 열(heat), 골격의 탈무기질화(bony demineralization)	• 수년 또는 무기한(위축 단계 : atrophic stage) • 통증이 2단계에 절정이며 그 보다는 줄어듦 • 관절 주변이 커짐(thickening), 구축의 고착(fix) • 부종이 있을 경우 단단하고, 치료에 반응하지 않음 • 손이 차고, 건조하며, 창백함

56

'중증 근무력증(myasthenia gravis)'에 대한 설명으로 옳은 것은?

1) 흉선의 축소가 나타난다
2) 지구력 프로그램은 피해야 한다
3) 자발적인 회복이 없으며 자연회복이 특징이다
4) 주로 젊은 여성과 나이든 남성에서 호발한다
5) 한 번에 모든 근육을 평가하는 것이 환자에게 도움이 된다

문제해설

56 해설내용 참조

답 4)

중증 근무력증(Myasthenia gravis)

Explanation

1. 정의

1) 신경과 근육의 시냅스(nerve muscle synapse) 또는 연결부(neuromuscular junction)에 화학적 전달의 문제가 발생한 질환
   (1) 자가 면역계 질환
   (2) 항체가 전달 물질인 아세티콜린(ach) 수용체를 공격
2) 발병
   (1) 모든 나이에 발병
   (2) 주로 젊은 여성과 나이든 남성에서 호발

2. 증상

1) 골격근의 약화(weakness)
2) 흉선의 비대(large thymus gland)
   • 흉선에 종양이 발생하기도 함
3) 수의근(voluntary muscle)의 피로
   (1) 복시(double vision)의 발생
   (2) 눈꺼풀의 처짐(drooping)
   (3) 언어 장애
   (4) 연하곤란
   (5) 호흡 장애

3. 치료

1) 흉선의 제거(thymectomy)
   • 증상의 감소 또는 약 50%의 환자에서 회복(remission)이 나타남

2) 약물 치료
   (1) 'anticholinesterase(항콜린에스트라제)'
   (2) 'glucocorticoids(글루코코티코이드)'
   (3) 기타 다른 면역 보조 약물
3) 기타
   (1) 'plasmapheresis'
   (2) 호흡기의 적용

4. 회복

1) 자발적인 회복이 있으나 다시 재발됨
2) 증상의 감소와 완화가 반복됨
   (1) 근력과 기능의 향상이 수년간 지속될 수 있음
   (2) 힘든 일, 감염, 출산은 심각한 악화를 초래할 수 있음
3) 경과
   (1) 사람마다 다양함
   (2) 대부분의 경우 점진적으로 악화됨
      ① 영구적인 심각한 마비 증상을 가지게 됨
      ② 보통 죽음은 호흡으로 인해 발생됨

5. 작업치료

1) 근력(muscle power) 회복을 도움
2) 지구력(endurance) 유지 프로그램을 제공함
   • 치료 프로그램에 피로(fatigue) 발생을 피함
3) 치료 시 고려해야할 것
   (1) 환자의 약물 요법
   (2) 지구력(activity tolerate)
   (3) 하루 중 가장 많은 에너지를 발휘하는 시간
4) 근력 평가
   (1) 환자의 근력을 규칙적으로 체크해야 함
   (2) 평가로 인한 피로
      ① 한 번에 모든 근육을 평가할 필요는 없음
      ② 여러 번 나눠서 하며 특정 변화를 기록함
5) 활동의 제공
   (1) 부드러우며 저항이 없는 활동을 제공함
   (2) 과도한 활동을 피함
   (3) 호흡 문제를 고려해야 함

6) 기타
   (1) 'energy conservation', 'work simplication'
   (2) MAS(Mobile Arm Support) 또는 스플린트를 사용함
   (3) 과도한 스트레칭을 피함
   (4) 기능적 자세(functional positioning) 유지 등

57

'Guillain-Barre Syndrome' 진단을 받은 40대 남성은 병이 계속 진행되는 단계이다. 이 남성의 증상이 계속 악화될 경우 발생될 수 있는 문제로 타당한 것은?

1) 복시
2) 기억력 장애
3) 지남력 장애
4) 휴식시 떨림
5) 안면 마비

문제해설

57 해설내용 참조

답 5)

길랭 바레 증후군(Guillain-barre syndrome)

Explanation

1. 진행될수록 나타나는 문제들

1) 운동의 약화(motor weakness)
2) 마비(paralysis)
3) 감각 상실(sensory loss)
4) 근 위축(muscle atrophy)
5) 보행의 장애 또는 낙상(fall)
6) 상지, 몸통 및 경부의 근육 약화
7) 안면 마비
8) 안구 허약(bulbar weakness)
9) 연하곤란 및 실어증
10) 호흡근과 뇌신경은 가장 나중에 침범됨

58

'Duchenne's MD(DMD)'의 내용으로 옳은 것은?

1) 하지의 근력이 좋다
2) 주로 여아에게 발생한다
3) 'waddling gait'가 나타난다
4) 일반적으로 성인기까지 걷기가 가능하다
5) 종아리 근육이 마르고 감각의 저하가 특징이다

문제해설

58 해설내용 참조

답 3)

Duchenne's MD(DMD)

Explanation

1. 발병

1) 진행 속도가 느림
2) 주로 남아에게 발생함
3) 출생 시 질환이 시작됨
   - 일반적으로 18~36개월 사이에 진단됨

2. 특징

1) 약화(weakness)는 'pelvic girdle'과 다리 근육에서 시작
   - 'shoulder girdle'까지 퍼짐
2) 근 섬유(muscle fiber)의 퇴행
   - 종아리 근육(calf muscle)에 비대(hypertrophy)가 나타남
3) 걷기가 어려움
   (1) 'waddling gait'가 나타남
   (2) 일반적으로 12살에는 휠체어를 타게 됨
4) 사망
   (1) 최후로는 침상 생활만 가능함
   (2) 보통 30세 전에 사망함

59

다음 설명하는 내용은 무엇에 관한 것인가?

- 근육의 긴장성 연축(toinc spasm)이 동반된 약화가 나타난다
- 근 수축 후 이완(relaxation)에 어려움이 있다
- 뇌신경(cranial nerve) 손상이 있다
- 사지에 근력약화가 있다

1) Myotonic MD
2) Duchenne's MD
3) Limb-Girdle MD
4) Myasthenia Gravis
5) Facioscapulohumeral MD

문제해설

59 해설내용 참조

답 1)

MD의 종류

Explanation

1. Duchenne's MD(DMD)

1) 진행 속도가 느림
2) 주로 남아에게 발생함
3) 출생 시 질환이 시작됨 : 일반적으로 18~36개월 사이에 진단됨
4) 약화(weakness)는 'pelvic girdle'과 다리 근육에서 시작
5) 근섬유(muscle fiber)의 퇴행
   - 종아리 근육(calf muscle)에 비대(hypertrophy)가 나타남
6) 걷기가 어려움
   - 'waddling gait'가 나타남
7) 사망
   - 보통 30세 전에 사망함

2. Facioscapulohumeral MD

1) 소아기 또는 사춘기에 발병함
2) 진행 속도가 느림
3) 정상적 생활이 가능함
4) 근력이 약화됨

3. Myotonic MD

1) 발병 연령이 매우 다양함
2) 근육의 긴장성 연축(toinc spasm)이 동반된 약화(weakness)가 나타남
3) 근 수축(muscle contraction) 후 이완(relaxation)이 어려움
4) 뇌신경(cranial nerve)의 손상이 있음
5) 사지의 근력이 약화됨
6) 심장, 눈, 'endocrine gland'가 손상되기도 함

4. Limb-Girdle MD

• 어떤 유형에도 속하지 못하는 그룹

60

척추신경(spinal nerve) $C_{5\sim6}$의 손상으로 삼각근(deltoid)이 마비되는 것이 특징인 상지의 신경은?

1) Radial nerve
2) Axillary nerve
3) Suprascapular nerve
4) Long thoracic nerve
5) Musculocutaneous nerve

61

위팔뼈 하부(lower end)의 골절이 원인이 되어 발생되는 질환으로, 꼭 맞는 캐스트 또는 붕대로 인해 허혈(ischemia)이 발생하여 괴사(necrotic)가 초래되는 질환은?

1) BPI
2) CRPS
3) Erb's palsy
4) Klumpke's palsy
5) Volkman's contracture

문제해설

60 'Axillary Nerve Injury'는 어깨의 모양을 비대칭적으로 만든다. 척추신경 $C_{5\sim6}$의 손상으로 삼각근(deltoid)이 마비되는 것이 특징이다.

답 2)

61 Volkman's contracture

원인은 상완골(humerus) 하부(lower end)의 골절 발생 시 꼭 맞는(또는 조이는) 캐스트 또는 붕대로 인해 발생된다. 즉 허혈(ischemia)의 발생으로 근육의 괴사(necrotic)가 초래된다.

답 5)

62

다음과 같은 임상 양상을 보이는 질환으로 가장 타당한 것은?

- 주로 남아에게 발생된다
- 일반적으로 출생 후 18~36개월 사이에 진단을 받는다
- 종아리 근육 부위의 비대(hypertrophy)가 특징이다

1) Erb's palsy
2) Poliomyelitis
3) Multiple sclerosis
4) Guillain-Barre syndrome
5) Duchenne's muscular dystrophy

문제해설

62 해설내용 참조

답 5)

Duchenne's MD(DMD)

Explanation

1. 발병

1) 진행 속도가 느림
2) 주로 남아에게 발생됨
3) 출생 시부터 질환이 시작됨
   - 일반적으로 18~36개월 사이에 진단을 받게 됨

2. 특징

1) 약화(weakness)는 골반대(pelvic girdle)와 다리 근육에서 시작됨
   - 어깨(shoulder girdle)까지 올라감
2) 근 섬유(muscle fiber)의 퇴행
   - 종아리 근육(calf muscle)에 비대(hypertrophy)가 나타남
3) 걷기의 어려움
   (1) 'waddling gait'가 나타남
   (2) 일반적으로 12살에는 휠체어를 타게 됨
4) 사망
   (1) 최후로는 침상 생활만 가능함
   (2) 보통 30세 이전에 사망함

63

손에 외상이 있는 환자에게 부종, 심한 통증, 광택, 차가운 증상 등이 나타난다면 무엇인가?

1) spastic hand
2) incoordination
3) flaccid upper extremity
4) cumulation trauma disorder
5) reflex sympathetic dystrophy

문제해설

63 해설내용 참조

답 5)

Explanation: CRPS(Complex Regional Pain Syndrome)

1. CRPS

타입 Ⅰ	• RSD(Reflex Sympathetic Dystrophy)와 같음 • 손상 후 혈관 수축(vasospasm)과 혈관 확장(vasodilatation) 반복 순환(cycle)에 의해 발생 – 혈관수축은 부종과 무산소증(anoxia)의 원인이 되고 더욱 통증은 증가됨 – 계속적인 악순환의 반복 • 혈액순환의 감소 – 사지(extremity)가 창백해지며 차갑게 되는 원인
타입 Ⅱ	• 작열통(causalgia) • 강하고 후끈거리는(burning) 통증

2. CRPS의 3단계

1단계	• 3개월 까지(외상 단계 : traumatic stage) • 통증, 요흔성 부종(pitting edema), 피부색 변화
2단계	• 추가적인 6~9개월(이영양성 단계 : dystrophic stage) • 통증, 단단한 부종(brawny edema), 경직(stiffness), 발적(redness), 열(heat), 골격의 탈무기질화(bony demineralization)
3단계	• 수년 또는 무기한(위축 단계 : atrophic stage) • 통증이 2단계에 절정이며 그 보다는 줄어듦 • 관절 주변이 커짐(thickening), 구축의 고착(fix) • 부종이 있을 경우 단단하고, 치료에 반응하지 않음 • 손이 차고, 건조하며, 창백함

64

초기 'Guillain-Barre syndrome' 환자에게 실시해야 하는 치료 방법으로 옳은 것은?

1) 근력운동을 실시한다
2) 강한 저항운동을 실시한다
3) 피로할 때까지 운동을 한다
4) 약한 강도의 운동부터 실시한다
5) 'Gower's sign' 유무를 검사 후 ADL훈련을 실시한다

65

다음과 같은 특징을 지니는 운동단위(motor unit) 질환은?

- 연하곤란, 실어증, 호흡부전 등의 증상이 나타날 수 있다
- 탈수초화(demyelination)가 진행되며 보통 4주 이상 진행되지 않는다
- 급성기에는 텔레비전 보기와 같은 가벼운 활동과 수동적 활동이 처방된다

1) MS
2) ALS
3) Poliomyelitis
4) Parkinson's disease
5) Guillain-Barre Syndrome

문제해설

64 작업 치료

- 초기 단계
  - 환자가 의학적으로 안정적인 상태가 되었을 때 시작
  - 텔레비전 보기와 같은 수동적 활동
  - 친구의 방문과 같은 가벼운 사회활동
  - PROM 운동, 자세 유지(position-ing), 구축(contracture) 예방
  - 변형(deformity) 예방
  - 약화된 근육에 스플린트(splint) 적용

답 4)

65 해설내용 참조

답 5)

길랭 바레 증후군(Guillain-Barre syndrome)

Explanation

1. 정의

- 척수(spinal nerve)의 루트(root), 말초 신경(peripheral nerve), 뇌신경(cranial nerve)에 감염성 급성 신경염이 발생한 상태

2. 원인 및 병리

1) 하위 운동 신경(lower motor neuron) pathway의 탈수초화(demyelination) 축삭(axon)은 일반적으로 보존됨

2) 원인은 정확히 모름
3) 성별, 나이에 상관없이 영향을 받음
4) 급성 염증성 질환으로 4주 이상 진행하지 않음
   • 대개 몇 시간 혹은 10일 이내로 진행

3. 증상

1) 초기

(1) 열은 없지만 근육이 민감해지며 통증이 발생
(2) 일반적으로 힘이 없음(weak)
(3) 심부 건 반사(deep tendon reflex)가 감소됨

2) 병의 진행

(1) 운동의 약화(motor weakness)
(2) 마비(paralysis)
(3) 감각 상실(sensory loss)
(4) 근 위축(muscle atrophy)
(5) 보행의 장애 또는 낙상(fall)이 일어남

4. 작업 치료

1) 초기 단계

(1) 환자가 의학적으로 안정적인 상태가 되었을 때 시작
(2) 텔레비전 보기와 같은 수동적 활동
(3) 친구의 방문과 같은 가벼운 사회활동
(4) PROM 운동, 자세 유지(positioning), 구축(contracture) 예방
(5) 변형(deformity) 예방
(6) 약화된 근육에 스플린트(splint) 적용

2) 증상이 호전되었을 경우

(1) 좀 더 능동적인 동작(active motion)이 가능함
(2) 부드러우며 저항이 없는 가벼운 활동이 가능함
(3) 관절 경직(joint stiffness), 근 위축(muscle atrophy), 구축(contracture) 등의 예방을 위한 가벼운 ADL 소개
(4) 환자의 지구력(physical tolerance) 수준에 따라 활동 프로그램(activity program)을 조절

66

'Postpolio syndrome'에 대한 설명으로 옳은 것은?

1) 대표적인 탈수초 질환이다
2) 운동단위의 기능장애가 특징인 질환이다
3) 중추신경계에 급성 신경염이 발생한 것이다
4) 과거 소아마비를 앓았던 환자에게 다시 바이러스가 침범한 것이다
5) 뇌성마비 아동이 성인이 되면서 이유 없이 증상이 나타나는 것이다

문제해설

66 해설내용 참조

답 2)

소아마비 후 증후군(Postpolio syndrome) 증후군

Explanation

1. 정의

1) 과거 소아마비(polio)를 앓았던 환자들에게 나타나는 질환임
2) 초기 질환 후 수십 년이 지나서 추가적인 증상이 나타남

2. 원인

1) 아직 밝혀지지는 않음
2) 아래 세 요소들 중 하나 또는 복합적인 이유로 인해 발생하는 것으로 추정함
   (1) 운동단위(motor unit)의 기능장애(dysfunction)
   (2) 과도한 근육의 사용(overuse)
   (3) 근 골격계의 비사용(disuse)

3. 증상

1) 점진적인 근 약화
2) 전례 없는 허약감
3) 근육피로(fatigue)
4) 통증(pain)
5) 추위에 대한 내성 저하
6) 호흡곤란
7) 연하곤란
8) 수면장애
9) 근육경련(연축)
10) 소화기 장애 등

67

다음 중 말초 신경 손상으로 인해 발생되는 증상으로 보기 어려운 것은?

1) 이상 감각
2) 경직성 마비
3) 발한 기능의 손상
4) 자율 신경계 기능의 손상
5) 심부 건 반사 감소 또는 소실

68

자신경(ulnar nerve) 손상에 의한 질환은?

1) 엎침 증후군(pronator syndrome)
2) 손목굴 증후군(carpal tunnel syndrome)
3) 팔꿉굴 증후군(cubital tunnel syndrome)
4) 아래가슴문 증후군(thoracic outlet syndrome)
5) 앞뼈사이신경증후군(anterior interosseous syndrome)

69

아래팔의 외측면(노뼈 부위) 감각을 지배하는 신경은?

1) ulnar nerve
2) radial nerve
3) axillary nerve
4) median nerve
5) musculocutaneous nerve

문제해설

67 말초 신경 손상 후 증상

- 근 약화(muscle weakness)
- 이완성 마비(flaccid paralysis)
- 위축(atrophy)
- 심부 건 반사(deep tendon reflexes) 감소 또는 소실
- 감각(sensation) 손상
- 자율 신경계 문제
- 발한 능력이 상실됨
- 이상 감각
  - 특히 밤에 저림(tingling), 무딤(numbness), 후끈거림(burning) 등의 통증이 나타남
- 구축(contracture), 관절 강직(joint stiffness) 등이 발생됨

답 2)

68 1) 정중신경
2) 정중신경
4) C_8, T_1
5) 정중신경

답 3)

69 Musculocutaneous nerve

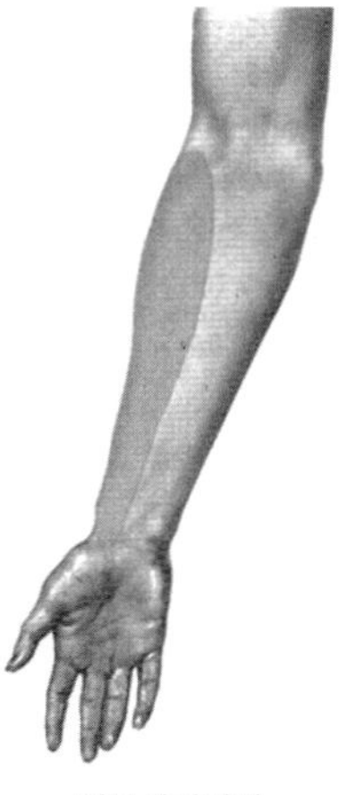

피부신경지배

답 5)

Musculocutaneous nerve와 radial nerve의 감각 지배

Explanation

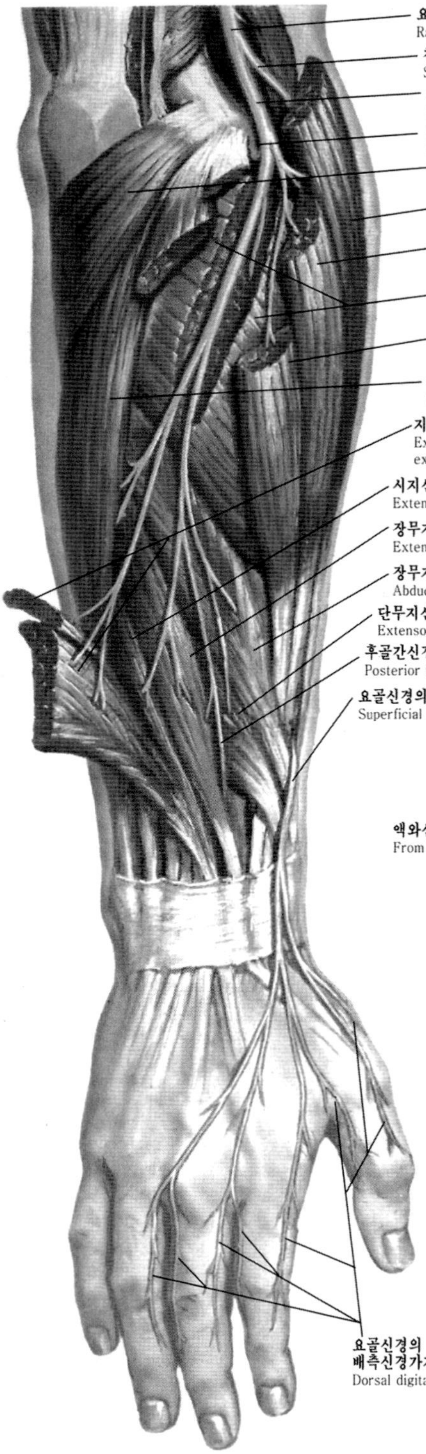

전완의 요골신경(C5, C6, C7, C8; T1)
(약간 외측, 후방에서 바라본 그림)
Radial Nerve in Forearm
(C5, C6, C7, C8; T1)
(viewed from behind and slightly laterally)

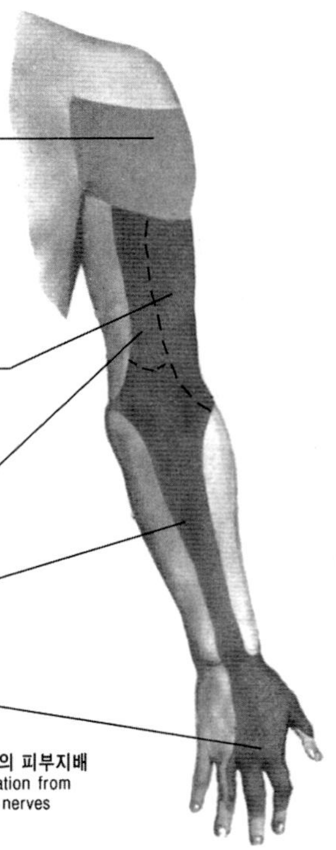

요골 및 액와신경의 피부지배
Cutaneous innervation from radial and axillary nerves

근피부신경(C5, C6, C7)
(근피부신경의 지배를 받는 근육들만 묘사되어 있다.)
Musculocutaneous Nerve(C5, C6, C7)
(only muscles innervated by musculocutaneous nerve are depicted)

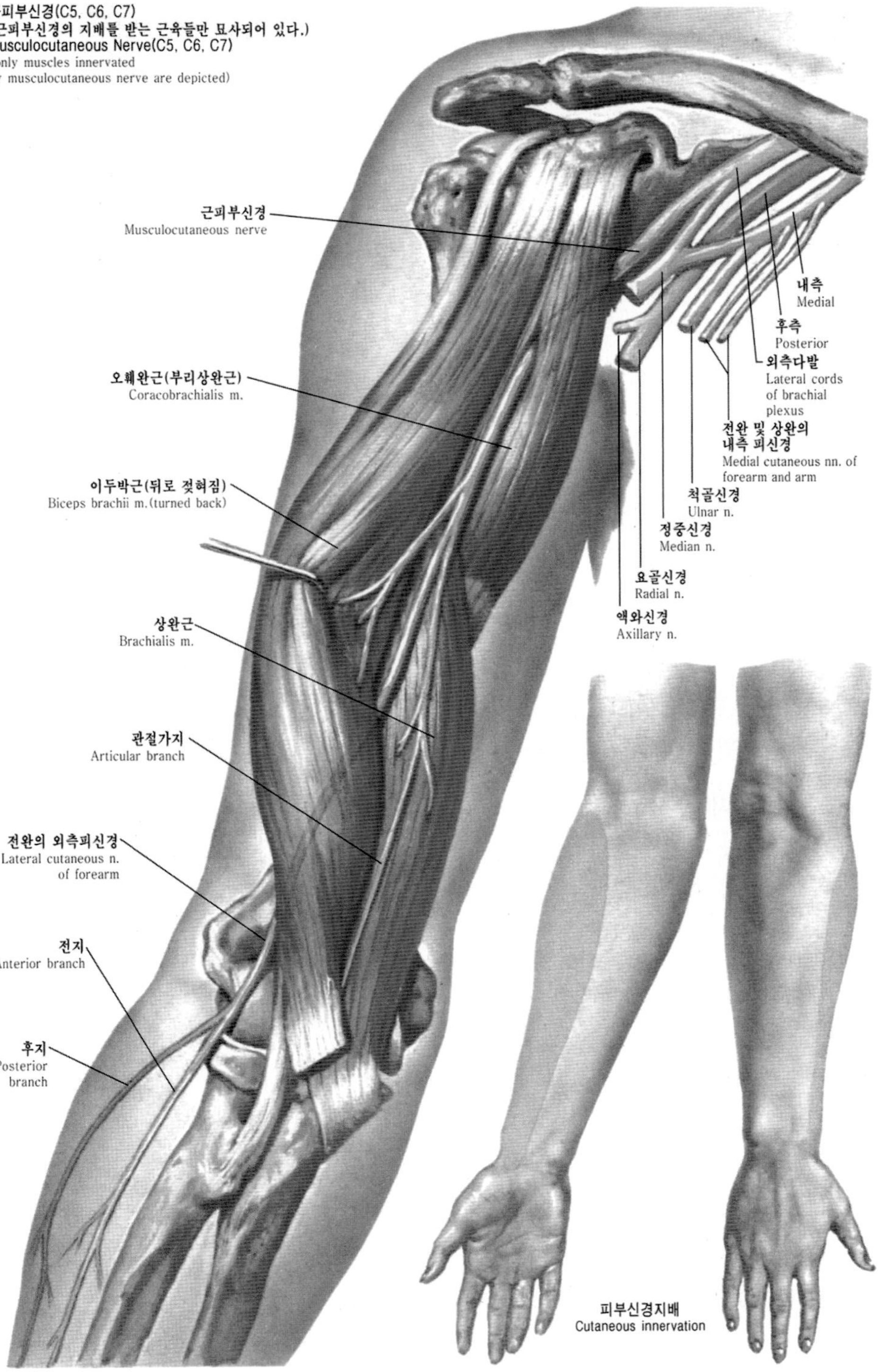

피부신경지배
Cutaneous innervation

70

다음 중 급성회백수염(poliomyelitis) 환자에 대한 중재 내용으로 옳은 것은?

1) 급성기에는 핫백(hot back)의 적용을 피한다
2) 저항 운동은 손상된 근육을 대상으로 실시한다
3) 일상 활동의 수행 없이 24시간 휴식해야 한다
4) ADL의 독립적 수행을 위해 보조도구인 MAS가 필요할 수 있다
5) 치료사는 모든 활동에 있어 근력 강화와 지구력 강화를 강조해야한다

문제해설

70 해설내용 참조

답 4)

급성회백수염(Poliomyelitis) 환자를 위한 작업치료

Explanation

1. 급성기 치료

1) 침상에서 실시
2) 치료 과정 동안 근 피로(muscle fatigue)를 피해야 함
3) 환자와 가족을 위한 심리적인 지지(support)가 치료 프로그램의 한 부분이 됨

2. 핫백(hot pack)과 자세 유지(positioning)

1) 근 연축(muscle spasm)을 경감시켜 줌
2) 구축과 변형을 방지함

3. 치료사의 역할

1) 좋은 침상 자세(bed positioning)를 제공
2) 구축 예방
3) 약화된 근육 보호
4) ROM 유지 : 부드러운(gentle) PROM을 제공(민감하고 통증이 있기 때문에 'muscle belly'를 잡는 것은 피함)

4. 'bulbar poliomyeltits' 환자

1) 호흡근 손상 시 호흡기를 사용해야 함
2) 삼킴(swallowing) 근육 손상 시 : 튜브 식사(tub feeding)가 이루어짐

5. 평가 및 운동

1) MMT(manual muscle test)
   (1) 처음 4개월은 매달 실시함
   (2) 이후 4개월은 두 달에 한번 정도 실시함

2) ROM(range of motion)

(1) 회복된 환자는 자발적 수준에 따라 실시하는 것이 바람직함(PROM에서 AROM으로 나아감)

(2) AROM(active ROM) : 치료사의 감독 하에 실시함

(3) 보상적 움직임을 피해야 함

① 거울 앞에서 실시하는 것이 유익함

② 자신이 모니터 할 수 있음

③ 정확한 동작이 가능함

3) **근재교육**(muscle reeducation) : 등급화 된 방식으로 실시해야 함

(1) 첫 단계

① 근육 조합(muscle setting)운동을 학습해야 함

② 관절의 움직임 없이 수축과 이완을 번갈아 실시함

③ 등척성(isometric) 운동과 EMG(electromyographic) 바이오피드백(biofeedback)의 사용이 도움이 됨

(2) 환자의 회복이 나타날 때

① 저항이 있는 도구의 적용이 필요

② 치료사에 의한 저항 제공이 필요함

4) **약화된 근육**

(1) 항상 보호 받아야 함

(2) 저항 운동은 피함

① 중력을 이기고 ROM을 수행할 수 있기 전까지는 피해야 함

② 야간에 스플린트 착용하기

(3) 중력에 저항하기 위해 착용함

(4) 강한 길항근(antagonist)의 당김에 저항하기 위해 착용함

5) **저항 운동**

(1) 근육이 중력에 저항하여 완전한 ROM을 수행하기 전까지 실행되어서는 안 됨

(2) 저항 운동의 목적

① 손상당하지 않은 근육의 근력 운동

② 최소의 근 수축이 제공되므로 전체 활동에 기여할 수 있음

6) **치료사의 역할**

(1) 올바른 신체 자세(body positioning)를 강조해야 함

① 관절의 정렬(joint alignment)

② 에너지 보존(energy conservation)

(2) 적절한 휴식 시간을 제공함

6. ADL의 독립적 수행

1) 보조 도구(assistive devices)의 사용

2) 환자의 요구를 맞는 보조 도구의 적용

3) 스플린트 적용

4) MAS(mobile arm supports)의 사용

71

말초 신경 손상 후 신경재생은 하루에 최대 어느 정도까지 성장할 수 있는가?

1) 1mm
2) 2mm
3) 4mm
4) 8mm
5) 10mm

72

건설 현장의 인부였던 40대 남성은 산재 후 손목을 들어 올릴 수 없으며, 손가락을 펼 수 없다. 어떤 신경의 손상인가?

1) Ulnar nerve
2) Radial nerve
3) Median nerve
4) Axillary nerve
5) Long thoracic nerve

문제해설

71 신경압박 및 신경재생(nerve compression and nerve regeneration)

- 신경 수술 이후 2~4개월 동안 축삭(axon)의 재생(regenerate)이 일어남
- 하루에 약 1mm 정도, 한 달에 2.54cm가 자라남
- 'Tinel's sing'을 이용해 재생 정도를 평가할 수 있음

답 1)

72 해설내용 참조

답 2)

말초신경의 손상

Explanation

척추신경	신경 루트(root)	운동 지배	임상적 증상
$C_{5\sim7}$	Long thoracic	Shoulder girdle Serratus anterior	winged scapular
$C_{6\sim8}$, T_1	Radial	All extensors of forearm Triceps	손목 하수, 손목 폄근의 마비 (wrist drop, extensor paralysis)
$C_{5\sim6}$	Axillary	Deltoid, Teres minor	팔의 벌림 상실, 상완의 바깥돌림 약화 (loss of arm abduction, weakened lateral rotation of humerus)
$C_{6\sim8}$, T_1	Median	Flexors of hand and digits Oponens pollicis	유인원 손, 쥐기약화, 엄지 둔덕의 감소, 대립 부재 (ape hand deformity, weakened grip, thenar atrophy, unopposed thumb)
C_8, T_1	Ulnar	Flexors of hand and digits Oponens pollicis	까마귀손, 내재근 위축, 엄지의 모음 상실 (claw hand deformity, interosseus atrophy, loss of thumb adduction)

73

중증 근무력증(myasthenia gravis)이 발생하는 원인으로 타당한 것은?

1) 바이러스의 공격
2) 혈액 공급의 저하
3) 견인으로 인한 외상
4) 신경전달 물질의 손상
5) 척수에 발생하는 급성 염증

문제해설

73 해설내용 참조

답 4)

중증 근무력증(Myasthenia gravis)

Explanation

1. 정의

1) 신경과 근육의 시냅스(nerve muscle synapse) 또는 연결부(neuromuscular junction)에서 화학적 전달 과정에 문제가 발생하는 질환
   (1) 자가면역계 질환
   (2) 항체가 전달물질인 아세티콜린(Ach) 수용체를 공격하는 질환
2) 발병
   (1) 모든 나이에 발병함
   (2) 주로 젊은 여성과 나이든 남성에게 호발함

2. 증상

1) 골격근의 약화(weakness)
2) 흉선의 비대(large thymus gland)
   - 흉선에 종양이 발생하기도 함
3) 수의근(voluntary muscle)의 피로로 인해 발생되는 증상들
   (1) 복시(double vision)
   (2) 눈꺼풀의 처짐(drooping)
   (3) 언어장애
   (4) 연하곤란
   (5) 호흡장애

74

다음 중 급성회백수염(poliomyelitis)에 대한 설명으로 옳은 것은?

1) 유전성 질환이다
2) 인지 손상이 특징이다
3) 감각 손상이 특징이다
4) 척수에 발생되는 질환이다
5) 대뇌 피질에 발생하는 질환이다

75

40세 남성은 유아기에 소아마비를 앓은 경험이 있다. 최근 이 남성은 소아마비와 비슷한 증상들이 다시 시작되었으며, 근력약화, 통증, 피로 등을 호소하고 있다. 이 남성의 일상생활 동작으로 옳은 것은?

1) 가능한 근육의 사용을 피해야 한다
2) 올바른 신체 메커니즘을 재학습시켜야 한다
3) 증상 완화를 위해 항바이러스 약물을 정기적으로 섭취해야 한다
4) 약화된 근육들을 지지해 주는 보조도구는 증상을 더욱 악화시킨다
5) 가능한 자조활동(self care)을 감소시키고, 근력운동은 증가시켜야한다

문제해설

74 급성회백수염(poliomyelitis)은 척수의 전각(anterior horn) 세포와 뇌간(brainstem)의 운동 신경에 손상을 일으키는 바이러스성 질환이다. 운동신경원만이 파괴되는 것이 특징이다.

답 4)

75 해설내용 참조

답 2)

폴리오 후 증후군(Postpolio syndrome)

Explanation

1. 정의

1) 과거 소아마비(polio)를 앓았던 환자들에게 나타나는 질환
2) 초기 질환 후 수십 년이 지나서 추가적인 증상이 나타남

2. 원인

1) 아직 밝혀지지는 않음
2) 아래 세 요소들 중 하나 또는 복합적인 이유로 인해 발생하는 것으로 추정함
   (1) 운동단위(motor unit)의 기능장애(dysfunction)
   (2) 과도한 근육의 사용(overuse)
   (3) 근 골격계의 비사용(disuse)

3. 증상

1) 전형적 양상

(1) 점진적인 근 약화
(2) 전례 없는 허약감
(3) 근육 피로(fatigue)
(4) 통증(pain)
(5) 추위에 대한 내성 저하
(6) 호흡곤란
(7) 연하곤란
(8) 수면장애
(9) 근육 경련(연축)
(10) 소화기 장애 등

2) 점진적인 근 약화 및 피로

(1) 근 약화
① 가장 대표적인 증상
② 통증, 피로, 추위에 대한 약한 내성, 호흡의 문제 등이 동반됨
③ 근력약화로 인한 변형은 통증의 원인이 됨
④ 지구력 감소, 불안전한 보행, 낙상, 신경손상(entrapment) 등의 원인이 됨

(2) 피로
① 상태를 가장 악화시키는 증상
② ADL을 어렵게 만듦
- 보행(ambulation), 이동(transfers), 계단 이용, 가사 관리(home management), 운전, 식사 등
- 삼키기(swallowing), 대·소변 조절의 어려움 등

3) 관절, 몸통, 사지(limb)에 발생되는 변형(deformities)

(1) 근 골격계로 인한 문제점
(2) 발생되는 문제들
① 통증(pain)
② 신경 압박
③ 퇴행성 관절염
④ 넘어짐(fall)
⑤ 비정상적인 걷기(gait)

4) 증상의 완화 및 기능 안정화

(1) 증상의 완화 및 기능 안정화를 위해 삶의 방식(lifestyles)에 변화를 줌
(2) 삶의 방식(lifestyles)을 바꾸는 세 가지 방법
(3) 근 피로(muscle fatigue) 예방

(4) 신체 메커니즘(body mechanics)의 향상
(5) 에너지 보존(energy conservation) 테크닉

4. 작업치료의 평가

1) 인터뷰

(1) 통증과 피로를 일으키는 활동에 대해 질문
① 증상으로 인해 생략하거나 축소해서 실시하는 활동이 있는지?
② 어떤 시간과 어떤 상황에서 증상이 나타나는지?
③ 현재 사용하고 있는 보조도구의 종류는 무엇인지?
④ 보조자가 필요한지?

2) MMT(manual muscle test)와 ROM

(1) MMT의 점수
① 측정된 점수 보다 기능적으로 낮은 수준의 근력을 보임
② 상지(U/E)의 근력은 ROM 전체 구간에서 다양하게 나타남
(2) ROM 측정 : 환자가 구축과 근육 불균형(imbalance)을 가지고 있을 때 매우 중요한 평가가 됨

3) 심리 사회적 평가

(1) 치료사의 치료적 접근법을 선택하는 데 도움이 됨
(2) 신체적 문제로 인해 심리적 문제와 직면하게 됨
① 극복, 조정, 적응
② 중재 프로그램은 부정, 분노, 좌절, 절망 등의 감정들을 다루는 것임

5. 작업치료사의 역할

1) 생활방식(lifestyle)을 바꾸는 방법을 교육

(1) 근육의 과도한 사용을 방지함
(2) 피로(fatigue)를 감소시킴
(3) 변형(deformity)을 예방함
(4) 스트레스를 감소시킴

2) 기능적 활동 교육

(1) ADL, 일상의 과제, 일, 집안관리, 보행, 이동 등을 교육함
(2) 올바른 자세 메커니즘을 교육

3) 보조도구 추천

(1) 약화된 근육의 지지
(2) 자조(self-care) 활동 증진

4) 에너지 보존(energy conservation) 교육

5) 업무의 단순화(work simplication) 교육

76

다음 중 신경근육 연접부의 아세티콜린 수용체의 문제로 인해 발생하는 질환은?

1) Poliomyelitis
2) Myasthenia gravis
3) Muscular dystrophy
4) Postpolio syndrome
5) Alzheimer's disease

77

'Klumpke's palsy'의 증상과 가장 관계 깊은 근육은?

1) biceps
2) deltoid
3) brachialis
4) brachioradialis
5) lumbricals

문제해설

76 중증 근무력증(myasthenia gravis)

- 정의
  - 신경과 근육의 시냅스(nerve muscle synapse) 또는 연결부(neuromuscular junction)에 화학적 전달과정에 문제가 발생한 질환
  - 자가면역계 질환
  - 항체가 전달물질인 아세티콜린(Ach) 수용체를 공격하는 질환
- 발병
  - 모든 나이에 발병함
  - 주로 젊은 여성과 나이든 남성에게 호발함
- 증상
  - 골격근의 약화(weakness)
  - 흉선의 비대(large thymus gland) (흉선에 종양이 발생하기도 함)
  - 수의근(voluntary muscle)의 피로로
- 인해 발생되는 증상들
  - 복시(double vision)
  - 눈꺼풀의 처짐(drooping)
  - 언어장애
  - 연하곤란
  - 호흡장애

답 2)

77 해설내용 참조

답 5)

Erb's palsy

Explanation

Erb's palsy	• 정의 – 'brachial plexus root'의 5~6번에 병변이 발생하는 것 • 증상 – 몸쪽의 근육 마비 및 위축(atrophy)이 특징 ◦ deltoid, brachialis, biceps, brachiordialis – 임상적으로 팔이 힘없이 흔들리며 달려 있는 양상이 나타남 – 손이 안쪽으로 돌림되어 있음(inward rotation) – 기능적 움직임이 매우(extremely) 제한됨 ◦ 어깨의 사용이 어려움

78

6세의 근이영양증 아동에게 가벼운 의자차 사용을 권하는 이유는?

1) 인공호흡기를 달기 위해
2) 원활한 식사 제공을 위해
3) 근력과 ROM을 유지하기 위해
4) 이동과 운전을 쉽게 하기 위해
5) 무거운 의자차보다 가격이 저렴하므로

문제해설

78 해설내용 참조

답 4)

MD(Muscular Dystrophy)

Explanation

1. 근이양증(Muscular Dystrophy, MD)

1) Duchenne's MD(DMD)

(1) 발병

① 진행 속도가 느림
② 주로 남아에게 발생함
③ 출생 시 질환이 시작됨(일반적으로 18~36개월 사이에 진단됨)

(2) 특징

① 약화(weakness)는 'pelvic girdle'과 다리 근육에서 시작
- shoulder girdle까지 퍼짐

② 근 섬유(muscle fiber)의 퇴행
- 종아리 근육(calf muscle)에 비대(hypertrophy)가 나타남

③ 걷기가 어려움
- 'waddling gait'가 나타남
- 일반적으로 12살에는 휠체어를 타게 됨

④ 사망
- 최후로는 침상 생활만 가능함
- 보통 30세 전에 사망함

2) Facioscapulohumeral MD

(1) 발병

① 소아기 또는 사춘기에 발병함
② 남녀 비율이 비슷함

(2) 특징

① 진행 속도가 느림(때때로 갑자기 악화되기도 함)

② 정상적 생활이 가능함

③ 근력의 약화

- 안면의 근육들(facial muscles)
- 상지의 근육들(upper extremity muscles)
- 시간이 지남에 따라 보행 및 하지(lower extremity)의 손상이 나타남

3) Myotonic MD

(1) 발병

① 발병 연령이 매우 다양함

② 남녀 비율은 비슷함

(2) 특징

① 근육의 긴장성 연축(toinc spasm)이 동반된 약화(weakness)가 나타남

② 근 수축(muscle contraction) 후 이완(relaxation)이 어려움

③ 뇌신경(cranial nerve)의 손상이 있음

④ 사지의 근력 약화[원위부(먼쪽)(distal)보다 근위부(몸쪽)(proximal) 쪽이 더 심함]

⑤ 심장, 눈, 'endocrine gland'가 손상되기도 함

⑥ 백내장(거의 모든 환자들에게 나타남)

⑦ 고환의 위축 및 대머리(남자들의 경우)

4) Limb-Girdle MD

(1) 어떤 유형에도 속하지 못하는 그룹

(2) 유전적 원인

(3) 전반적인 약화(weakness)

5) **작업치료**

(1) 목적

- 가능한 빠른 시일 내 ADL에서의 최대 독립성 확보

(2) 휠체어 사용

① 특정 시트(special seat)의 선택이 필요함

② 변형(deformity)의 최소화

- 측만증(scoliosis)
- 엉덩관절 및 무릎관절의 굽힘 구축(flexion contracture)
- 발목의 발바닥쪽굽힘(plantar flexion)

③ 경량 휠체어의 사용

- 이동과 움직임의 편리성 제공

(3) 보조 도구의 사용

- 식사하기, 글쓰기, 읽기, 컴퓨터 사용 등을 할 때 'shoulder girdle'을 보조

79

급성회백수염(Poliomyelitis)이 발생하는 해부학적 구조물은?

1) 근육 섬유
2) 척수의 감각세포
3) 척수의 운동세포
4) 말초신경의 축삭(axon)
5) 마이엘린 수초(myelin sheath)

80

농부인 35세 남성은 농기구 조작 중 사고로 인해 상지에 손상을 입었다. 이 남성은 신경손상이 있었지만 수술은 필요하지 않다. 신경 내부조직의 손상은 없지만 외부조직의 손상으로 6개월의 회복기간이 필요하다. 무엇인가?

1) Erb's palsy
2) Neurapraxia
3) Axonotmesis
4) Neurotmesis
5) Klumpke's palsy

81

'Volkman's contracture'가 발생되는 부위와 그 원인이 바르게 연결된 것은?

1) 목 — 과도한 굽힘이 원인이 됨
2) 골반 — 후방 기울임이 원인이 됨
3) 체간 — 꼭 맞는 의복이 원인이 됨
4) 무릎관절 — 과도한 사용과 피로가 원인이 됨
5) 위팔뼈 — 외부 조임으로 인한 허혈이 원인이 됨

문제해설

79 폴리오 바이러스가 원인이며, 척수의 전각 세포를 공격하여 운동 손상이 생기는 질환이다.

답 3)

80 축삭절단(axonotmesis)

- 신경섬유의 외부 조직에 퇴행적 손상이 있으나 내부 조직은 잔존함(intact)
- 수술이 필요하지 않음
- 보통 6개월 내에 회복이 나타남
- 회복은 개인마다 다양함
  - 손상의 정도에 따라 회복기간이 결정됨

답 3)

81 Volkman's contracture

- 원인
  - 상완골(humerus)의 하부(lower end)에 골절 발생으로 인한 혈액 공급의 감소
  - 전완(forearm)의 근육들에 공급되는 혈액의 감소가 원인
    - 골절 부위에 꼭 맞는(또는 조이는) 캐스트 또는 붕대로 인해 발생
- 증상
  - 허혈(ischemia)의 발생
    - 산소와 영양 공급의 박탈로 인해
    - 근육의 괴사(necrotic)가 초래됨
      팔목, 손가락, 전완의 구축(contracture) 및 위축(atrophy)이 발생됨
    - 6시간 동안의 허혈
      약간의 구축을 발생시킴
    - 48시간 이상의 허혈
      전완의 영구적인 변형(deformity)을 초래함

답 5)

82

다음 중 신경무동작(neurapraxia)을 올바르게 설명한 것은?

1) 수술이 필요하다
2) 압박, 충격, 견인 등이 원인이 된다
3) 신경 섬유 외부 조직에 퇴행적 손상이 있다
4) 보통 6개월 정도의 회복 기간이 필요하다
5) 회복 후에도 영구적인 장애를 가지게 된다

83

재활기 급성회백수염(Poliomyelitis) 환자의 주요 중재 내용에 해당하는 것은?

1) ROM 유지
2) 구축 예방
3) 약화된 근육 보호
4) 좋은 침상자세 유지
5) 남아있는 근육 기능의 최대화

84

급성회백수염의 원인 및 증상에 대한 설명으로 옳은 것은?

1) 유전적 원인이 있다
2) 뇌성마비의 원인이 된다
3) 호흡근 손상은 일반적이지 않다
4) 인지 손상과 감각 손상은 거의 발생하지 않는다
5) 아동의 종아리 부위에 가성 근육이 발생하는 것이 특징이다

문제해설

82 말초신경 손상의 종류

- 신경무동작(neurapraxia)
  - 압박, 충격, 견인(traction)사고가 원인이 됨
  - 신경에 contusion이 발생한 것임
  - 기능 회복은 치료 없이도 며칠 또는 몇 주 내에 일어남
- 축삭절단(axonotmesis)
  - 신경 섬유(nerve fiber) 외부 조직에 퇴행적 손상이 있으나, 내부 조직은 잔존(intact)함
  - 수술은 필요하지 않음
  - 보통 6개월 동안 회복이 나타남
  - 회복은 개인마다 다양함
    → 손상 정도에 의해 회복 기간이 결정됨
- 신경절단(neurotmesis)
  - 신경 및 섬유성 조직(fibrous tissue)의 완전한 분리(laceration)가 일어남
  - 수술을 필요로 함
    → 미세 수술(microsurgery)이 일반적임

답 2)

83 남아있는 근육의 기능 최대화 외의 내용은 급성기 작업치료이다.

답 5)

84 바이러스가 원인이며, 소아마비의 원인이 된다. 호흡근 손상이 나타날 수 있으며, 인지 손상과 감각 손상은 거의 나타나지 않는다. 종아리 부위에 가성 근육이 나타나는 것은 근육병(MD)이다.

답 4)

85

치료사는 Guillain-Barre Syndrome 환자인 K씨에게 'overhead sling'을 제공했다. 중재 목적에 부합하는 사례는?

1) 침상이동을 돕는다
2) 컴퓨터 사용을 돕는다
3) 시지각 손상을 보조한다
4) 휴식 시 진전을 감소시킨다
5) 눈동자를 이용한 의사소통을 돕는다

문제해설

85 해설내용 참조

답 2)

86

급성 염증성 질환으로 4주 이상 잘 진행하지 <u>않는</u> 운동단위 질환은?

1) Poliomyelitis
2) Parkinson's disease
3) Postpolio Syndrome
4) Guillain-Barre Syndrome
5) ALS(amyotrophic lateral sclerosis)

86 해설내용 참조

답 4)

길랭 바레 증후군(Guillain-Barre syndrome)

Explanation

1. 정의

- 척수신경(spinal nerve)의 루트(root), 말초신경(peripheral nerve), 뇌신경(cranial nerve)에 급성 감염성 신경염이 발생한 상태

2. 원인 및 병리

1) 하위운동 신경로(lower motor neuron pathway)의 탈수초화(demyelination)가 진행됨
2) 축삭(axon)은 일반적으로 보존되는 것이 특징임
3) 종종 바이러스성 질환, 수술, 예방주사, 호흡기 감염 이후에 나타남
4) 원인은 정확히 알 수 없음
5) 성별, 나이에 관계없이 발병함
6) 급성 염증성 질환으로 4주 이상 진행하지 않음
   (1) 대개 몇 시간 혹은 10일 이내로 진행됨
   (2) 4주 이상 경과하여 진행성을 나타낼 경우 만성으로 생각하게 됨

3. 슬링(sling)과 MAS(Mobile Arm Support)의 사용

1) 근 피로(muscle fatigue)를 경감시킴
2) 독립성을 향상시킴
3) 사례 : 컴퓨터 사용, 식사 보조, 독서 등

87

다음 중 인지, 눈 움직임, 감각기능에 영향을 받지 않는 질환은?

1) 루게릭병
2) 헌팅톤병
3) 파킨슨병
4) 알츠하이머병
5) 다발성 경화증

88

말초신경 수술 후 1개월 동안 기대할 수 있는 최대 신경재생 수준과 필요한 평가는?

1) 0～1cm, Tinel's sigh
2) 2～3cm, Tinel's sigh
3) 1～4cm, Gower's sign
4) 0～1cm, Froment's sigh
5) 2～3cm, Froment's sigh

89

소아마비 후 수십 년 뒤 다시 발병하는 소아마비 후 증후군의 발병 원인은?

1) 유전
2) 외상
3) 바이러스
4) 염색체 이상
5) 정확한 원인 모름

문제해설

87 루게릭병

인지, 눈 기능, 감각기능, 대장 & 방광기능에 영향을 받지 않고 근육에 문제가 발생하는 병

답 1)

88 말초신경 수술 후 2～4개월 동안 신경의 재생을 기대할 수 있다. 하루에 약 1mm 정도, 한 달에 약 2.5～3cm가 자라나고, Tinel's sigh을 이용하여 재생 정도를 평가할 수 있다.

답 2)

89 소아마비 후 증후군

1. 정의
   - 과거 소아마비(polio)를 앓았던 환자들에게 나타나는 질환임
   - 초기 질환 후 수십 년이 지나서 추가적인 증상이 나타남
2. 원인
   - 아직 밝혀지지는 않음
   - 아래 세 요소들 중 하나 또는 복합적인 이유로 인해 발생하는 것으로 추정함
     - 운동단위(motor unit)의 기능장애(dysfunction)
     - 과도한 근육의 사용(overuse)
     - 근 골격계의 비사용(disuse)

답 5)

90

급성기 회백수염(Poliomyelitis)의 평가 및 운동의 내용으로 옳은 것은?

1) 저항운동은 피한다
2) MMT 평가는 실시할 수 없다
3) 주야간 모두 스플린트 착용이 바람직하다
4) 근지구력 증진을 위해 휴식은 최소화한다
5) AROM 운동은 환자가 원하는 만큼 실시하는 것이 좋다

문제해설

90 해설내용 참조

답 1)

급성기 평가 및 운동

Explanation

개요	• 침상에서 실시함 • 치료 과정 동안 근 피로(muscle fatigue)를 피해야 함 • 심리적 지지(support)가 치료 프로그램의 한 부분이 됨
평가 및 운동	• MMT(manual muscle test) 평가 – 처음 4개월은 매달 실시함 – 이후 4개월은 두 달에 한번 정도로 실시함 • ROM(range of motion) 운동 – 회복된 환자는 회복 수준에 따라 실시하는 것이 바람직함 – AROM → 치료사의 감독 하에 실시함 • 약화된 근육에 대한 관리 – 항상 보호 받아야 함 – 저항운동은 피해야 함 • 저항운동 – 근육이 중력에 저항하여 완전한 ROM을 수행하기 전까지 실행되어서는 안 됨 • 치료사의 역할 – 올바른 신체자세(body positioning)를 강조해야 함 – 적절한 휴식 시간을 제공해야 함

91

말초신경 손상 시 가장 회복속도가 빠른 감각으로 옳은 것은?

1) 압각
2) 통각
3) 두점분별감각
4) 촉각위치감각
5) 비분별성촉각

92

운동조절장애의 종류와 특징의 조합이 옳은 것은?

		하위운동 손상	상위운동 손상	파킨슨씨병	소뇌손상
1)	근력	정상	감소	정상	정상
2)	근육 부피	심한 위축	다양한 위축	감소	정상
3)	불수의적 운동	정상	없음	정지성 떨림	의도성 떨림
4)	근 긴장도	이완성	경직성	경축성	고긴장성
5)	움직임 속도와 효율성	상실	감소	감소	실조증

문제해설

91 말초신경이 손상된 후 가장 먼저 회복되는 감각은 통각과 온도감각이고 그 이후 이동촉각, 비분별성 촉각, 촉각위치감각과 같은 구별성 감각 순서로 회복된다.

답 2)

92 해설내용 참조

답 5)

Explanation 운동조절장애의 종류와 특징

	하위운동손상	상위운동손상	파킨슨씨병	소뇌손상
근력	상실	감소	정상	정상
근육 부피	심한 위축	다양한 위축	정상	정상
불수의적인 운동	척수전각 손상 시 섬유속연축 발생	없음	정지성 떨림	의도성 떨림
근 긴장도	이완성	경직성	경축성	저긴장성
움직임 속도와 효율성	상실	감소	감소	실조증

93

다음에서 설명하는 신경근육질환은?

- 척수의 앞뿔세포와 뇌줄기의 운동신경원이 손상되는 바이러스성 질환이다
- 이완성 마비, 근위축이 발생한다

1) 소아마비
2) 중증근무력증
3) 근디스트로피
4) 길랑바레증후군
5) 근육위축성가쪽경화증

94

다음 중 노신경(Radial nerve)의 손상의 특징에 해당하는 것은?

1) 엄지의 굽힘이 되지 않는다
2) 손바닥의 모음이 되지 않는다
3) 대립운동(opposition)이 되지 않는다
4) 손가락과 엄지의 폄이 잘 되지 않는다
5) 엄지 두덩(Thenar muscle)이 평편해진다

95

중증근무력증의 일반적 특성으로 옳은 것은?

1) 복시는 거의 나타나지 않는다
2) 삼킴장애는 거의 나타나지 않는다
3) 증상의 감소와 완화가 반복되는 것이 특징이다
4) 이 질환은 예후가 좋아 대부분 6개월 이내에 회복된다
5) 척수의 앞뿔이 바이러스에 의해 공격을 받는 염증성 질환이다

문제해설

93 위 설명은 소아마비의 정의와 증상으로 폴리오바이러스가 원인균으로 바이러스가 검출되며 이완성 마비증상이 나타난다.

답 1)

94 노신경(radial nerve)의 손상은 지배받는 근육의 약화가 두드러지고 특히 손의 폄근의 약화가 두드러지게 된다.

답 4)

95 1) 복시가 나타난다.
2) 삼킴장애가 나타난다.
4) 이 질환은 예후가 좋지 않아 회복이 어렵다.
5) 아세틸콜린 수용기 관련 시냅스 전달의 문제이다.

답 3)

96

다음 근육들을 지배하는 신경은?

가시위근(supraspinatus), 가시아래근(infraspinatus)

1) 어깨밑신경(Subscapular)
2) 긴가슴신경(Long thoracic)
3) 어깨위신경(Suprascapular)
4) 가슴등신경(Thoracodorsal)
5) 등쪽어깨신경(Dosal scapular)

문제해설

96 해설내용 참조

답 3)

BPI의 임상적 증상(clinical manifestations)

Explanation

척추신경	신경 루트(root)	운동 지배	임상적 증상
$C_{5\sim7}$	긴가슴신경 (Long thoracic)	Shoulder girdle Serratus anterior	어깨뼈의 날개현상 (winged scapular)
$C_{5\sim6}$	등쪽어깨신경 (Dosal scapular)	Rhomboid major and minor Levator scapular	어깨뼈 모음 및 올림의 상실 (loss of scapular adduction and elevation)
$C_{7\sim8}$	가슴등신경 (Thoracodorsal)	Latissimus dorosi	팔의 폄 및 모음의 상실 (loss of arm adduction and extension)
$C_{5\sim6}$	어깨위신경 (Suprascapular)	Supraspinatus Infraspinatus	위팔의 바깥돌림 약화 (weakened lateral rotation of humerus)
$C_{5\sim6}$	어깨밑신경 (Subscapular)	Subscapularis Teres major	위팔의 안쪽돌림 약화 (weakened lateral rotation of humerus)
$C_{6\sim8}$, T_1	노신경 (Radial)	All extensors of forearm Triceps	손목 하수, 손목 폄근의 마비 (wrist drop, extensor paralysis)
$C_{5\sim6}$	겨드랑신경 (Axillary)	Deltoid, Teres minor	팔의 벌림 상실, 위팔의 바깥돌림 약화 (loss of arm abduction, weakened lateral rotation of humerus)
$C_{5\sim6}$	근육피부신경 (Musculocutaneo)	Biceps brachii, Brachialis Coracobrachialis	아래팔의 굽힘 및 뒤침의 상실 (loss of forearm flexion and supination)
$C_{6\sim8}$, T_1	정중신경 (Median)	Flexors of hand and digits Oponens pollicis	유인원 손, 쥐기약화, 엄지 둔덕의 감소, 대립 부재 (ape hand deformity, weakened grip, thenar atrophy, unopposed thumb)
C_8, T_1	자신경 (Ulnar)	Flexors of hand and digits Oponens pollicis	까마귀손, 내재근 위축, 엄지의 모음 상실 (claw hand deformity, interosseus atrophy, loss of thumb adduction)

97

다음 설명에 부합하는 증후군과 신경의 연결이 옳은 것은?

- 엄지, 검지, 중지, 약지의 1/2에서 감각 저하가 나타난다
- 엄지와 검지 사이에 안정성 및 기능적 자세를 제공하는 부목을 착용한다

1) 엎침증후군 – 노신경
2) 엎침증후군 – 정중신경
3) 손목굴증후군 – 자신경
4) 손목굴증후군 – 정중신경
5) 앞뼈사이신경증후군 – 정중신경

98

다음 설명하는 질환의 원인이 되는 해부학적 구조물은?

- 근육의 약화와 위축이 특징이다
- 감각은 정상이며, 운동 손상이 특징이다
- 바이러스가 원인이다

1) 근섬유
2) 신경근 손상
3) 앞뿔세포 손상
4) 단발성 말초신경장애
5) 신경근육접합부 손상

99

정중신경의 손상이 원인인 것은?

1) 손목처짐(wrist drop)
2) 쟌느징후(jeanne deformity)
3) 갈퀴손변형(craw hand)
4) 프로망징후(froment's deformity)
5) 수근관증후군(carpal tunnel syndrome)

문제해설

97 보기 설명은 손목굴증후군으로 관련된 신경은 정중신경이고 팔렌검사를 통하여 진단할 수 있으며 증장으로는 손목과 손의 통증, 엄지 집게 가운데 손가락과 반지손가락의 절반정도에서 감각이 저하된다.

답 4)

98 소아마비이며 관련된 부위는 앞뿔세포(anterior horn cell)이다.

답 3)

99 손목처짐은 노신경손상과 관련이 있다. 쟌느징후, 갈퀴손변형, 프로망징후는 자신경 손상과 관련이 있다.

답 5)

100

염증성 질환으로 말초신경의 탈수초가 발생하는 질환은?

1) 소아마비
2) 중증근무력증
3) 근디스트로피
4) 길랑바레증후군
5) 근육위축성가쪽경화증

101

다음에서 설명하는 근육질환의 유형은?

- 연령, 성별에 상관없이 발병하는 상염색체 우성 질환으로 성인에게 가장 흔한 유형이다
- 힘껏 주먹을 쥐었다 펼 때 근약화와 긴장성 경련이 나타난다
- 주로 목굽힘근, 목빗근 등 먼쪽근육에서 증상이 시작된다

1) 듀센형
2) 베커형
3) 사지대형
4) 얼굴어깨대위팔형
5) 근육긴장퇴행위축형

102

다음 질환 중 말초신경계 질환에 해당하는 것은?

1) 알츠하이머
2) 헌팅턴무도병
3) 다발성 경화증
4) 길랑바래증후군
5) 근위축성 축삭경화증

문제해설

100 Guillain-barre syndrome

- 척수신경의 spinal nerve root, peripheral nerve, cranial 루트, 뇌신경에 급성 감염성 신경염이 발생한 상태
- 하위운동 신경로의 탈수초화가 진행됨
- 축삭은 일반적으로 보존되는 것이 특징임
- 종종 바이러스성 질환 수술 예방주사 호흡기 감염 이후에 나타남
- 원인은 정확히 알 수 없음
- 성별, 나이에 관계없이 발병함
- 급성 염증성 질환으로 4주 이상 진행하지 않음
  - 대개 몇 시간 혹은 10일 이내로 진행됨
  - 4주 이상 경과하여 진행성을 나타낼 경우 만성으로 봄

답 4)

101 위 설명은 근육긴장퇴행위축형에 대한 설명으로 모든 환자에게 백내장과 지적장애를 동반하며 내분비계 이상으로 남성의 경우 고환 위축과 대머리가 나타난다.

답 5)

102 중추신경계 퇴행성 질환으로는 파킨슨병, 헌팅턴병, 다발성경화증, 근육위축성 가쪽경화증 등이 있고 길랑바래증후군은 말초신경계 질환으로 소아마비, 후소아마비, 길랑바래, 중증근무력증 등이 있다.

답 4)

103

다음과 같은 특성을 지닌 질환은?

- 축삭(axon)은 보존되지만 신경로(lower motor neuron pathway)의 탈수초화가 특징이다
- 급성 염증성 질환으로 4주 이상 진행하지 않는다

1) 소아마비(Poliomyelitis)
2) GBS(Guillain-Barre Syndrome)
3) 파킨슨 병(Parkinson's disease)
4) ALS(amyotrophic lateral sclerosis)
5) 후소아마비 증후군(Postpolio Syndrome)

104

다음 사례의 환자에게 예상되는 진단은?

6개월 전 교통사고로 상지 손상이 있었던 홍씨는 현재 상지에 통증이 아주 극심하며, 이 통증은 온도 변화, 바람, 소음 등에 극도로 민감한 것이 특징이다

1) Neuroma
2) Erb's palsy
3) Klumpke's palsy
4) Volkman's contracture
5) CRPS(complex regional pain syndrome)

105

길랑 – 바레 증후군(GBS)의 전형적 증상은?

1) 무도증
2) 가우어 징후
3) 운동 느림증
4) 기억력 감퇴
5) 글로브 – 스타킹 분포

문제해설

103 GBS(Guillain-Barre Syndrome)

정의	• 척수신경(spinal nerve)의 루트(root), 말초신경(peripheral nerve), 뇌신경(cranial nerve)에 급성 감염성 신경염이 발생한 상태
원인 및 병리	• 하위운동 신경로(lower motor neuron pathway)의 탈수초화(demyelination)가 진행됨 • 축삭(axon)은 일반적으로 보존되는 것이 특징임 • 종종 바이러스성 질환, 수술, 예방주사, 호흡기 감염 이후에 나타남 • 원인은 정확히 알 수 없음 • 성별, 나이에 관계없이 발병함 • 급성 염증성 질환으로 4주 이상 진행하지 않음 – 대개 몇 시간 혹은 10일 이내로 진행됨 – 4주 이상 경과하여 진행성을 나타낼 경우 만성으로 봄

답 2)

104 CRPS

정의	• 자율신경계 섬유에 영향을 미치는 말초신경으로부터 시작된 강한 통증
원인	• 교감신경 및 부교감신경의 섬유(fibers)가 혈관벽을 따라 가기 때문에 각 사지로 방사성 통증이 퍼짐(radiate)
대표 사례	• brachial plexus, sciatic nerve, tibial nerve, median nerve, ulnar nerve 손상 시
증상	• 사지로 통증이 방사됨 • 상지에서 타는 듯한 아주 극심한 통증이 일어남 – 환자는 통증으로 손상된 손을 잡고 있는 것이 특징임 • 손상된 사지는 온도변화, 바람, 소음에 극도로 민감함 • 자율신경계 통증의 특징 – 정서적 스트레스에 의해서 더욱 악화됨

답 5)

105 길랑 – 바레 증후군의 환자에서 발과 손이 침범되는 글로브 – 스타킹 분포를 보이며 경도의 감각이상을 호소함

답 5)

106

다음 내용과 가장 관계 깊은 증상은?

- 목발을 장기간 사용하는 환자에게 자주 발생한다
- 어깨의 비대칭(asymmetry)이 나타난다

1) Erb's palsy
2) winging scapula
3) Klumpke's palsy
4) Axillary nerve injury
5) Long thoracic nerve injury

107

날개어깨뼈(winging scapula) 증상을 유발하는 신경은?

1) 더부신경
2) 가슴등신경
3) 겨드랑신경
4) 긴가슴신경
5) 안쪽가슴신경

108

다음 사례에 해당하는 GCS(Glasgow Coma Scale) 언어 점수는?

TBI 환자인 홍 씨는 치료사와 적절한 대화를 수행할 수 있으며, 자신이 누구인지, 어디에 있는지, 연도와 달을 정확히 말할 수 있다

1) 3점
2) 4점
3) 5점
4) 6점
5) 7점

문제해설

106 **겨드랑 신경손상(axillary nerve injury)**
- 장시간 목발 사용 시 압박을 받아 손상되는 경우가 자주 발생
- deltoid muscle의 약화가 나타남
  - 약화(weakness) 또는 마비(paralysis)가 발생함
  - 위축(atrophy)이 나타남
- 수평벌림(horizontal abduction)에 제한이 있음
- 어깨의 옆면(lateral)에 과감각(hyper-esthesia)이 나타날 수 있음
- 어깨의 비대칭(asymmetry)이 특징임

답 4)

107 긴가슴신경의 손상 시 어깨뼈를 흉곽에 고정시켜주는 앞톱니근의 기능이 소실되어 winging scapula가 유발된다.

답 4)

108

언어 반응(verbal response : talking)		
말하기 (speech)	적절한 대화를 수행하며 자신이 누구인지, 어디에 있는지, 그리고 연도와 달을 정확히 말함	5
	혼동과 지남력 장애는(confused & disoriented) 없는 듯 보임	4
	검사자가 말을 이해할 수는 있지만 그 내용이 상식에서 벗어남	3
	검사자가 이해할 수 없는 소리를 냄	2
	소리를 내지 못함	1

답 3)

109

다음과 같은 문제를 지닌 환자의 인지 손상 요소는?

TBI 환자인 김 씨는 낯익은 사람의 얼굴을 보고 누구인지 알지 못한다. 또한 이전에 보았던 물건들을 보여주면 무엇인지 답하지 못한다

1) 집중력(attention)
2) 기억력(memory)
3) 분류력(categorization)
4) 재인식 능력(recognition)
5) 각성 수준(level of arousal)

110

다음 근육들을 지배하는 신경은?

- 긴노쪽손목폄근(extensor carpi radialis longus)
- 짧은노쪽손목폄근(extensor carpi radialis brevis)
- 손가락폄근(extensor digitorum)

1) 자신경
2) 노신경
3) 겨드랑신경
4) 근육피부신경
5) 정중신경

문제해설

109
- 집중력(attention) : 정해진 시간 내 특정 업무에 집중할 수 있는 것
- 기억력(memory) : 잠시 후 또는 장시간 후 정보를 다시 불러내는 것
- 분류(categorization) : 정보의 종류들을 비슷한 것들과 다른 것들로 분별하는 것
- 각성수준(level of arousal) : 환경적 자극에 대해 반응과 경계를 보이는 것

답 4)

110 노신경

신경 지배	• 아래팔(forearm)의 폄근 및 뒤침근(extensor-supinator) 그룹의 신경지배(innervation)
관련 근육	• 위팔노근(brachioradialis) • 위팔세갈래근(triceps brachii) • 긴노쪽손목폄근(extensor carpi radialis longus) • 짧은노쪽손목폄근(extensor carpi radialis brevis) • 손가락폄근(extensor digitorum) • 새끼손가락폄근(extensor digiti minimi) • 집게손가락폄근(extensor indicis) • 자쪽손목폄근(extensor carpi ulnaris) • 손뒤침근(supinator) • 긴엄지벌림근(abducor pollicis longus) • 짧은엄지폄근(extensor pollicis brevis) • 긴엄지폄근(extensor pollicis longus)
임상적 증상(sign)	① 상위 레벨(level) • 아래팔(forearm)의 엎침(pronation), 손목 관절의 굽힘 및 폄(flexion-extension) 기능의 상실 • 손목 처짐(wrist drop)이 나타남 ② 하위 레벨(level) • 엄지와 손가락의 MP 관절의 완전한 폄(full extension)이 어려움 • IP 관절은 폄, MP 관절은 약 30° 굽힘이 나타남

답 2)

111

다음 설명에 부합하는 운동단위 질환은?

- 척수의 앞뿔(anterior horn) 세포 및 뇌줄기(brainstem)의 운동신경 세포에 손상이 나타난다
- 바이러스성 질환이며, 인지 및 감각의 손상은 거의 나타나지 않는다

1) Poliomyelitis
2) Parkinson's disease
3) Alzheimer's disease
4) Guillain-barre syndrome
5) ALS(Amyotrophic Lateral Sclerosis)

112

다음 설명하는 신경학적 손상의 정의는?

- 신경섬유의 외부 조직에 퇴행적 손상이 있으나 내부 조직은 잔존한 상태이다
- 수술이 필요하지는 않다
- 보통 6개월 내에 회복이 나타난다

1) 축삭 절단
2) 신경 절단
3) 신경 무동작
4) 운동단위 손상
5) 불완전 척수손상

문제해설

111 Poliomyelitis

정의	• 척수의 앞뿔(anterior horn) 세포와 뇌줄기(brainstem)의 운동신경 세포에 손상을 일으키는 바이러스성 질환
증상	• 국소부위나 신체 전체에 이완성 마비가 나타남 • 상·하지의 근육, 호흡 부속(accessory) 근육들, 삼킴(swallowing)을 촉진하는 근육 등이 손상됨 • 사지에 뚜렷한 위축(atrophy)이 나타남 • 심부 건반사(deep tendon reflex)의 손실이 나타남 • 감각 루트(sensory root)는 손상되지 않아 감각은 정상임 • 초기에 구축(contracture)이 발생됨 • 근육의 비대칭 마비 시 변형이 나타남 − 아탈골(subluxation) − 척주옆굽음증(scoliosis) − 구축(contracture) • 골다공증(osteoporosis : bone atrophy)의 발생 − 체중을 지지하는 뼈가 약화되며, 병리학적 골절이 일어날 수 있음

답 1)

112 말초신경 손상

신경무동작 (neurapraxia)	• 압박, 충격, 견인(traction) 사고가 원인이 됨 • 신경에 좌상(contusion)이 발생함 • 기능회복은 치료 없이 며칠 또는 몇 주 내에 이루어짐
축삭절단 (axonotmesis)	• 신경섬유의 외부 조직에 퇴행적 손상이 있으나 내부 조직은 잔존함(intact) • 수술이 필요하지 않음 • 보통 6개월 내에 회복이 나타남 • 회복은 개인마다 다양함 − 손상의 정도에 따라 회복 기간이 결정됨
신경절단 (neurotmesis)	• 신경 및 섬유성 조직(fibrous tissue)의 완전한 분리(laceration)가 있음 • 수술을 필요로 함 • 미세수술(microsurgery)이 일반적임

답 1)

113

중증근무력증(mysthenia gravis) 환자의 회복에 대한 설명으로 옳은 것은?

1) 대부분 6개월 내에 회복된다
2) 회복은 있지만 다시 재발된다
3) 회복 후 다시 재발하지 않는다
4) 지속적인 악화는 있지만 회복은 없다
5) 수십 년 후 다시 재발하며 사망에 이른다

114

BPI 환자에게 다음과 같은 증상이 나타난다면 의심되는 손상 수준은?

가. 까마귀 손	나. 엄지 모음의 손상

1) C5～C6
2) C6～C7
3) C7～C8
4) C8～T1
5) T1～T2

115

다음 증상들이 특징인 근육 질환(muscular dystrophy)은?

가. 백내장	나. 고환 위축
다. 대머리	

1) Becker's MD
2) Myotonic MD
3) Duchenne's MD
4) Limb-girdle MD
5) Facioscapulohumeral MD

문제해설

113 회복

- 자발적인 회복이 있으나 다시 재발되는 특징을 지님
- 증상의 감소와 완화가 반복되는 것이 특징임
  - 근력과 기능의 향상이 수년간 지속될 수 있음
  - 힘든 일, 감염, 출산 등은 심각한 악화를 초래할 수 있음
- 경과
  - 사람마다 다양함
  - 대부분의 경우는 점진적으로 악화됨
    → 영구적으로 심각한 마비증상을 가지게 됨
    → 보통 사망 원인은 호흡 마비로 인해 발생됨

답 2)

114 BPI의 임상적 증상(clinical manifestations)

- 척추신경 : C_8, T_1
- 신경 루트(root) : 자신경(Ulnar)
- 운동 지배 : Flexors of hand and digits Oponens pollicis
- 임상적 증상 : 까마귀손, 내재근 위축, 엄지의 모음 상실(claw hand deformity, interosseus atrophy, loss of thumb adduction)

답 4)

115 Myotonic MD

- 백내장의 발생
  - 거의 모든 환자들에게 나타남
- 고환의 위축과 대머리가 나타남
  - 남자의 경우에 해당됨

답 2)

116

Guillain-Barre Syndrome에 대한 설명으로 옳은 것은?

1) 초기에 열부터 발생한다
2) 초기에는 감각 손상이 전혀 없다
3) 말기에도 축삭은 일반적으로 보존된다
4) 심한 경우 뇌신경 9번, 12번 신경이 주로 손상된다
5) 호흡부전(respiratory failure)이 발생될 정도의 환자는 10% 정도가 경도의 장애가 남게 된다

117

급성회백수염(poliomyelitis)과 소아마비 후(post polio) 증후군의 비교로 옳은 것은?

	급성회백수염	소아마비 후 증후군
1) 원인	바이러스	바이러스
2) 감각손상	무	무
3) 변형	무	유
4) 통증	무	유
5) 호흡손상	무	유

118

GBS(Guillain-barre syndrome)으로 인해 손상되는 뇌신경의 조합은?

1) 1번, 2번, 3번
2) 4번, 5번, 6번
3) 3번, 6번, 8번
4) 5번, 7번, 10번
5) 9번, 10번, 12번

문제해설

116
- 초기 : 열 발생 없음, 이상감각 동반
- 뇌신경 5번, 7번, 10번 신경이 주로 손상
- 호흡부전시 10% 정도가 중등도 장애

답 3)

117 두 질환 모두 감각루트의 손상이 없는 질환이다.

답 2)

118 뇌신경(cranial nerve) 손상
- 심한 경우 뇌신경의 손상을 초래하기도 함
- '뇌신경 Ⅴ, Ⅶ, Ⅹ'의 손상
- 말하기, 삼키기, 호흡의 어려움이 발생됨

답 4)

119

GBS(Guillain-Barre Syndrome)의 예후로 타당한 것은?

1) 병으로 사망하지는 않는다
2) 인지의 장애는 잘 발생하지 않는다
3) 언어의 장애는 거의 발생하지 않는다
4) 대부분 회복이 어렵고 심각한 신체장애를 가지게 된다
5) 감각의 장애는 발생하지 않지만 상지의 운동장애가 심하게 나타난다

120

자신경 병변 시 발생하는 변형자세는?

1) 손목 엎침
2) 손목의 자쪽 폄
3) 손허리손가락관절 폄
4) 엄지손가락관절 맞섬
5) 엄지손가락관절 벌림

121

수부 손상(hand injury) 환자인 김ㅇㅇ씨는 신경손상으로 인해 오른손 부위에 원숭이 손(ape's hand) 증상이 나타나고 'web space'가 감소되는 증상이 나타났다. 김 씨에게 필요한 보조도구로 가장 타당한 것은?

1) BFO
2) RIC splint
3) cock up splint
4) dorsal blocking splint
5) Thumb stabilization splint

문제해설

119 GBS(Guillain-Barre Syndrome)의 예후

- 진행될수록 다양한 문제 발생
  - 운동의 약화(motor weakness)
  - 마비(paralysis)
  - 감각 상실(sensory loss)
  - 근 위축(muscle atrophy)
  - 보행의 장애 또는 낙상(fall)이 일어남
  - 상지, 몸통 및 경부의 근육 침범
  - 안면의 마비
  - 안구 허약(bulbar weakness)
  - 연하곤란 및 실어증
  - 호흡근과 뇌신경은 가장 나중에 침범됨
- 뇌신경(cranial nerve) 손상 : 심한 경우 뇌신경의 손상을 초래함
  - cranial nerve Ⅶ, Ⅴ, Ⅹ 손상
  - 말하기, 삼키기, 호흡의 어려움이 발생함
- 연수(medulla)의 손상 : 연수는 생명의 중추
  - 호흡 문제 발생
  - tracheostormy가 필요함
  - 호흡기(ventilation)의 보조가 필요함

답 2)

120
- 노신경 병변 : 손목 엎침
- 자신경 병변 : 손목의 노쪽 폄, 손허리손가락관절 폄
- 정중신경 병변 : 엄지손가락 맞섬과 벌림이 손상됨

답 3)

121 정중신경 손상이므로 검지와 중지에 갈고리 모양(clawing)이 나오면, MP 관절의 과도한 폄을 방지해 주는 스플린트가 필요하다. 엄지의 'palmar abduction'과 맞섬(opposition)을 만들어주는 Thumb stabilization splint가 필요하다.

답 5)

122

'Cubital tunnel syndrome'의 원인은?

1) 자신경
2) 노신경
3) 정중신경
4) 겨드랑신경
5) 긴가슴신경

123

제시된 근위축증의 유형은?

> 주로 청소년기에 발병하며, 느린 악화와 진행으로 수명이 정상에 가깝게 유지된다

1) 듀센형
2) 베커형
3) 근긴장형
4) 사지연결근형
5) 얼굴어깨위팔형

124

Guillain-barre syndrome 환자인 50대 남성은 온몸에 힘이 없으며, 심부건반사(deep tendon reflex)가 감소된 상태이다. 이 남성의 병이 더 진행될 경우 나타날 수 있는 문제로 타당한 것은?

1) 복시
2) 무도증
3) 인지장애
4) 연하곤란
5) 휴식 시 진전

문제해설

122 Cubital tunnel syndrome
- 자신경이 압박이 원인이 됨
- 팔꿈치 굴곡 검사를 통해 자신경의 압박을 검사함

답 1)

123 얼굴어깨위팔형 근육위축증은 상염색체우성, 일차적으로 얼굴과 어깨 근육에서 발생한다.

답 5)

124 병의 진행
- 진행될수록 나타나는 문제들
  - 운동의 약화(motor weakness)
  - 마비(paralysis)
  - 감각상실(sensory loss)
  - 근 위축(muscle atrophy)
  - 보행의 장애 또는 낙상(fall)
  - 상지, 몸통, 경부의 근육 약화
  - 안면마비
  - 안구허약(bulbar weakness)
  - 연하곤란 및 실어증
  - 호흡근과 뇌신경은 가장 나중에 침범됨
- 뇌신경(cranial nerve) 손상
  - 심한 경우 뇌신경의 손상을 초래하기도 함
  - '뇌신경 Ⅴ, Ⅶ, Ⅹ'의 손상
  - 말하기, 삼키기, 호흡의 어려움이 발생됨
- 연수(medulla)의 손상
  - 연수는 생명의 중추임
  - 호흡문제가 발생됨
  - 'tracheostomy'가 필요함
  - 호흡기(ventilation)의 보조가 필요함

답 4)

125

노신경(Radial Nerve) 손상 시 영향을 받는 근육은?

1) 벌레근(Lumbricalis)
2) 원엎침근(Pronator teres)
3) 위팔노근(Brachioradialis)
4) 노쪽손목굽힘근(Flexor carpi radialis)
5) 깊은 손가락 굽힘근(Flexor digitorum profundus)

126

BPI 환자인 50대 김○○씨는 'Musculocutaneous nerve injury'이다. 예상되는 김○○씨의 문제는?

1) 어깨를 회전시키기 어렵다
2) 손목을 들어올리기 어렵다
3) 어깨 위로 팔을 들기 어렵다
4) 팔꿈치를 굽힘시키기 어렵다
5) 손으로 물건을 쥐기가 어렵다

127

이 질환은 척추신경(spinal nerve), 뇌신경(cranial nerve)에 발생하는 급성 신경염이다. 하위 운동신경(lower motor neuron)의 탈수초화(demyelination)가 특징이지만 축삭(axon)은 일반적으로 보존된다. 이 질환의 일반적 양상으로 옳은 것은?

1) 주로 여성에게 발병된다
2) 인지손상의 발생이 특징이다
3) 감각의 문제는 발생하지 않는다
4) 보행의 문제는 발생하지 않는다
5) 경미한 경우 정상에 가까운 회복이 특징이다

문제해설

125 노신경 손상시 위치에 따라 triceps, brachioradialis, supinator, extensor carpi radialis brevis 등의 약화가 발생한다.

답 3)

126 Musculocutaneous Nerve Injury

- 외측 신경속이며, 척추신경 $C_{5\sim6}$
- 운동 지배
  - Biceps brachii
  - Brachialis
  - Coracobrachialis
- 임상적 증상
  - 팔꿈치 관절 굽힘의 상실
  - 아래팔 뒤침(supination)의 상실

답 4)

127 Guillain-Barre Syndrome

- 정의 : 척수(spinal nerve)의 루트(root), 말초신경(peripheral nerve), 뇌신경(cranial nerve)에 감염성 급성 신경염이 발생한 상태
- 원인 및 병리
  - 하위 운동신경(lower motor neuron) pathway의 탈수초화(demyelination) 축삭(axon)은 일반적으로 보존됨
  - 원인은 정확히 모름
  - 성별, 나이에 상관없이 영향을 받음
  - 급성 염증성 질환으로 4주 이상 진행하지 않음(대개 몇 시간 혹은 10일 이내로 진행)

답 5)

128

다음 중 운동단위(motor unit) 수준에서 발생하는 질환에 해당하는 것은?

1) 폴리오
2) 루게릭
3) 헌팅톤
4) 파킨슨씨
5) 알츠하이머

129

BPI로 인해 척추신경(spinal nerve) C5~6 손상으로 Erb's palsy가 발생하였다. 문제가 예상되는 근육은?

1) 위팔두갈래근(biceps)
2) 긴엄지굽힘근(flexor pollicis longus)
3) 긴엄지벌림근(abductor pollicis longus)
4) 깊은손가락굽힘근(flexor digitorum profundus)
5) 얕은손가락굽힘근(flexor digitorum superficialis)

130

다음과 같은 특징을 지닌 질환으로 가장 타당한 것은?

- 근육의 긴장성 연축(spasm)이 동반된다
- 근 수축 후 이완이 어렵다
- 거의 모든 환자들에게 백내장이 나타난다

1) Myotonic MD
2) Duchenne's MD
3) Limb-Girdle MD
4) Post polio syndrome
5) Facioscapulohumeral MD

문제해설

128
- 운동단위(Motor unit)
  - 척수의 전각(anterior horn) 내 운동 신경세포(motor neuron cell body)
  - 운동신경(motor neuron)의 축삭(axon)
  - 신경근육 연접부(neuromuscular junction)
  - 근섬유(muscle fiber)
- 폴리오
  - 척수 전각의 운동세포에 손상이 생기는 바이러스 질환

답 1)

129 Erb's Palsy
- brachial plexus root의 5~6번에 병변이 발생하는 것
- 근위부(몸쪽)쪽의 근육 마비 및 위축(atrophy)
  - 'deltoid', 'brachialis', 'biceps', 'brachiordialis'
- 임상적으로 팔이 힘없이 흔들리며 달려 있는 양상이 나타남

답 1)

130 Myotonic MD
- 발병
  - 발병 연령이 매우 다양함
  - 남녀 비율은 비슷함
- 특징
  - 근육의 긴장성 연축(toinc spasm)이 동반된 약화(weakness)가 나타남
  - 근 수축(muscle contraction) 후 이완(relaxation)이 어려움
  - 뇌신경(cranial nerve)의 손상이 있음
  - 사지의 근력 약화
    - 원위부(먼쪽, distal)보다 근위부(몸쪽, proximal) 쪽이 더 심함
  - 심장, 눈, 'endocrine gland'가 손상되기도 함
  - 백내장
    - 거의 모든 환자들에게 나타남
  - 고환의 위축 및 대머리
    - 남자들의 경우

답 1)

131

정중신경 마비 시 손상 근육은?

1) 손뒤침근(supinator)
2) 팔꿈치근(anconeus)
3) 긴손바닥근(palmaris longus)
4) 엄지모음근(adductor pollicis)
5) 손가락폄근(extensor digitorum)

132

2년 전 길랭-바레 증후군으로 진단받은 회복기 환자이다. 가장 적절한 중재는?

1) 카드 홀더 사용
2) 능동적 ROM 운동
3) 마우스스틱으로 독서
4) 무선리모콘으로 전등 조절
5) mobile arm support로 식사

133

다음 사진과 같은 보조기가 필요한 경우는?

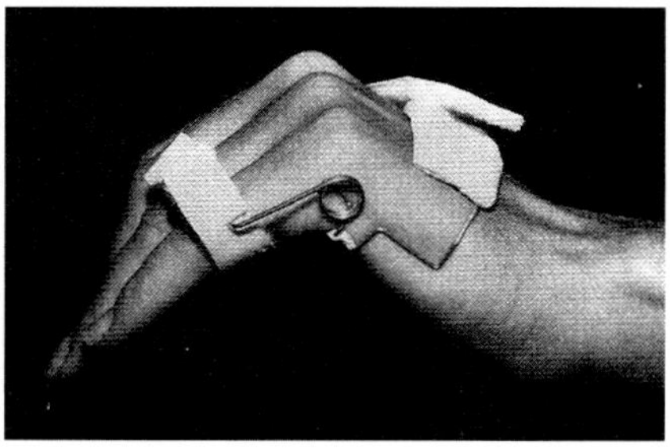

1) SCI C8 환자
2) 자신경 손상 환자
3) 노신경 손상 환자
4) 정중신경 손상 환자
5) 겨드랑이 신경 손상 환자

문제해설

131
- 손뒤침근(supinator) – 노신경
- 팔꿈치근(anconeus) – 노신경
- 엄지모음근(adductor pollicis) – 자신경
- 손가락폄근(extensor digitorum) – 노신경

답 3)

132 초기 급성기에는 수동적 ROM, 자세 취하기, 근약화 및 구축, 변형 예방을 시행. 회복기에는 상지 활동 및 원위부 관절을 지지하면서 피로가 유발되지 않도록 에너지를 보존하면서 독립적인 활동을 장려해야 함(Pedretti. 7판 번역본, 37장, pp.1034~1036).

답 5)

133 자신경(ulnar nerve) 손상의 임상적 증상(signs)

- 상위 레벨(level)
  - 'claw hand'의 발생 : 약지와 소지의 MP 관절에 과도한 폄(hyper extension)이 발생
- 하위 레벨(level)
  - 'claw hand'의 발생 : 약지와 소지의 MP 관절 과도한 폄(hyper extension)+IP 관절의 더 강한 굽힘
  - 'Froment's sign'양성반응이 나타남
- 감각 상실(sensory loss)
  - 자뼈쪽에 손상이 생길 수 있음(화상 위험)
  - 시각적으로 보호할 것을 교육함
- 스플린트
  - 약지 및 소지의 과도한 폄(hyperextensoin)을 막아줌

답 2)

134

다음 그림은 말초신경이 관여하는 손의 감각분포이다. 가장 진한 부위에 감각이 없다면 환자에게 필요한 보조도구는?

1) blocking splint
2) cock up splint
3) cylindrical plaster splint
4) thumb stabilization splint
5) dynamic ulnar nerve splint

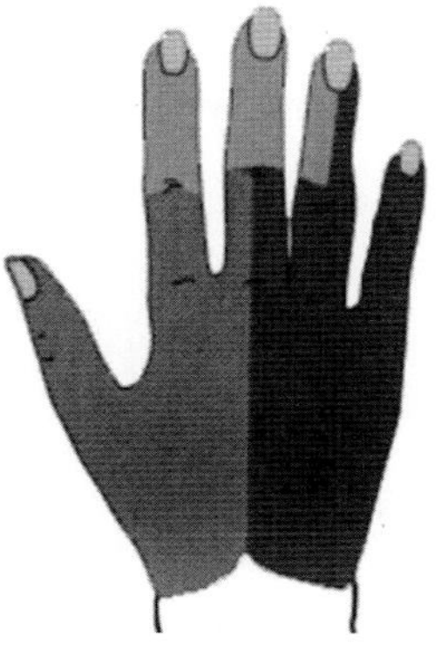

135

급성회백수염(Poliomyelitis)의 원인으로 가장 타당한 것은?

1) 유전
2) 난산
3) 바이러스
4) 교통사고
5) 낮은 경제적 수준

136

50대 여성은 최근 눈이 감기지 않고 눈동자가 위로 올라간다. 오른쪽 이마와 코 주변엔 주름이 잡히지 않으며 눈썹도 올라가지 않는다. 음식을 먹으면 입 밖으로 음식물이 나오며 오른쪽 안면이 아래로 쳐져 있었다. 예상되는 질환은?

1) 안면신경마비(facial palsy)
2) 급성 회백수염(Poliomyelitis)
3) 헌팅턴(Huntington'e disease)
4) 중증 근무력증(myasthenia gravis)
5) ALS(Amytrophic Lateral Sclerosis)

문제해설

134 자신경 손상이므로 dynamic ulnar nerve splint가 필요하다.

답 5)

135 polio 바이러스에 의한 질환이다.

답 3)

136 안면마비(facial palsy)

- 환자는 말초신경계 장애로 인한 안면신경마비 환자이다.
- 말초신경계 안면마비 증상
  - 다리뇌(pons)에서 얼굴사이 신경로의 손상
  - 눈을 감을 때 : 눈이 감기지 않고 눈동자는 위로 올라감
  - 눈썹을 올릴 때 : 이마에 주름이 없고 눈썹을 올라가지 않음
  - 얼굴 아래쪽의 마비
- 중추신경계 안면마비 증상
  - 대뇌겉질(cerebral cortex)에서 다리뇌(pons) 사이의 신경로의 손상
  - 눈을 감을 때 : 눈을 가볍게 감고 있음
  - 비구순(nasonabial fold) : 평평함
  - 눈썹을 올릴 때 : 이마에 주름이 잡히고 눈썹도 올라감
  - 얼굴 아래쪽의 마비

답 1)

137

척수, 말초 신경, 뇌신경 등에 발생되는 급성 신경염이 특징인 질환은?

1) Poliomyelitis
2) Parkinson's disease
3) Postpolio Syndrome
4) Guillain-Barre Syndrome
5) ALS(amyotrophic lateral sclerosis)

138

농기계를 조작하던 40대 남성은 사고로 인해 'Ape's hand'가 발생하였다. 이 남성에게 필요한 부목으로 가장 타당한 것은?

1) RIC splint
2) cock up splint
3) resting hand splint
4) dorsal blocking splint
5) Thumb stabilization splint

139

공사장 인부인 40대 K씨는 목과 어깨에 타박상을 입은 후 어깨 옆면으로 과감이 나타나며, 한 쪽 어깨가 줄어드는 비대칭 현상이 발생하였다. 가장 관계 깊은 신경은?

1) axillary nerve
2) pectoral nerve
3) long thoracic nerve
4) musculocutaneous nerve
5) brachial cutaneous nerve

140

원숭이 손(Ape hand)의 원인은?

1) 노신경 손상
2) 자신경 손상
3) 정중신경 손상
4) 겨드랑이신경 손상
5) 근육피부신경 손상

문제해설

137 Guillain-Barre Syndrome은 척수(spinal nerve)의 루트(root), 말초 신경(peripheral nerve), 뇌신경(cranial nerve)에 발생된 감염성 급성 신경염이다.

답 4)

138 정중신경 손상이 원인이며, web space의 확보가 필요하다.

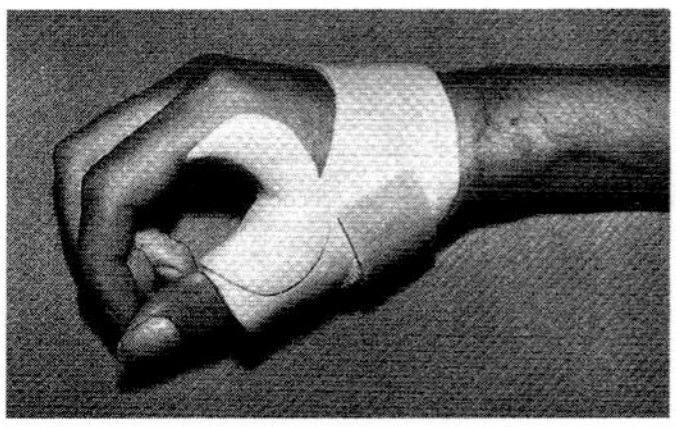

Thumb stabilization splint

답 5)

139 axillary nerve 손상

- 'deltoid muscle'의 약화가 나타남
  - 약화(weakness) 또는 마비(paralysis)가 발생함
  - 위축(atrophy)이 나타남
- 수평벌림(horizontal abduction)에 제한이 있음
- 어깨의 옆면(lateral)에 과감각(hyperesthesia)이 나타날 수 있음
- 어깨의 비대칭(asymmetry)이 특징임

답 1)

140 원숭이 손(Ape hand)이란 정중신경 손상으로 thumb palmar abduction, opposition이 손상되는 질환이다.

답 3)

141

길랑-바레 증후군에 대한 설명으로 적절한 것은?

1) 뇌손상 질환으로 경직형 마비가 나타난다
2) 뇌신경은 손상되지 않으므로 삼킴장애는 없다
3) 주로 65세 이상 노인에게 빈번하다
4) 주로 여자에게서 빈번하게 나타난다
5) 대표적인 3대 증상으로 안면근 마비, 무반사, 심한 운동실조가 있다

142

제시된 설명에서 길랑-바레 증후군의 세부 유형은?

사지의 근위부 마비가 심하고 날개어깨뼈 및 요추전만, 근위축 등이 두드러지게 나타난다

1) 순뇌신경형
2) 척수신경형
3) 척수 — 뇌신경형
4) 밀러 — 피셔 이형
5) 거짓근육퇴행위축

143

42세의 K씨는 BPI 환자로 왼쪽 어깨가 오른쪽 어깨보다 현저히 작다. 이런 비대칭적 형태를 보이는 말초신경의 손상의 원인이 되는 신경은?

1) Radial nerve
2) Axillary nerve
3) Suprascapular nerve
4) Long thoracic nerve
5) Musculocutaneous nerve

문제해설

141 길랑-바레 증후군은 감염에 의해 말초신경과 뇌신경에 광범위하게 침범되는 질환이다. 주로 청년층(20~30대)에게서 빈번하고 증상은 안면근 마비, 무반사, 이완성 마비에 의한 심한 운동실조가 대표적이며 남성과 여성 모두에게 발생하고 삼킴장애, 감각 손상 등이 동반된다.

답 5)

142 **길랑-바레 증후군의 세부유형**

- 순뇌신경형 : 얼굴, 눈, 혀 위축
- 척수신경형 : 사지말단 위축
- 척수-뇌신경형 : 사지마비, 얼굴마비
- 밀러-피셔 : 눈마비, 무반사, 조화운동불능증 등

답 5)

143 'Axillary Nerve Injury'는 어깨의 모양을 비대칭적으로 만든다. 척추신경 C5~6의 손상으로 삼각근(deltoid)이 마비되는 것이 특징이다.

답 2)

144

말초신경 수술 이후 약 2~4개월 동안 신경의 재생(restoration)을 기대할 수 있다. 'Tinel's sign'을 통해 재생정도를 평가할 경우 한 달 동안 기대할 수 있는 최대 성장 범위는?

1) 1cm
2) 2.5cm
3) 5cm
4) 7.5cm
5) 10cm

145

중증근무력증(myesthenia gravis)을 지닌 34세 가정주부의 가사활동 방법으로 옳은 것은?

1) 작업은 최대로 빠르게 진행한다
2) 에너지는 가능한 빠르게 소모한다
3) 상지에 근력약화가 있다면 MAS를 추천할 수 있다
4) 상지 근육의 구축을 막기 위해 매일 최대의 스트레칭 운동을 제공한다
5) 하루 중 근력이 최소이고 피로가 많은 시간에 활동하는 것이 바람직하다

문제해설

144 신경 압박 및 신경 재생(nerve compression and nerve regeneration)

- 신경 수술 이후 2~4개월 동안 축삭(axon)의 재생(regenerate)이 일어남
- 하루에 1mm 정도, 한 달에 2.54cm가 자라남
- 'Tinel's sing'을 이용하여 재생 정도를 평가할 수 있음

답 2)

145 해설내용 참조

답 3)

중증근무력증(Myesthenia gravis) 환자의 작업치료

Explanation

1. 근력(muscle power) 회복을 도움

2. 지구력(endurance) 유지 프로그램 제공

- 치료 프로그램시 피로(fatigue)가 발생되는 것을 피해야 함

3. 치료 시 고려해야 할 사항

1) 환자의 약물요법을 고려함
2) 지구력(activity tolerate)을 고려함
3) 하루 중 가장 많은 에너지를 발휘하는 시간에 실시해야 함

4. 근력 평가

1) 환자의 근력을 규칙적으로 체크해야 함
2) 평가로 인한 피로에 주의해야 함
   (1) 한 번에 모든 근육을 평가할 필요는 없음
   (2) 여러 번 나눠 하며 특정 변화를 기록함

5. 활동의 제공

1) 부드러우며 저항이 없는 활동을 제공해야 함
2) 과도한 활동을 피함
3) 호흡 문제를 고려해야 함

6. 기타

1) 에너지 보존(energy conservation), 작업 단순화(work simplication)
2) MAS(Mobile Arm Support) 또는 스플린트를 사용함
3) 과도한 스트레칭을 피함
4) 기능적 자세(functional positioning) 유지

146

중증 근무력증(myasthenia gravis)의 원인으로 옳은 것은?

1) 말초신경의 탈수초화
2) 바이러스에 의한 운동세포 파괴
3) 외부압박으로 인한 말초신경의 손상
4) 말초신경에 발생하는 원인불명의 급성 신경염
5) 신경근육 연접부(neuromuscular junction)의 수용체 손상

문제해설

146 중증 근무력증(myasthenia gravis)

- 정의
  - 신경과 근육의 시냅스(nerve muscle synapse) 또는 연결부(neuromuscular junction)에 화학적 전달과정에 문제가 발생한 질환
    - 자가면역계 질환
    - 항체가 전달물질인 아세티콜린(Ach) 수용체를 공격하는 질환
  - 발병
    - 모든 나이에 발병함
    - 주로 젊은 여성과 나이든 남성에게 호발함
- 증상
  - 골격근의 약화(weakness)
  - 흉선의 비대(large thymus gland)
    - 흉선에 종양이 발생하기도 함
  - 수의근(voluntary muscle)의 피로로 인해 발생되는 증상들
    - 복시(double vision)
    - 눈꺼풀의 처짐(drooping)
    - 언어장애
    - 연하곤란
    - 호흡장애

답 5)

147

노신경(radial nerve) 손상의 특징으로 옳은 것은?

1) 대립이 어려움
2) 손바닥 모음이 되지 않음
3) 엄지 굽힘이 잘 되지 않음
4) 엄지의 폄이 잘 되지 않음
5) 엄지 둔덕(thenar muscle)이 편평해짐

148

다음 사례에 해당하는 근육병 유형은?

- 19세에 근육병 진단을 받음
- 25세부터 휠체어 의존하는 생활을 함
- 종아리의 가성비대, 넙다리근막긴장근 단축이 관찰됨

1) 베커(becker)
2) 듀센(duchenne's)
3) 근육긴장퇴행위축(myotonic)
4) 사지연결근육퇴행위축형(lim-girdle)
5) 얼굴어깨위팔근퇴행형(facioscapulo humeral)

문제해설

147 노신경(radial nerve)의 손상은 노신경 지배를 받는 근육약화가 두드러지며, 특히 손의 폄근이 약화된다.

답 4)

148 근이영양증 중 19세경 근육병 진단을 받고 종아리 가성비대, 넙다리근막긴장은 단축이 관찰되는 유형은 베커형이다.

Duchenne's MD(DMD)

발병	• 진행 속도가 느림 • X linked 열성 유전질환 • 주로 남아에게 발생됨 • 출생 시부터 질환이 시작됨 – 일반적으로 18~36개월 사이에 진단을 받게 됨
특징	• 근력약화(weakness)는 골반대(pelvic girdle)와 다리의 근육부터 시작됨 – 어깨(shoulder girdle)까지 지속적으로 올라감 • 근 섬유(muscle fiber)의 퇴행 – 종아리 근육(calf muscle)에 비대(hypertrophy)가 나타남 • 걷기의 어려움 – 'waddling gait'가 나타남 – 트렌델렌버그 보행이 나타남 – 일반적으로 12살 정도에 휠체어를 타게 됨 • 말기 – 최후에는 침상생활만 하게 됨 – 보통 30세 이전에 사망하는 것이 일반적임

답 1)

4

C·H·A·P·T·E·R

중추 신경계의 퇴행성 질환

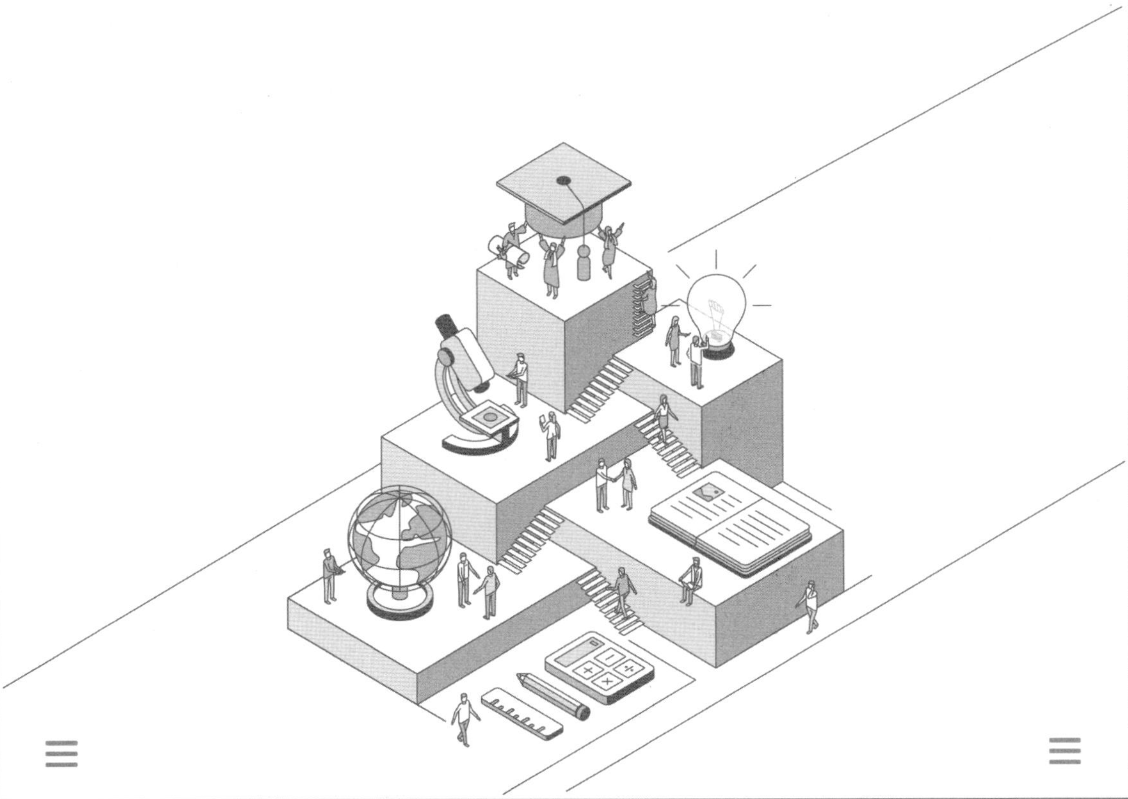

2024 OCCUPATIONAL THERAPY

예·상·문·제·풀·이

01

치매 환자인 김○○씨는 GDS가 7단계이다. CDR 점수로 환산할 경우 몇 점인가?

1) 0.5
2) 1
3) 2
4) 3
5) 4

02

파킨슨환자의 전형적인 보행에 해당하는 것은?

1) 가속 보행
2) 가위 보행
3) 발처짐 보행
4) 휘돌림 보행
5) 트렌델렌버그 보행

문제해설

01

단계	결과 해석	CDR 점수
1	인지장애 없음 (no cognitive decline)	CDR 0
2	매우 경미한 인지장애 (very mild cognitive decline)	CDR 0.5
3	경미한 인지장애 (mild cognitive decline)	
4	중도의 인지장애 (moderate cognitive decline)	CDR 1
5	초기 치매 수준의 인지장애 (moderately cognitive decline)	
6	중기 치매 수준의 인지장애 (severe cognitive decline)	CDR 2
7	말기 치매 수준의 인지장애 (very severe cognitive decline)	CDR 3

답 4)

02 파킨슨병의 보행은 가속보행으로 첫 걸음을 떼는 것이 힘들며 보행 시 팔의 흔들림이 적고 보폭이 짧아져 앞으로 넘어질 듯한 걸음걸이를 보인다.

답 1)

03

ALS 환자인 50대 남성은 현재 말기 단계이다. 예상되는 남성의 문제로 가장 타당한 것은?

1) 언어 장애
2) 인지 장애
3) 감각의 장애
4) 안구운동 장애
5) 방광과 직장의 장애

04

다음 증상과 관련된 뇌 손상 부위는?

> 사지, 얼굴 또는 체간근육에 갑작스럽고 짧은 불규칙적인 운동이 마치 목적이 있는 것처럼 활기있고 연속적인 동작으로 나타난다

1) 꼬리핵(Caudate nucleus)
2) 창백핵(Globus pallidus)
3) 흑색질(Substantia nigra)
4) 조가비핵(Putamen)
5) 시상밑핵(Subthalamic nucleus)

05

65세 남성은 도파민의 결핍으로 인해 움직임의 시작이 어렵고 느린 움직임이 특징이다. 예상되는 이 남성의 보행 형태는?

1) 로봇과 같은 걸음걸이
2) 춤추는 것과 같은 걸음걸이
3) 보폭이 점차 감소되는 걸음걸이
4) 한 쪽으로 치우쳐 걷는 걸음걸이
5) 좌우로 심하게 흔들리는 걸음걸이

문제해설

03 ALS 환자에게 잘 나타나지 않는 증상
- 안구운동 장애
- 방광 및 직장의 장애
- 감각의 장애
- 욕창
- 인지 장애

답 1)

04
- Chorea – caudate nucleus
- Dystonia – putamen
- Ballism – subthalamic nucleus

답 1)

05 파킨슨 병의 보행
- 초기에는 정상에 가까운 보행이 가능함
- 시간이 지나면서 보행의 속도가 느려지고, 보행 패턴에 문제가 생김
- '가속 보행(festinating gait)'이 나타남
  - PD의 전형적인 보행형태가 됨
  - 보폭(stride)은 감소되고 속도는 증가되는 패턴이 나타남
  - 'shuffling appearance'가 나타남
- 보행 시 팔 흔들기(swing)가 감소됨

답 3)

06

MS 환자와 ALS 환자에게 일반적으로 나타나는 증상 중 공통점은?

1) 복시
2) 언어장애
3) 안구진탕
4) 감각의 장애
5) 인지의 장애

07

근육위축가쪽경화증(ALS)에 대한 설명이다. 해당 단계는?

- 진단명 : 근육위축가쪽경화증(ALS)
- 특정 근육에서 중등도의 근약화
- 계단 오르기, 팔올리기, 단추 채우기에 어려움이 나타남

1) 1단계
2) 2단계
3) 3단계
4) 4단계
5) 5단계

08

다음의 다발성경화증 임상유형은?

일정기간 불규칙한 재발과 안정을 반복하면서 신경계 손상이 축적되어 재발 후 회복정도가 줄어들거나 마치 만성 퇴행성 질환의 양상으로 지속적인 악화만 보이는 형태를 보인다

1) 양성형 다발경화증
2) 재발완화형 다발경화증
3) 이차진행형 다발경화증
4) 일차진행형 다발경화증
5) 진행재발형 다발경화증

문제해설

06 ALS 환자에게 복시, 안구진탕, 감각의 장애, 인지의 장애는 거의 나타나지 않는다.

답 2)

07 ALS는 점진적이고 퇴행성인 신경근질환으로, 진점됨에 따라 단계에 적절한 중재를 제공해야 함

답 2)

08 **이차진행형 다발경화증**

일정기간 불규칙한 재발과 안정을 반복하면서 신경계 손상이 축적되어 재발 후 회복정도가 줄어들거나 마치 만성 퇴행성 질환의 양상으로 지속적인 악화만 보이는 형태를 보임

답 3)

09

말기 ALS 환자의 의사소통 보조도구로 가장 타당한 것은?

1) typing aid
2) slant board
3) 분리된 자판
4) 커뮤니케이션 보드
5) 손잡이가 확대된 펜

10

40대 남성은 머리와 목에 경련이 있고, 손에는 무도증이 나타난다. 4번 염색체의 돌연변이가 원인인 이 질환과 가장 관계 깊은 물질은?

1) 도파민
2) GABA
3) 세로토닌
4) 옥시토신
5) 아세티콜린

11

주로 남성에게 호발하며, 흑색질(substantia nigra)의 신경세포 변성이 생겨 도파민의 결핍이 나타나는 질환은?

1) Parkinson's Disease
2) Huntington's Disease
3) MS(Multiple Sclerosis)
4) Guillain-barre syndrome
5) ALS(Amyotrophic Lateral Sclerosis)

문제해설

09 ALS 환자의 경우 연하장애, 구음장애, 식음장애, 호흡곤란 등이 나타나지만 눈동자의 움직임은 손상되지 않는다.

답 4)

10 **헌팅턴 병(HD)**

- 1872년 George Huntington이라는 학자의 이름을 딴 질환
- HD를 유발하는 유전자는 4번 염색체 상에 존재
- corpus striatum
  - HD와 밀접한 연관이 있음
  - 운동 조절(motor control)에 중요한 역할을 함
  - 퇴행(degeneration)은 신경전달물질인 GABA의 감소에 의해 발생함
- 'caudate nucleus'
  - 'putamen'의 위축(atrophy)보다 일찍 일어나며 보다 심각한 퇴행이 나타남
  - 대뇌 피질과 연결됨

답 2)

11 **파킨슨 병의 원인 및 발병**

- 원인
  - 명확하지 않음
  - 가족력과 연관이 있음
  - 명확한 유전적 정의는 없음
  - 환경적 요소가 영향을 미침
  - 독성 물질이 영향을 미침
  - 식습관이 잠재적 위험요소가 됨
- 발병
  - 성인에게 발병하는 가장 일반적인 질환 중 하나가 됨
    - 퇴행성 신경장애
  - 10만 명당 10~400명에서 발생함
  - 발병률은 연령에 따라 증가되는 경향을 지님
  - 평균 55~74세 사이에 발병함
  - 남성에게 호발함
  - 흑색질(substantia nigra)의 신경세포 변성이 발생됨
    - 흑색질에서 생성되는 도파민의 결핍이 나타남

답 1)

12

다음은 환자의 증상을 기술한 것이다. 예상되는 이 환자의 질환은?

> 56세 이복례씨는 최근 말하기와 삼키기가 힘들어졌다. 그녀는 점점 걷기가 어려워지고 특히 계단을 걷기가 어려웠다. 그녀의 상체는 점차 약해지고 있어 글을 써서 의사소통하기가 더욱 힘들어지고 있다

1) myasthesia gravis
2) primary lateral sclerosis
3) progressive bulbar palsy
4) progressive muscular atrophy
5) ALS(amytrophic lateral sclerosis)

13

이 질환은 신경계에 영향을 미치는 유전성 뇌질환이다. 보통 30~40세 정도에 시작되며 불수의적 움직임, 어눌한 말투, 연하곤란, 인지 장애 및 성격 장애 등이 나타나는 것이 특징이다. 초기에는 춤추는 동작과 같은 불수의적 움직임이 나타나는 이 질환은?

1) Alzheimer's Disease
2) MS(Multiple Sclerosis)
3) PD(Parkinson's Disease)
4) HD(Huntington's Disease)
5) ALS(Amyotrophic Lateral Sclerosis)

14

다음 중 중증근무력증(MG : Myasthenia Gravis)의 원인으로 옳은 것은?

1) 유전
2) 수초 손상
3) 급성 신경염
4) 바이러스 침투
5) 아세티콜린 수용체 감소

문제해설

12 이 환자는 말하기와 삼키는 능력이 저하되는 Progressive bulbar palsy에 해당한다. 이 질환은 motor neuron disease 전체 25%에 해당하며 특히 인두, 후두, 입, 혀 그리고 입술 근육을 약화시킨다. 점차적으로 구음장애가 나타나고 구어장애(anarthria)도 나타난다.

답 4)

13 헌팅턴 병(HD)은 신경계에 영향을 미치는 유전성 뇌질환이다. 보통 30~40세 정도에 시작되며 불수의적 움직임, 어눌한 말투, 연하곤란, 인지 장애 및 성격 장애 등이 나타난다. 초기에 무도증(chorea)이 나타나는 것이 특징이다.

답 4)

14 자가 면역계 질환으로 아세티콜린 수용체의 수가 줄어드는 질환이다. 중증 근무력증(MG : Myasthenia Gravis)의 증상에는 골격근의 약화, 흉선의 비대, 복시, 언어 장애, 연하곤란, 호흡 장애 등이 있다.

답 5)

15

파킨슨 병을 지닌 환자의 전형적인 자세와 표정으로 옳은 것은?

1) 걷을 때 자주 평형감각을 잃어 넘어진다
2) 걷는 속도가 점차 느려지는 패턴을 보인다
3) 보행 시 연체동물과 같은 무도증이 나타난다
4) 얼굴 표정은 약간 웃는 것 같은 표정을 유지한다
5) 목은 굽히고 무릎과 엉덩관절은 폄 상태로 서있는다

문제해설

15 해설내용 참조

답 1)

16

60세 남성은 보행 시 보폭이 줄어들면서 속도가 증가되는 가속 보행(festinating gait)을 보이며, 얼굴 표정은 무표정에 가까운 형태를 보이고 있다. 또한 이 남성의 자세는 전반적으로 굽어(scooped) 있으며, 서 있을 때 하지에 굽힘이 보인다. 이 질환이 발병하는 부위로 타당한 것은?

1) 뇌간(brain stem)
2) 척수(spinal cord)
3) 흑색질(substantia nigra)
4) 히포캄프스(hippocampus)
5) 림빅 시스템(lymbic system)

16 해설내용 참조

답 3)

파킨슨 병(Parkinson's Disease, PD)

Explanation

1. 원인 및 발병

1) 원인

(1) 명확하지 않음
(2) 가족력과 연관이 있음
(3) 명확한 유전적 정의는 없음
(4) 환경적 요소가 영향을 미침
(5) 독성 물질이 영향을 미침
(6) 식습관이 잠재적 위험 요소가 됨

2) **발병**

(1) 성인에게 발병하는 가장 일반적인 질병 중 하나(퇴행성 신경 장애)

(2) 10만 명당 10~400명

(3) 발병률은 연령에 따라 증가되는 경향

(4) 평균 55~74세 사이에 발병함

(5) 남성에게 호발

(6) 흑색질(substantia nigra)의 신경 세포 변성이 발생됨

• 흑색질에서 생성되는 도파민의 결핍이 나타남

2. 임상적 양상

1) **전형적 증상**

(1) 진전(tremor)

(2) 강직(rigidity)

(3) 수의적 움직임 손상

2) **수의적 움직임**(voluntary movement)**의 손상**

(1) PD 환자에서 가장 흔한 운동 장애

① akinesia : 움직임의 시작이 어려움

② bradykinesia : 움직임이 느림

(2) 강직(rigidity)

• 근육의 뻣뻣함(stiffness)

(3) 휴식 시 진전(resting tremor)

• 진전(tremor)은 활동 수행 시 종종 감소됨

3) **보행의 손상**(deteriorate)

(1) PD가 진행되면서 손상이 나타남

(2) 초기에는 정상에 가까운 보행이 가능함

(3) 시간이 지나면서 보행의 속도가 느려지고, 보행 패턴에 손상이 생김

(4) '가속 보행(festinating gait)'

① PD의 전형적인 보행 형태

② 보폭(stride)은 감소되고 속도는 증가되는 패턴

③ 'shuffling appearance'가 나타남

(5) 보행 시 팔 흔들기(swing)가 감소됨

(6) 동결(freezing) 현상

① 움직임의 시작, 유지, 패턴 변화 등을 시도할 때 나타남

② 방향 전환 때, 좁은 복도 또는 계단을 지날 때 나타남

③ 칫솔질, 글씨쓰기, 말하기 등의 시도에서 나타남

4) **비정상적 자세**(postural abnormalities)

(1) 목을 앞으로 굽히고 있으며 전반적으로 구부러진(scooped) 자세를 보임

(2) 서 있을 때(standing) 나타나는 자세

• 슬관절(knee)과 고관절(hip)의 굴곡

(3) 정위 반응(righting reaction)과 평형 반응(equilibrium reaction)의 현저한 감소가 있음

• PD 환자가 자주 넘어지게 됨

5) **우울증** : 50%의 환자에게서 나타남

6) **표정**

(1) 얼굴 표정의 감소

(2) "무표정한 얼굴(masked face)"

(3) 얼굴 표정의 감소 단계

① 초기 : 한 측면에만 나타남

② 병의 진행 : 양쪽 모두에서 나타남

(4) 얼굴 표정 감소와 움직임 장애로 사회적 교류가 제한되기도 함

17

21세 여성은 질병 초기에 피로, 감각이상 등이 나타나더니 점차적으로 상하지에 마비가 나타나며 시각손상이 악화되었다. 초기에 복시가 나타나는 이 질환은 다양한 유형의 진행 과정을 보이는 것이 특징이다. 의학적 치료가 '염증예방, 에너지 보존, 피로관리'라면 이 여성의 질환은?

1) Multiple sclerosis
2) Parkinson's disease
3) Alzheimer's disease
4) Huntington's disease
5) Amyotrophic lateral sclerosis

문제해설

17 MS(Multiple sclerosis)

• 발병
  - 중추 신경계의 마이엘린 수초(myelin sheath)를 손상시키는 질환
    ◦ 진행성 신경학적 손상이 발생됨
    ◦ 국소적 중추 신경계 손상이 다발적으로 출현됨
  - 20~40세 사이에 주로 발생됨
    ◦ 100,000명 중 60~100명 정도에서 발생됨
  - 주로 여성에게 호발됨
  - 마이엘린 수초(myelin sheath)의 손상
    ◦ 축삭(axon)의 전도 속도에 영향을 미침
    ◦ 보통 축삭은 손상 받지 않음
    ◦ 손상 시 축삭의 전도 속도를 저하시킴
• 초기 임상적 양상
  - 감각이상
  - 복시
  - 한쪽 눈의 시각결손
  - 피로
  - 정서불안
  - 사지의 감각손실
  - 삼차신경통(trigeminal neuralgia)

답 1)

18

중증 근무력증(MG) 환자에게 홈 프로그램을 제공하려고 한다. 환자의 작업 수행을 위한 중재 방법으로 가장 타당한 것은?

1) visual scanning strategies
2) perceptual motor exercise
3) joint protection techniques
4) energy conservation method
5) all extremities ROM exercise

19

ALS(Amyotrophic Lateral Sclerosis) 환자를 위한 보조도구로 가장 거리가 먼 것은?

1) 휠체어
2) 호흡기
3) 식사 보조도구
4) 기억력 보조도구
5) 커뮤니케이션 보드

20

질환의 초기에는 춤추는 듯한 움직임이 나타나다가 말기에는 춤추는 듯한 움직임이 감소되고 긴장이 증가되어 뻣뻣한 움직임이 나타나는 것이 특징인 질환은?

1) Alzheimer's Disease
2) MS(Multiple Sclerosis)
3) PD(Parkinson's Disease)
4) HD(Huntington's Disease)
5) ALS(Amyotrophic Lateral Sclerosis)

문제해설

18 중증 근무력증은 신경과 근육의 시냅스 또는 연결부에서 화학적 전달과정에 문제가 생기는 질환이다. 주요 증상은 골격근의 약화와 피로이다. Energy conservation method는 작업수행에 질환의 영향을 적게 받을 수 있게 도움을 주는 방법이다.

답 4)

19 ADL 환자의 경우 인지손상이 거의 발생하지 않는다.

답 4)

20 헌팅턴 병(HD)은 신경계에 영향을 미치는 유전성 뇌질환이다. 보통 30~40세 정도에 시작되며 불수의적 움직임, 어눌한 말투, 연하곤란, 인지 장애 및 성격 장애 등이 나타난다. 초기에 무도증(chorea)이 나타나는 것이 특징이다.

답 4)

21

HD(Huntington's Disease) 발병 이후 나타나는 임상적 증상으로 옳은 것은?

1) 무도증
2) 빠른 걸음
3) 굽어진 허리
4) 휴식 시 진전
5) 시력 또는 청력의 상실

문제해설

21 해설내용 참조

답 1)

헌팅턴 병(Huntington's disease, HD)

Explanation

1. 발병

1) 발병률 : 100,000명당 5~10명
2) 신경계에 영향을 미치는 유전성 뇌질환
3) 보통 발병 후 15~25년 내 신체적, 정신적 무능력상태에 이르는 퇴행성 유전 질환
4) 결과적으로 사망에 이름
5) 대부분 성인기에 발병

2. 병리

1) HD를 유발하는 유전자는 4번 염색체상에 존재
2) corpus striatum
   (1) HD와 밀접한 연관이 있음
   (2) 운동 조절(motor control)에 중요한 역할을 함
3) caudate nucleus
   - putamen의 위축(atrophy)보다 일찍 일어나며 보다 심각한 퇴행이 나타남

3. 임상적 증상(clinical picture)

- 수의적 및 불수의적 운동의 점진적 장애(progressive disorder)
- 인지 및 행동의 장애
- 증상은 15~20년 동안 지속됨

1) 초기
   (1) 행동, 인지, 감정의 변화
   (2) 사지의 경련
   (3) 일상의 일들이 둔해짐

(4) 운동 장애
① 서서히 나타남
② 머리, 목, 팔다리 등의 신체에서 경련 등이 나타남
③ 불수의적 움직임
④ 손에 무도증 형태(choleiform)의 움직임 발생

(5) 인지의 변화
① 집중력
② 기억력
③ 계산 능력(calculation)
④ 수행 순서 능력(sequential task performance)
⑤ 전 단계에 모두 나타남
⑥ 의사소통 능력(communication)은 주로 말기에 구음 장애(dysarthria)로 나타남

(6) 감정의 변화
① 우울증(depression)이 특징
- 10% 정도는 조증(manic)을 경험

② 과민성(irritability)
③ 심리적 불안정(emotional lability)
④ 행동의 문제(behavior disorder)
⑤ 전 단계에 모두 나타남

(7) 무도증(chorea)
① 빠르며, 불수의적(involuntary)이며, 불규칙적(irregular)인 움직임
② 초기에는 손에만 제한됨
- HD의 진행에 따라 점점 심각해지며 온몸에서 나타남

③ 불규칙한 움직임
- 스트레스 상황에서 증가함
- 수의적(voluntary motor) 활동 시에는 감소함

④ 10대(teenager)에 발병한 경우
⑤ 무도증(chorea)보다는 강직(rigidity)이 더 나타남

2) 중기

(1) 보행 및 균형의 손상

(2) 운동의 장애
① 느려진 운동(bradykinesia)
② 무운동(akinesia)
③ 글씨쓰기의 어려움
④ 눈동자 움직임의 장애
⑤ 연하곤란

3) **말기**

(1) 무도증 타입의 움직임 감소
- 무도증 대신 고 긴장(hypertonicity)이 종종 나타남

(2) 수의적 움직임의 감소

(3) 눈동자 움직임의 장애가 점점 악화됨

(4) 많은 도움을 필요로 함
- 도움 없이 말하기, 걷기, BADL(Basic ADL)의 수행이 어려움

22

52세 남성은 휠체어, 호흡기, 의사소통 보조도구 등이 필요한 중추신경계 퇴행성 질환을 앓고 있다. 발병 원인은 알 수 없으며, 인지와 감각의 문제는 거의 나타나지 않는 특징을 지닌 이 남성의 질환은?

1) 치매
2) 뇌졸중(CVA)
3) 척수손상(SCI)
4) 루게릭병(ALS)
5) 급성회백수염(poliomyelitis)

문제해설

22 ALS의 정의 및 병리
- '루게릭(Lou Gehrig)병'으로도 불림
  - 1930년대 이 질병을 앓았던 야구선수의 이름에서 기원됨
- 임상적으로 근위축, 근력 약화, 섬유속성 연축 등이 나타나는 퇴행성 질환
- 대뇌 및 척수의 운동 신경원이 선택적으로 파괴됨
  - '운동 신경원 질환'으로도 불림
- 중추 신경계의 운동신경 세포(motor neuron)의 파괴
  - 근육들이 운동신경의 자극에 대해 적절한 운동기능을 나타내지 못함
- 신체에 분포된 감각신경, 자율신경 등은 거의 손상되지 않는 것이 특징
  - 감각 이상 또는 자율신경 장애는 거의 나타나지 않음
- 주로 성인에게 발병되며, 인지 손상이 거의 없음

답 4)

23

85세 여성은 중추신경계 퇴행성 질환인 치매를 앓고 있다. 이 질환의 특징은 기억력 손상, 언어장애, 실행증 등이 특징이다. 이 질환과 가장 관계 깊은 해부학적 구조물은?

1) 뇌간과 척수(spinal cord)
2) 척수와 척추신경(spinal nerve)
3) 대뇌 피질과 해마(hippocampus)
4) 소뇌 피질과 뇌신경(cranial nerve)
5) 대뇌 피질과 척수의 전각세포(anterior horm cell)

23 치매의 병리(pathology)
- 중추 신경계(CNS)의 퇴행적 변화
  - 대뇌 피질(cerebral cortex)과 히포캄프스(hippocampus)에 발생
  - 폭넓게 퍼지는(diffuse) 손상
- 염증 반응(inflammatory process)
  - 피질과 림빅(cortical and limbic) 신경의 단백질이 원인
  - 단백질이 비정상적인 과정(abnormal metabolic process)을 통해 교차 결합됨
- 신경원성 질환(neurogenerative process)
  - 세포벽(cell membrane), 효소, DNA, 단백질 등이 손상됨
  - 산소에 의한(oxygen-based) 산소 독(free radical)의 과도한 제공으로 발생됨

답 3)

24

'ALS 환자'에 대한 작업치료의 내용으로 옳은 것은?

1) 집안에 시각적 단서를 제공한다
2) 꾸준히 근력을 증가시킨다
3) 언어소통 보조도구의 중재는 배제한다
4) 감각장애를 보상하기 위한 중재가 필요하다
5) 환자의 단계 변화에 따라 운동을 변형시킨다

문제해설

24 해설내용 참조

답 5)

ALS 환자의 작업치료

Explanation

1. 평가

• 'ALS functional rating scale', 'purdue pegboard', ROM 등

2. 운동

1) AROM 운동, PROM 운동, 근력(strengthening) 운동, 지구력 운동 등
2) 질환 상태에 따라 적절한 운동 프로그램 제공
3) 환자 단계 변화에 따라 운동을 변형시킴

3. 치료 계획

• 환자의 작업 수행에 포커스를 둠 → 기능의 변화 때문

4. 환경적 변화에 대한 도움 제공

1) 의학적 장비(medical equipment)의 제공
2) 집안 구조 변경
3) 보조 도구(adaptive equipment)의 제공

5. 보조 도구

1) 다양한 보조 도구 및 적응 도구(assistive device & adaptive equipment) 제공
   예 neck collar, universal cuff 등

6. 비대칭적 신체에 대한 관리

25

'ALS(amyotrophic lateral sclerosis)'에 대한 설명으로 옳은 것은?

1) 주로 청소년에게 발병한다
2) 루게릭(Lou Gehrig)병으로 불린다
3) 중추 신경계의 감각신경 세포가 파괴된다
4) 대뇌 및 척수의 운동 신경원이 손상은 없다
5) 신체에 분포된 감각신경과 자율신경이 주로 손상된다

문제해설

25 해설내용 참조

답 2)

Explanation

ALS(Amyotrophic Lateral Sclerosis)

1. 정의 및 병리

1) '루게릭(Lou Gehrig) 병'으로도 불림
   - 1930년대 이 질병을 앓았던 야구선수의 이름에서 기원됨
2) 임상적으로 근위축, 근력 약화, 섬유속성 연축 등이 나타나는 퇴행성 질환임
3) 대뇌 및 척수의 운동 신경원이 선택적으로 파괴됨
   - '운동 신경원 질환'으로도 불림
4) 중추 신경계의 운동 신경 세포(motor neuron)가 파괴됨
   - 근육들이 운동 신경의 자극에 대해 적절한 운동 기능을 나타내지 못함
5) 신체에 분포된 감각 신경, 자율 신경 등은 거의 손상되지 않음
   - 감각 이상 또는 자율 신경 장애는 거의 나타나지 않음
6) 주로 성인에게 발병함

2. 원인 및 초기증상

1) 현재까지 정확한 원인은 밝혀지지 않음
2) 손, 손가락, 다리의 근육이 약화되고 위축(atrophy)이 발생
   (1) 손과 발의 운동 장애
   (2) 손발이 붓고 근육에 통증이 발생
3) 언어 장애
   (1) 말하기가 어려워지고 음식물을 삼키기가 어려워짐
   (2) 혀와 목 근육의 약화

(3) 커뮤니케이션 장애가 발생
① 혀의 움직임이 마음대로 되지 않음
② 발음이 불명확함
4) 연하 장애(dysphagia)
(1) 혀와 목의 근육이 약해지므로 음식물과 침을 삼키기 어려움
(2) 흡인(aspiration)이 발생

26

헌팅턴 병(Huntington's disease)이 진행되면서 발생되는 대표적인 시각문제는?

1) 시야 상실
2) 복시의 발생
3) 환시의 발생
4) 눈꺼풀의 처짐
5) 눈동자 움직임의 감소

27

다음 질환들은 모두 진행성이지만 어떤 질환은 말기에도 의식과 지각이 정상이다. 시각, 청각, 미각이 끝까지 보존되는 질환은?

1) Multiple sclerosis
2) Parkinson's disease
3) Alzheimer's disease
4) Huntington's disease
5) Amyotrophic lateral sclerosis

문제해설

26 중기 헌팅톤

- 직장생활 또는 일상생활의 수행이 어려워짐
  - 사람들의 도움과 보조 기구의 사용이 필요함
- 보행 및 균형의 손상
  - 비틀거리는 보행으로 알코올 중독(alcoholism)으로 오해 받기도 함
- 운동의 장애
  - 느려진 운동(bradykinesia)
  - 무운동(akinesia)
  - 글씨쓰기의 어려움
  - 눈동자 움직임의 장애
    - ◦ saccadic eye movement
    - ◦ ocular pursuit
  - 연하곤란

답 5)

27 ALS에 잘 나타나지 않는 문제들

- 안구운동 장애
  - 안구운동에 필요한 근육들이 파괴되지 않기 때문임
  - 눈꺼풀과 안구의 움직임으로 의사표현을 할 수 있음
- 방광 및 직장의 장애
  - 장애가 거의 일어나지 않음
  - 배설에 필요한 방광 및 직장의 근육들이 파괴되지 않음
  - 소·대변을 원할 때 도움을 받아 해결할 수 있음
- 감각의 장애
  - 장애가 거의 일어나지 않음
  - 시각, 청각, 후각, 미각, 촉각 등의 기능이 유지됨
- 욕창
  - 욕창은 잘 발생하지 않음
- 인지장애
  - 의식과 오감은 마지막 순간까지 정상이며, 지능에도 문제가 없음

답 5)

28

'Alzheimer's disease'의 임상적 특징으로 가장 거리가 먼 것은?

1) 실행증
2) 실인증
3) 실어증
4) 시력손상
5) 기억력 손상

문제해설

28 해설내용 참조

답 4)

알츠하이머병(Alzheimer's disease)의 임상적 특징(Clinical picture)

Explanation

1. 주요 증상

1) 실행증(apraxia)
2) 실어증(aphagia)
3) 실인증(agnosia)
4) 기억력 손상

2. 인지 기능의 장애

1) 기억력 손상
   (1) 초기에 기억 장애로부터 증상이 시작되는 수가 많음
   (2) 새로운 정보의 수용과 단기 회상 능력의 장애
   (3) 시간이 지나면서 학습 능력이 더욱 악화되며 과거 회상(recall) 능력이 줄어듦
2) 지남력(orientation)의 장애
3) 언어 장애
   (1) 초기에는 정확한 단어를 찾지 못함
   (2) 악화되면서 정확한 단어 구사가 힘들어짐
   (3) 질문에 엉뚱한 대답을 하게 됨
   (4) 반복해서 이야기하기 또는 구음 장애가 발생함
4) 실행증(apraxia)
5) 실인증(agonsia)
   (1) 감각 기능의 장애가 없음에도 사물을 인식하지 못함
   (2) 제시한 물건의 모양이나 색깔은 파악하나 용도와 의미는 파악하지 못함
   (3) 청각 실인증, 색상 실인증 등

6) 시공간 지각 능력의 장애
   (1) 길을 자주 잃어버림
   (2) 심한 경우 집안에서 화장실을 찾아가지 못함
   (3) 시계 등의 그리기 어려움
7) 수행 능력(executive function)의 장애
   • 일을 계획하고 사고하는 능력의 손상

3. 정신 증상

1) 정동 장애
   • 불안, 조증, 우울증 등 심한 감정 굽힘 혹은 감정 실조가 동반됨
2) 행동 및 인격의 변화
3) 망상이나 환각이 나타날 수도 있음

29

63세 남성이 작업치료실을 방문하였다. 치료사가 환자의 팔꿈치를 굽힐 때와 펼 때 모두 저항이 증가되었고, 전반적으로 움직임이 느리고 시작동작에 어려움이 있다. 움직이라는 지시가 없을 때는 손가락 끝에서 지속적인 떨림이 나타났지만, 공을 잡기 위해 팔을 뻗을 때는 떨림이 감소하였다. 이 남성의 증상에 해당하는 질환은?

1) 무도병(Chorea)
2) 파킨슨병(Parkinson's disease)
3) 다발성 경화증(Multiple sclerosis)
4) 길랑-바레 증후군(Guillain-Barre syndrome)
5) 진행성 근이양증(Progressive muscular dystrophy)

30

파킨슨 병을 앓고 있는 한○○ 환자를 위한 식사 중재 방법으로 옳은 것은?

1) 스포크
2) 작은 접시
3) 긴 숟가락
4) 가벼운 나이프
5) 손목에 모래주머니 착용

문제해설

29 파킨슨 병의 주요증상은 강직성(수동적 움직임시 굽힘근과 폄근 모두 저항 발생), 운동완서(동작이 느리고 시작동작에 어려움이 있음), 진전증(휴식하는 동안 떨림)이다.

답 2)

30 파킨슨 병은 의도성 진전(intention tremor)이 나타나므로 무게감을 이용하여 진전을 조절함

답 5)

31

'Multiple Sclerosis(MS)' 진단을 받은 20대 여성에게 예상되는 문제로 가장 거리가 먼 것은?

1) 복시
2) 무도증
3) 구음 장애
4) 안구 진탕
5) 인지 손상

32

MS(multiple sclerosis)에 대한 설명으로 바르지 못한 것은?

1) 여성에게 호발한다
2) 가족력과 관련이 있다
3) 20~40세에 주로 발생한다
4) 면역 시스템과 관련이 있다
5) 중추 신경계의 축삭 손상이다

문제해설

31 MS 환자의 경우 복시, 인지장애, 구음장애, 안구진탕 등의 문제가 나타나며, 무도증의 경우는 헌팅톤 질환에 주로 나타난다.

답 2)

32 해설내용 참조

답 5)

다발성 경화증(Multiple Sclerosis, MS)

Explanation

1. 중추 신경계의 'myelin sheath'가 손상됨
   1) 진행성 신경학적 손상
   2) 국소적 중추 신경계가 다발적으로 출현
2. 20~40세 사이에서 주로 발생
3. 여성에게 호발
4. myelin sheath
   1) 축삭(axon)의 전도 속도에 영향을 미침
   2) 보통 축삭은 손상 받지 않음
   3) 손상 시 축삭의 전도 속도를 저하시킴
5. 환경적 요소와 유전적 요소의 결합
6. 면역 시스템과 관련
   - 30~60%는 감기 또는 바이러스성 질환 후 발병함
7. 면역 시스템은 미엘린 수초의 단백질 일부분을 바이러스로 잘못 알고 공격함
8. 가족력과 관련이 있음

33

45세 남성은 중추신경계 퇴행성 질환으로 운동의 장애를 가지고 있다. 1930년대 미국 프로야구 선수의 이름에서 기원된 이 질병은 대뇌와 척수의 운동신경원을 파괴하며, 심한 언어장애와 호흡기 장애가 특징이다. 이 질환에 대한 설명으로 옳은 것은?

1) 초기에는 언어장애가 없다
2) 전신의 근력약화는 있지만 말기에도 보행이 가능하다
3) 말기에는 영양공급을 위해 빨대를 사용한다
4) 말기에는 호흡근의 마비로 외부 호흡장치가 요구된다
5) 말기에는 안구 운동을 만드는 근육들 대부분이 마비되는 현상이 나타난다

34

다음의 특성을 지닌 '중추신경계 퇴행성 질환'은 무엇인가?

- 남성에게 주로 발병한다
- 흑색질(substantia nigra)의 문제이다

1) poliomyelitis
2) Myasthenia gravis
3) Parkinson's disease
4) Muscular dystrophy
5) Guillain Barre syndrome

35

초기 단계의 헌팅턴 병(Huntington's disease)을 지닌 32세 남성에게 볼 수 있는 증상과 거리가 먼 것은?

1) 감정의 변화
2) 폐렴의 발생
3) 글씨체의 변화
4) 기억력의 저하
5) 무도증(chorea)의 발생

문제해설

33 ALS(Amyotrophic Lateral Sclerosis)의 원인 및 증상

- 원인
  - 현재까지 정확한 원인이 밝혀지지 않음
- 증상
  - 초기 증상
    - 손, 손가락, 다리 등의 근육들이 약화되고 위축(atrophy)이 발생됨
    - 언어장애
    - 연하장애(dysphagia)
  - 잘 나타나지 않는 증상
    - 안구운동 장애
    - 방광 및 직장의 장애
    - 감각의 장애
    - 욕창
    - 인지장애

답 4)

34 Parkinson's disease

- 원인
  - 명확하지 않음
  - 가족력과 연관이 있음
  - 명확한 유전적 정의는 없음
  - 환경적 요소가 영향을 미침
  - 독성 물질이 영향을 미침
  - 식습관이 잠재적 위험요소가 됨
- 발병
  - 성인에게 발병하는 가장 일반적인 질환 중 하나가 됨
    - 퇴행성 신경장애
  - 10만 명당 10~400명에서 발생함
  - 발병률은 연령에 따라 증가되는 경향을 지님
  - 평균 55~74세 사이에 발병함
  - 남성에게 호발함
  - 흑색질(substantia nigra)의 신경세포 변성이 발생됨
    - 흑색질에서 생성되는 도파민의 결핍이 나타남

답 3)

35 폐렴

폐렴은 말기 단계에 나타나는 증상이다.

답 2)

36

헌팅턴병(HD : Huntington's disease)에 대한 설명으로 바르지 못한 것은?

1) 인지 및 행동의 장애가 나타난다
2) 신경계에 영향을 미치는 유전성 뇌질환이다
3) 증상은 보통 30세에서 45세 사이에 나타난다
4) HD를 유발하는 유전자는 8번 염색체 상에 존재한다
5) 수의적 및 불수의적 운동에 점진적 장애가 나타난다

문제해설

36 해설내용 참조

답 4)

헌팅턴병(Huntington's Disease, HD)

Explanation

1. 발병

1) 신경계에 영향을 미치는 유전성 뇌질환
2) 보통 발병 후 15~25년 내 신체적, 정신적 무능력상태에 이르는 퇴행성 유전 질환
   • 결과적으로 사망에 이름
3) 대부분 성인기에 발병
   (1) 보통 30세에서 40세 정도에 시작함
   (2) 20세 이전 또는 50세 이후에 나타나기도 함
4) 부모가 보균자일 경우
   (1) 유전될 확률은 50%로 우성 유전의 형태를 가짐
   (2) 4번 염색체의 돌연변이

2. 병리

1) 1872년 George Huntington이라는 학자의 이름을 딴 질환
2) HD를 유발하는 유전자는 4번 염색체상에 존재
3) corpus striatum
   (1) HD와 밀접한 연관이 있음
   (2) 운동 조절(motor control)에 중요한 역할을 함
   (3) 퇴행(degeneration)은 신경전달물질인인 GABA의 감소에 의해 발생함
4) ‘caudate nucleus’
   (1) ‘putamen’의 위축(atrophy)보다 일찍 일어나며 보다 심각한 퇴행이 나타남

(2) 대뇌 피질과 연결됨
- 인지와 감정 기능에 관여함

3. 임상적 증상(clinical picture)

1) 증상은 보통 30세에서 45세 사이에 나타남
2) 연령이 70세 이상인 사람에게는 거의 찾아볼 수 없음
3) 다양한 증상이 나타남
4) 수의적 및 불수의적 운동의 점진적 장애(progressive disorder)
5) 인지 및 행동의 장애
6) 증상은 15~20년 동안 지속됨
   - 결국 폐렴과 같은 이차적 질환으로 사망하게 됨

37

파킨슨씨 병 환자가 음식을 먹을 때 음식이 접시 밖으로 밀려나 간다. 적용해야 하는 도구는?

1) 젓가락
2) scooped dish
3) non slip mat
4) 무거운 숟가락
5) 핸들이 보강된 식사도구

38

치료사는 중추신경계 퇴행성 질환자에게 생역학적 접근으로 두 손으로 찰흙 밀기 활동을 제공하였다. 가장 거리가 먼 근육은?

1) 손목 굽힘근
2) 손가락 폄근
3) 손가락 모음근
4) 팔꿉관절 폄근
5) 팔꿉관절 굽힘근

문제해설

37 scooped dish와 plate guard
음식물이 밖으로 나아가지 않도록 막아줌

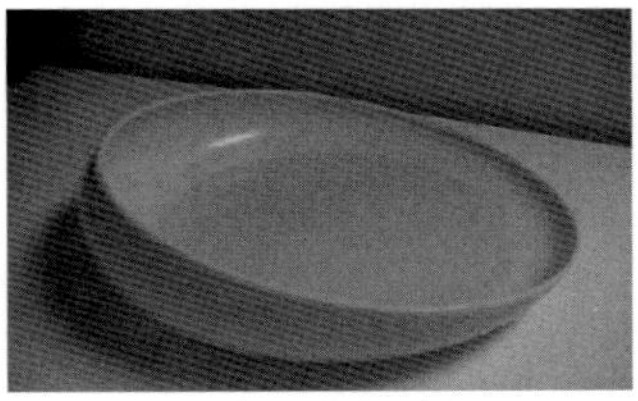

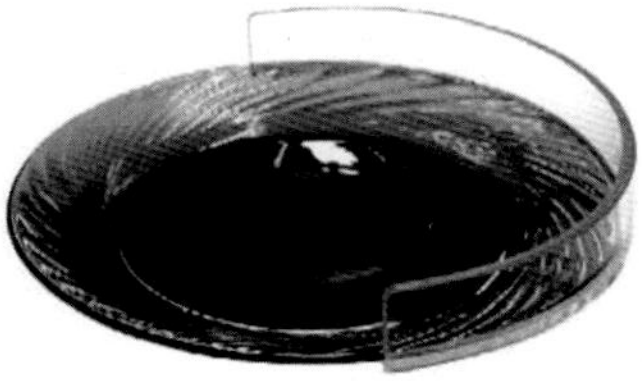

답 2)

38 손목의 굽힘근의 사용이 가장 적다.
답 1)

39

헌팅턴병(HD)의 초기 증상으로 옳은 것은?

1) 심리적으로 안정적이다
2) 사지에 경련은 나타나지 않는다
3) 일상의 일들을 빨리 처리하게 된다
4) 집중력, 기억력, 계산 능력 등 인지에 변화가 나타난다
5) 빠르며, 불수의적이고, 불규칙적인 움직임은 나타나지 않는다

문제해설

39 인지, 감정의 변화

- 사지의 경련
- 일상의 일들이 둔해짐
  - 글씨체의 변화
- 운동 장애
  - 서서히 나타남
  - 머리, 목, 팔, 다리 등의 신체에서 경련 등이 나타남
  - 불수의적 움직임
  - 손에 무도증 형태(choleiform)의 움직임 발생

답 4)

Explanation

헌팅턴병의 초기 증상

1. 행동, 인지, 감정의 변화

2. 사지의 경련

3. 일상의 일들이 둔해짐

- 글씨체의 변화

4. 운동 장애

1) 서서히 나타남
2) 머리, 목, 팔, 다리 등의 신체에서 경련 등이 나타남
3) 불수의적 움직임
4) 손에 무도증 형태(choleiform)의 움직임이 발생함

5. 인지의 변화

1) 집중력
2) 기억력
3) 계산 능력(calculation)
4) 수행 순서 능력(sequential task performance)
5) 전 단계에 모두 나타남
6) 의사소통 능력(communication)은 주로 말기에 구음 장애(dysarthria)로 나타남

6. 감정의 변화

1) 우울증(depression)이 특징
2) 과민성(irritability)
3) 심리적 불안정(emotional lability)
4) 행동의 문제(behavior disorder)

7. 무도증(chorea)

1) 빠르며, 불수의적(involuntary)이며, 불규칙적(irregular)인 움직임
2) 초기에는 손에만 제한됨
   • HD의 진행에 따라 점점 심각해지며 온몸에서 나타남
3) 불규칙한 움직임
   (1) 스트레스 상황에서 증가함
   (2) 수의적(voluntary motor) 활동 시에는 감소함
4) 10대(teenager)에 발병한 경우
   • 무도증(chorea)보다는 강직(rigidity)이 더 나타남

40

치매환자를 위한 중재방법으로 부적절한 것은?

1) 팔찌를 착용한다
2) 낮 동안 신체적인 활동을 장려한다
3) 간단하게 한 단계씩 지시한다
4) 기억을 자극하는 활동을 제공한다
5) 사람이 많은 곳에 자주 노출시킨다

41

MS 환자인 40대 여성은 냉 조끼(cooling jacket)를 입고 전기 물레를 사용해 도자기를 만들고 있다. 여성이 입고 있는 조끼의 기능으로 타당한 것은?

1) 피로 예방
2) 신체 정렬
3) 부종의 감소
4) 근긴장의 억제
5) 근긴장의 촉진

문제해설

40
• 길을 잃어버린 경우, 신분을 확인할 수 있는 팔찌 착용
• 밤에 잠을 잘 자도록 하기 위하여
• 극단적인 반응을 일으킬 수 있으므로 피하는 것이 좋다.

답 5)

41 MS 환자의 질환 과정에서 발생되는 체온의 증가는 피로의 주요 원인이 된다.

답 1)

42

이 질환은 주로 남성에게 호발하며, 55~74세 사이에 주로 발병한다. 흑색질(substantia nigra)의 신경세포 변성이 특징인 이 질환과 가장 관계 깊은 물질은?

1) 도파민
2) GABA
3) 세르토닌
4) 아세티콜린
5) 뇌하수체 호르몬

43

다음 설명에 대한 파킨슨병의 임상적 단계는?

> 보행은 가능하지만, 운동조절이 매우 감소된 상태

1) 1단계
2) 2단계
3) 3단계
4) 4단계
5) 5단계

44

다음은 파킨슨씨병(PD)의 임상적 증상이다. 해당 단계는?

> • 휠체어 없이 이동이 불가능하다
> • 주로 침대에 누워서 생활을 한다
> • 대부분의 일상생활 활동이 의존적이다

1) 1단계
2) 2단계
3) 3단계
4) 4단계
5) 5단계

문제해설

42 파킨슨 병

- 성인에게 발병하는 가장 일반적인 질환 중 하나가 됨
  - 퇴행성 신경장애
- 10만 명당 10~400명에서 발생함
- 발병률은 연령에 따라 증가되는 경향을 지님
- 평균 55~74세 사이에 발병함
- 남성에게 호발함
- 흑색질(substantia nigra)의 신경세포 변성이 발생됨
  - 흑색질에서 생성되는 도파민의 결핍이 나타남

답 1)

43 해설내용 참조

답 4)

44 해설내용 참조

답 5)

45

보행은 가능하지만 자세가 굽어지고 양측에 운동장애가 나타나기 시작하는 파킨슨씨병의 단계는?

1) 1단계
2) 2단계
3) 3단계
4) 4단계
5) 5단계

문제해설

45 해설내용 참조

답 2)

PD의 단계별 임상적 증상(by Hoehn and Yahr)

Explanation

단계	임상적 증상
1단계	• 편측(unilateral) 손의 휴식 시 진전(resting tremor)이 나타남 • 기능적 손상은 없음 • 글씨쓰기 시 글씨가 매우 작음 - 'micrographia'라고 함 • 빠른 손의 움직임(쥐기와 펴기) 시 약간의 강직(rigidity)이 나타남
2단계	• 증상의 진행이 나타남 • 양측의 운동장애가 나타남 • 보통 초기 진단 후 1~2년의 기간에 해당됨 • 양측으로 강직과 진전이 나타남 • ADL은 아직 독립적임 • 자세는 약간 굽어지기 시작함 - 엉덩관절(hip)과 무릎관절의 굽힘이 동반됨 • 보행은 아직 독립적임
3단계	• 정위반응(righting reactions)과 평형반응(equilibrium reactions)이 느려짐 • 균형감(balance)의 손상이 발생됨 - 서서하는 일을 수행하기 어려움
4단계	• 일상생활의 수행에 현저한 장애가 나타남 • 아직 보행은 가능함 - 운동조절은 매우 감소된 상태임
5단계	• 마지막 단계가 됨 • 휠체어(W/C) 사용 및 침상생활 • 대부분의 자조활동(self-care activity)을 타인에게 의존하게 됨

46

다발성경화증(MS) 환자의 일상생활 활동으로 타당한 것은?

1) 컵은 가능한 무거운 것을 사용한다
2) 청소를 할 때는 옷을 두껍게 입는다
3) 'stocking aid'를 이용해 옷을 입는다
4) 따뜻한 음식을 만들 때는 공기를 차갑게 한다
5) 화장실의 변기는 표준형보다 더 높은 변기를 사용한다

47

헌팅턴병(HD)에서 발생되는 운동장애의 치료를 위한 작업치료로 옳은 것은?

1) 가정 운동 프로그램은 피한다
2) 비대칭적 신체에 대한 관리가 필요하다
3) 가옥 수정(home modification)은 초기부터 실시한다
4) 운동 프로그램과 환자의 일상생활은 분리해야 한다
5) 상체 중심의 신체 유연성과 지구력 프로그램을 시행한다

문제해설

46 MS는 급성염증성 질환이므로 몸에 온도가 올라가지 않도록 환경을 잘 유지해야 한다.

답 4)

47 운동 프로그램

- 가정 운동 프로그램을 제공해줌
- 전체적인 신체의 유연성(flexibility)과 지구력(endurance)을 위한 프로그램
- 운동 프로그램은 환자의 일상생활과 부합해야 함

답 3)

헌팅턴병의 작업치료

Explanation

1. 초기

1) 직업

(1) 직장에 고용되어 있음
(2) 기능적 활동 유지에 중점
(3) 작업 환경 평가
- 일의 지속 여부를 결정

(4) '암시물(reminder)'의 사용
- 초시계, 알람 등을 이용하여 특정 업무를 수행

(5) 환경 수정(environmental modification)
- 조용하며 외부 자극이 감소된 환경 → 직업 수행 시 집중력과 기억력을 도움

2. 심리적 요소

1) **근심**(anxiety), **우울**(depression), **민감함**(irritability)
   (1) 자신이 보균자인 것에 대한 죄책감 → 자녀들이 병에 걸릴 확률에 대한 죄책감
   (2) 30~40대 발병 → 결혼 생활, 양육 등에 대한 책임감
   (3) 아이들에 대한 유전 검사 → 매우 큰 스트레스가 됨

3. 중요한 치료의 일면

1) **인지 능력 및 행동의 변화**
   (1) 직업의 상실의 원인이 될 수 있음
   (2) 수입의 감소의 원인이 될 수 있음
   (3) 가족 내의 문제점이 야기될 수 있음
2) **치료 계획**(intervention plan) **시**
   • 지역사회 지지(community support)에 대한 부분을 반드시 고려해야함

4. 운동의 장애(motor disturbance)

1) **주로 소운동 협응**(fine motor coordination)**에만 제한이 옴**
2) **무도증의 특징**(characteristic)
   • 불안 시 손의 경련(twitching)이 나타남
3) 'modification'**의 제공**
   (1) 가옥 수정(home modification)은 초기에 실시
      ① 변화에 익숙해지기 위해
      ② 양탄자나 작은 깔개 등을 제거함
   (2) 식사 방법과 식사 도구(eating utensil)
      ① built-up handle
      ② 깨지지 않은 그릇(unbreakable dishes)
      ③ shower bench
      ④ 안전 손잡이(safety bar)
      ⑤ 높은 등받이와 팔걸이(arm rest)가 있는 의자
4) **운동 프로그램**
   (1) 가정 운동 프로그램을 제공해줌
   (2) 전체적인 신체의 유연성(flexibility)과 지구력(endurance)을 위한 프로그램
   (3) 운동 프로그램은 환자의 일상생활과 부합해야 함

48

'Alzheimer's disease'에 대한 설명으로 옳은 것은?

1) 가족력은 없다
2) 연령이 높을수록 발병률은 낮다
3) 외상에 의한 뇌손상이 원인이다
4) 척수와 뇌간의 퇴행적 변화이다
5) 전체 치매의 약 2/3 정도를 차지한다

문제해설

48 해설내용 참조

답 5)

알츠하이머병(Alzheimer's disease)

Explanation

1. 발병

1) 전체 치매의(dementia)의 약 2/3 정도를 차지함
2) 연령이 높을수록 발병률도 높음
   (1) 65세 이상 성인 6～8% 정도가 알츠하이머 질환(AD)을 앓고 있음
   (2) 85세 이상 성인 인구의 20～40% 차지함
3) 가족력(family history)
   • 유전 인자와 관련이 있음
4) 기타 원인
   (1) 과거의 뇌 손상(head trauma)
   (2) 낮은 교육 수준(lower educational level)
   (3) 다운 증후군(down's syndrome)
   (4) 여성

2. 병리(Pathology)

1) 중추 신경계(CNS)의 퇴행적 변화
   (1) 대뇌 피질(cerebral cortex)과 히포캄프스(hippocampus)에 발생함
   (2) 폭넓게 퍼지는(diffuse) 손상임
2) 염증 반응(inflammatory process)
   (1) 피질과 림빅(cortical and limbic) 신경의 단백질이 원인이 됨
   (2) 두 신경의 단백질이 비정상적인 과정(abnormal metabolic process)을 통해 교차 결합됨
3) 신경원성 과정(neurogenerative process)
   (1) 세포벽(cell membrane), 효소, DNA, 단백질의 손상임
   (2) 산소에 의한(oxygen-based) 산소 독(free radical)의 과도한 제공으로 인해 발생됨

49

파킨슨 병(Parkinson's disease, PD)에 대한 설명으로 옳은 것은?

1) 원인은 척수 손상이다
2) 가족력과는 연관이 없다
3) 운동기능의 상실은 거의 나타나지 않는다
4) 식습관도 잠재적 위험요소가 된다
5) 남성보다는 여성에게 더 호발하는 경향이 있다

문제해설

49 파킨슨 병(Parkinson's disease, PD)의 개요

- 원인은 명확하지 않음
- 가족력과 연관 있음
- 명확한 유전적 정의는 없음
- 환경적인 요소가 영향을 미침
- 독성 물질이 영향을 미침
- 식습관도 잠재적 위험 요소가 됨

답 4)

파킨슨 병(Parkinson's Disease, PD)의 개요

Explanation

1. 원인은 명확하지 않음
2. 가족력과 연관 있음
3. 명확한 유전적 정의는 없음
4. 환경적인 요소가 영향을 미침
5. 독성 물질이 영향을 미침
6. 식습관도 잠재적 위험 요소가 됨
7. 성인에게 발병하는 가장 일반적인 질병 중 하나(퇴행성 신경 장애)
8. 10만 명당 10~400명
9. 발병률은 연령에 따라 증가됨
10. 평균 55~74세 사이 발병됨
11. 남성에게 호발
12. 흑색질(substantia nigra)의 신경 세포 변성이 생김(여기서 생성되는 도파민의 결핍이 발생함)
13. 느린 진행이 특징임
14. 퇴행적인 운동의 장애가 나타남
15. 55세 이후에 빈번히 발생함
16. 치명적이지는 않지만 기능적 작업 수행에 영향을 줌(다양한 신경학적 구조의 퇴행이 발생함)
17. 점진적인 운동 기능이 상실됨
    1) 발병 후 20~30년 정도 생명 유지가 가능함
    2) 최종에는 특별한 관리가 필요
18. 폐렴
    1) 발생 위험이 높음
    2) 치명적 결과를 초래함

50

파킨슨 환자의 컴퓨터 사용 시 도움이 될 수 있는 가장 적절한 도구는?

1) key guard
2) mouth stick
3) mini key board
4) large key board
5) mobile arm support

문제해설

50 해설내용 참조

답 1)

파킨슨 병(Parkinson's Disease, PD)

Explanation

1. 파킨슨 환자의 임상적 양상

1) 수의적 및 불수의적(voluntary & involuntary) 움직임

(1) 전형적 증상
① 진전(tremor) : 휴식 시 손 떨림이 특징
② 강직(rigidity)
③ 수의적 움직임 손상

(2) 수의적 움직임(voluntary movement)의 손상
① PD 환자에서 가장 흔한 운동 장애
- akinesia : 움직임의 시작이 어려움
- bradykinesia : 움직임이 느림

② 강직(rigidity)
- 근육의 뻣뻣함(stiffness)

③ 휴식시 진전(resting tremor)
- 진전(tremor)은 활동(activity) 수행시 종종 감소됨

2) 보행, 자세, 표정, 감정의 문제

(1) 보행의 손상(deteriorate)
① PD가 진행되면서 손상이 나타남
② 초기에는 정상에 가까운 보행이 가능
③ 시간이 지나면서 보행 속도가 느려지고, 보행 패턴의 손상이 생김
④ '가속 보행(festinating gait)'
⑤ 보행시 팔 흔들기(swing)가 감소됨
⑥ 동결(freezing) 현상

(2) 비정상적 자세(postural abnormalities)

① 목을 앞으로 굽힘하고 있으며 전반적으로 구부러진(scooped) 자세

② 정위 반응(righting reaction)과 평형 반응(equilibrium reaction)의 현저한 감소

2. Key Guard

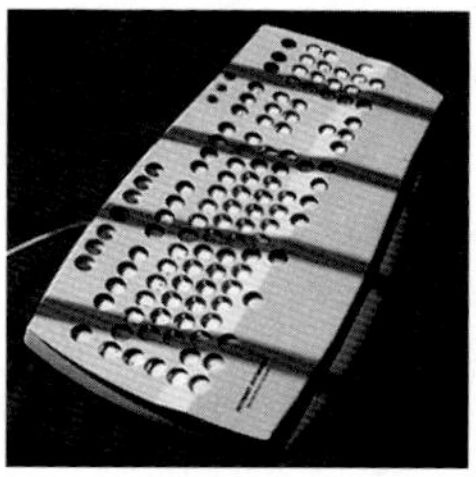

1) 'coordination'의 문제를 해결하는 보조도구
   • 손의 떨림이 심한 장애인들에게 적용함
2) 자판위에 구멍이 난 판을 올려 원하는 키만을 칠 수 있도록 보조함

51

이 질환은 보통 30~45세 사이에 발병하지만, 70세 이상의 노인에게는 거의 찾아볼 수 없다. 초기 불수의적 움직임이 특징인 이 질환은?

1) MS
2) ALS
3) AIDS
4) COPD
5) Huntington's Disease

52

아래팔에 심한 상해를 입은 K씨는 특정 신경의 손상으로 인해 까마귀 손(claw hand)이 나타나고 있다. K씨의 증상과 예상되는 문제로 가장 거리가 먼 것은?

1) 엄지둔덕이 사라진다
2) 자뼈쪽 손바닥의 감각상실이 특징이다
3) 소지의 IP 관절에 강한 굽힘이 나타난다
4) Froment's sign에서 양성반응이 나타난다
5) 약지의 MP 관절에 과도한 폄이 나타난다

문제해설

51 **헌팅턴 병(HD : Huntington's Disease)**
- 다양한 증상이 나타남
- 수의적 및 불수의적 운동의 점진적 장애(progressive disorder)가 특징임
- 인지 및 행동의 장애가 있음

답 5)

52 **헌팅턴 병(HD : Huntington's Disease)**
- Ulnar nerve 손상
  - 'claw hand'의 발생 : 약지와 소지의 MP 관절 과도한 폄(hyper extension)+IP 관절의 더 강한 굽힘
  - 'Froment's sign'양성반응이 나타남
- 감각 상실(sensory loss)
  - 자뼈쪽에 손상이 생길 수 있음(화상 위험)
  - 시각적으로 보호할 것을 교육함

답 1)

53

다음은 ALS(Amyotrophic Lateral Sclerosis)에 대한 설명이다. 틀린 것은?

1) 원인불명의 질환이다
2) 언어장애가 나타난다
3) 안구운동의 장애가 특징이다
4) 사지의 근육약화가 특징이다
5) 중추신경계의 운동세포가 손상된다

문제해설

53 해설내용 참조

답 3)

ALS(Amyotrophic Lateral Sclerosis)

Explanation

1. 정의 및 병리

1) '루게릭(Lou Gehrig)병'으로도 불림
   • 1930년대 이 질병을 앓았던 야구선수의 이름에서 기원됨
2) 임상적으로 근위축, 근력 약화, 섬유속성 연축 등이 나타나는 퇴행성 질환
3) 대뇌 및 척수의 운동 신경원이 선택적으로 파괴됨
   • '운동 신경원 질환'으로도 불림
4) 중추신경계의 운동신경 세포(motor neuron)가 파괴됨
   • 근육들이 운동신경의 자극에 대해 적절한 운동기능을 나타내지 못함
5) 신체에 분포된 감각신경, 자율신경 등은 거의 손상되지 않는 것이 특징임
   • 감각 이상 또는 자율신경 장애는 거의 나타나지 않음
6) 주로 성인에게 발병됨

2. 원인 및 증상

1) **원인**
   • 현재까지 정확한 원인은 밝혀지지 않음
2) **증상**
   (1) 초기 증상
      ① 손, 손가락, 다리 등의 근육들이 약화되고 위축(atrophy)이 발생됨
         • 손과 발의 운동 장애
         • 손발이 붓고 근육 통증이 발생됨

② 언어 장애
- 말하기와 음식물 삼키기가 어려워짐
- 혀와 목 근육의 약화
- 의사소통 장애가 발생됨
  - 혀의 움직임이 마음대로 되지 않음
  - 발음이 불명확함

③ 연하 장애(dysphagia)
- 혀와 목의 근육이 약해지므로 음식물과 침을 삼키기 어려움
- 흡인(aspiration)이 발생됨

(2) 병의 진행에 따른 증상

① 전신의 근력 약화
- 손발에는 위축이 발생되며 걷기와 이동의 어려움이 발생됨
- 전신의 근력이 약해져 자력으로 일어날 수 없게 됨

② 음식물을 삼키거나 말하기가 어려워짐
- 얼굴의 근육이 약화되면서 침을 흘리기도 함
- 튜브를 통해 영양 공급을 하기도 함

③ 호흡의 장애가 발생함
- 호흡근이 약해져 호흡곤란을 일으킴
- 호흡기의 도움을 받아 호흡이 가능해짐

(3) 잘 나타나지 않는 증상

① 안구 운동 장애
- 안구 운동에 필요한 근육이 파괴되지 않기 때문
- 눈꺼풀과 안구의 움직임으로 의사를 표현할 수 있음

② 방광 및 직장의 장애
- 거의 일어나지 않음
- 배설에 필요한 방광 및 직장의 근육은 파괴되지 않음
- 소·대변을 원할 때 도움을 받아 해결함

③ 감각의 장애
- 거의 일어나지 않음
- 시각, 청각, 후각, 미각, 촉각 등의 기능이 유지됨

④ 욕창
- 욕창이 잘 발생하지 않음

⑤ 인지 장애는 잘 발생하지 않음
- 의식과 오감이 마지막 순간까지 정상이며 지능에도 문제가 없음

54

다음의 증상들이 특징인 질환은?

• 운동시작이 어려움	• 보행시 보폭이 작아짐
• 강직이 나타남	• 휴식시 진전이 나타남

1) ALS
2) 근위축증
3) 파킨슨 병
4) 헌팅턴 병
5) 알츠하이머 병

문제해설

54 해설내용 참조

답 3)

파킨슨 병(Parkinson's Disease, PD)

Explanation

1. 임상적 양상

1) 병의 진행

(1) 느린 진행이 특징

(2) 퇴행적인 운동의 장애가 나타남

(3) 55세 이후에 빈번히 발생

(4) 점진적인 운동 기능의 상실

① 발병 후 20~30년 정도 생명 유지가 가능함

② 최종에는 특별한 관리가 필요

(5) 폐렴 : 치명적 결과를 초래함

2) 수의적 및 불수의적(voluntary & involuntary) 움직임

(1) 모두에서 기능 장애 발생

(2) 전형적 증상

① 진전(tremor)

② 강직(rigidity)

③ 수의적 움직임 손상

(3) 수의적 움직임(voluntary movement)의 손상

① PD 환자에서 가장 흔한 운동 장애

② 강직(rigidity)

③ 휴식 시 진전(resting tremor)

- 진전(tremor)은 활동(activity) 수행 시 종종 감소됨

3) 보행, 자세, 표정, 감정의 문제

(1) 보행의 손상(deteriorate)

① PD가 진행되면서 손상이 나타남

② 초기에는 정상에 가까운 보행이 가능

③ 시간이 지나면서 보행 속도가 느려지고, 보행 패턴의 손상이 생김

④ '가속 보행(festinating gait)'

- 보폭(stride)은 감소되고 속도는 증가되는 패턴
- 'shuffling appearance'가 나타남

⑤ 보행 시 팔 흔들기(swing)가 감소됨

⑥ 동결(freezing) 현상

(2) 비정상적 자세(postural abnormalities)

① 목을 앞으로 굽힘하고 있으며 전반적으로 구부러진(scooped) 자세

② 서 있을 때(standing) 나타나는 자세

- 무릎관절(knee)과 엉덩관절(hip)의 굽힘

③ 정위 반응(righting reaction)과 평형 반응(equilibrium reaction)의 현저한 감소

- PD 환자가 자주 넘어지게 됨

(3) 우울증 : 50%의 환자에게서 나타남

(4) 표정

① 얼굴 표정의 감소

② "무표정한 얼굴(masked face)"

③ 얼굴 표정의 감소 단계

④ 얼굴 표정 감소와 움직임 장애로 사회적 교류가 제한됨

4) 인지, 자율 신경계 기능, 구강 기능 등의 문제

(1) 정신적 상태(mental status)

① 보통 초기에는 정상적임(종종 시공간 지각(visual-spatial perception)은 손상됨)

② 상위의 인지 기능(higher order cognitive) 장애가 일반적으로 나타남

③ '이동 집중력(shifting attention)'의 문제가 나타남(다양한 자극이 들어 올 때)

(2) 자율 신경계 이상(autonomic dysfunction)

① 대소변의 문제를 지님(장운동의 감소로 변비 발생)

② 소변의 횟수 감소

③ 기립성 저혈압(orthostatic hypotension)의 발생

④ 발한 및 냉온에 견디는 능력이 비정상적

(3) 음성의 크기 감소

- 속삭이는 것 같은 언어

(4) 연하곤란(sysphasia), 구음 장애(dysarthria)

- chocking, 흡인(aspiration), 폐렴(pneumonia) 등의 위험이 있음

55

파킨슨 환자의 특징으로 가장 타당한 것은?

1) 느린 보행
2) 느린 운동
3) 운동 시 진전
4) 춤추는 듯한 움직임
5) 다양한 얼굴 표정

56

60대 남성의 주치의는 'levodopa'를 처방하였고, 담당 치료사는 남성의 ADL을 위해 다음과 같은 보상을 제공하였다. 이 남성의 문제로 가장 타당한 것은?

- 높은 변기의 사용
- 'built up handle' 제공
- 바닥의 러그(rug) 제거

1) RA
2) MS
3) THR
4) Parkinson's disease
5) Huntington's disease

57

중추신경계 퇴행성 질환을 지닌 65세 남성은 보행 시 보폭이 감소되지만 속도는 증가되는 가속보행을 보이고 있다. 보행 시 팔 흔들기가 현저히 감소되어 있으며, 전반적으로 구부러진 자세를 보이고 있다. 이 남성에게 예상되는 얼굴 표정은?

1) 무표정한 얼굴이다
2) 미소 짓는 얼굴이다
3) 항상 눈물을 흘리고 있다
4) 주름이 깊게 파인 얼굴이다
5) 편측 입이 아래로 쳐진 형태이다

문제해설

55 표정

- 얼굴 표정의 감소
- 무표정한 얼굴(masked face)
- 얼굴 표정의 감소 단계
  - 초기 : 한 측면에만 나타남
  - 병의 진행 : 양쪽 모두에서 나타남
- 얼굴 표정 감소와 움직임 장애로 사회적 교류가 제한됨

답 2)

56 리보도파는 파킨슨 환자의 약물이다. 에너지 보존 및 넘어짐 예방을 위한 보상이 필요하다.

답 4)

57 파킨슨 환자의 자세와 보행이다. 얼굴은 무표정한 것이 특징이다.

답 1)

58

파킨슨 병 환자를 위한 작업치료의 내용으로 가장 거리가 먼 것은?

1) 말기에는 직업평가를 한다
2) 자세를 위해 유연성 운동을 시행한다
3) 지역사회 이동에 대한 접근성에 대해 고려한다
4) 보상전략의 사용은 전형적인 작업치료 접근 중 하나이다
5) 가정 내 도구(household item)의 수정(modification)을 실시한다

문제해설

58 해설내용 참조

답 1)

파킨슨 병(PD)의 작업치료

Explanation

1. 작업치료의 개념

1) 작업치료는 환자의 진행 과정에 따라 다양함
2) PD 환자를 위한 전형적인 작업치료
   (1) 보상 전략(compensatory strategies)의 사용
   (2) 환자 및 가족의 교육
   (3) 환경 및 업무의 변형(modification)
   (4) 지역사회

2. 초기

1) 매일의 운동 프로그램
2) 자세 변화를 위한 유연성 운동(flexibility exercise)
3) 가정 내 도구(household item)의 수정(modification)
4) 기타
   (1) 시간 관리(time management) 테크닉이 필요
   (2) 피로 고려
   (3) 지역사회 자원에 대한 정보 및 지지 단체(support group)에 대한 정보
   (4) 리듬이 있는 자극이 도움이 됨

3. 중기

1) 구강 운동(oral motor) 기능의 감소
2) 지역사회 이동에 대한 접근성에 대한 고려
3) 지역사회 지지(support) 프로그램에 대한 고려

4. 말기

1) 환자는 자조 활동의 수행이 어려움
2) 집안 환경 수정(modification)

59

질병 말기에 말하기와 호흡이 어려운 질환은?

1) 파킨슨병
2) 소아마비
3) 알츠하이머
4) 외상성 뇌손상
5) 근위축성 축삭 경화증

문제해설

59 해설내용 참조

답 5)

Explanation

ALS(Amyotrophic Lateral Sclerosis)

1. 정의 및 병리

1) '루게릭(Lou Gehrig) 병'으로도 불림 : 1930년대 이 질병을 앓았던 야구선수의 이름에서 기원됨
2) 임상적으로 근위축, 근력 약화, 섬유속성연축 등이 나타나는 퇴행성 질환
3) 대뇌 및 척수의 운동 신경원이 선택적으로 파괴됨 : '운동 신경원 질환'으로도 불림
4) 중추 신경계의 운동 신경 세포(motor neuron)의 파괴
   - 근육들이 운동 신경의 자극에 대해 적절한 운동 기능을 나타내지 못함
5) 신체에 분포된 감각 신경, 자율 신경 등은 거의 손상되지 않음
   - 감각 이상 또는 자율 신경 장애는 거의 나타나지 않음
6) 주로 성인에게 발병

2. 원인 및 증상

1) **원인** : 현재까지 정확한 원인은 밝혀지지 않음
2) **증상**
   (1) 초기 증상
      ① 손, 손가락, 다리의 근육이 약화되고 위축(atrophy)이 발생
         - 손과 발의 운동 장애
         - 손발이 붓고 근육에 통증이 발생
      ② 언어 장애
         - 말하기가 어려워지고 음식물을 삼키기가 어려워짐
         - 혀와 목 근육의 약화
         - 커뮤니케이션 장애가 발생
           - 혀의 움직임이 마음대로 되지 않음
           - 발음이 불명확함
      ③ 연하 장애(dysphagia)
         - 혀와 목의 근육이 약해지므로 음식물과 침을 삼키기 어려움

- 흡인(aspiration)이 발생

(2) 병의 진행에 따른 증상

① 전신의 근력 약화
- 손발에 위축 및 걷기와 이동이 어려움
- 전신의 근력이 약해져 자력으로 일어날 수 없게 됨

② 음식물을 삼키거나 말하기가 어려움
- 얼굴의 근육이 약화되면서 침을 흘리기도 함
- 튜브를 통해 영양 공급을 하기도 함

③ 호흡의 장애가 발생함
- 호흡근이 약해져 호흡곤란을 일으킴
- 호흡기의 도움을 받아 호흡함

(3) 잘 나타나지 않는 증상

① 안구 운동 장애
- 안구 운동에 필요한 근육이 파괴되지 않기 때문
- 눈꺼풀과 안구의 움직임으로 의사 표시를 하기도 함

② 방광 및 직장의 장애
- 거의 일어나지 않음
- 배설에 필요한 방광 및 직장의 근육은 파괴되지 않음
- 소·대변을 원할 때 감각이 정상이므로 도움을 받아 해결함

③ 감각의 장애
- 거의 일어나지 않음
- 시각, 청각, 후각, 미각, 촉각 등의 기능이 유지됨

④ 욕창
- 욕창이 잘 발생하지 않음

⑤ 인지 장애가 잘 생기지 않음
- 의식과 오감이 마지막 순간까지 정상이며 지능에 문제가 없음

3) 의학적 치료

(1) 효과적인 약물이 없음

(2) 환자 및 가족

① 병의 진행에 따라 보호할 방법을 결정해야 함

② 가족에게 질환과 관련된 의학적 정보 제공

③ 심리적지지 제공

(3) 보조 도구(assistive device)의 제공

① 휠체어의 사용

② 식사 보조 도구(adaptive eating device)의 사용

③ 튜브 식사

④ 호흡기 등

60

다음 중 일상생활 활동 수행 시 염증의 악화를 방지하기 위해 냉조끼(cooling jacket)를 착용해야 하는 질환은?

1) MS
2) ALS
3) Poliomyelitis
4) Muscular dystrophy
5) Post polio syndrome

문제해설

60 해설내용 참조

답 1)

다발성 경화증(Multiple Sclerosis, MS)

Explanation

1. 발병

1) 중추 신경계의 마이엘린 수초(myelin sheath)를 손상시키는 질환
   (1) 진행성 신경학적 손상이 발생
   (2) 국소적 중추 신경계 손상이 다발적으로 출현됨
2) 20~40세 사이에 주로 발생됨
   • 100,000명 중 60~100명 정도에서 발생
3) 주로 여성에게 호발됨
4) 마이엘린 수초(myelin sheath)의 손상
   (1) 축삭(axon)의 전도 속도에 영향을 미침
   (2) 보통 축삭은 손상 받지 않음
   (3) 손상 시 축삭의 전도 속도를 저하시킴

2. 병리

1) 환경적 요소와 유전적 요소가 결합되어 발병함
2) 면역 시스템과 관련이 있음
   • 30~60%는 감기 또는 바이러스성 질환 후 발병함
3) 마이엘린 수초의 단백질 일부를 바이러스로 잘못 인식하여 공격하는 면역시스템의 문제

3. 임상적 양상

1) 초기
   (1) 감각 이상
   (2) 복시
   (3) 한쪽 눈의 시각 결손

(4) 피로
(5) 정서 불안
(6) 사지의 감각 손실
(7) 삼차 신경통(trigeminal neuralgia)

2) **진행기**(advanced stage)
(1) 하지 및 상지의 마비
(2) 구음 장애(dysarthria)
(3) 심각한 시각 장애
(4) 운동 실조
(5) 강직
(6) 안구진탕
(7) 인지 손상
(8) 우울증
(9) 치매

4. 의학적 관리

1) **치료의 초점**
(1) 염증의 악화 및 방지
(2) 면역 시스템의 반응을 저하시킴

2) **약물 치료**
(1) 증상의 완화 및 관리
(2) 항염증 약물의 사용 : Prednisone, Methylprednisolone
(3) 강직 치료 약물의 사용 : baclorfen, dantrolene, diazepam 등

3) **건절개술**(tenotomy) **시행**
• 심한 구축이 있을 경우에만 시행함

4) **소·대변 관리**
(1) 소변 : 흡수성 패드, 카테터, 약물 등을 이용
(2) 대변 관리 : 변비 방지를 위한 약물, 고섬유성 식품 섭취 등

5) **피로 관리**
(1) 충분한 영양제공
(2) 피로를 사전에 예방함

6) **에너지 보존법 이용**
(1) 규칙적인 운동을 실시함
(2) 스트레스 관리하기

61

다음 중 사망 전까지 눈동자를 이용해 의사소통이 가능하며, 인지 손상이 거의 나타나지 않는 중추신경계 퇴행성 질환은?

1) MD
2) RA
3) ALS
4) Alzheimer disease
5) Parkinson disease

문제해설

61 해설내용 참조

답 3)

ALS(Amyotrophic Lateral Sclerosis)

Explanation

1. 정의 및 병리

1) '루게릭(Lou Gehrig) 병'으로도 불림
   - 1930년대 이 질병을 앓았던 야구선수의 이름에서 기원됨
2) 임상적으로 근위축, 근력 약화, 섬유속성연축 등이 나타나는 퇴행성 질환
3) 대뇌 및 척수의 운동 신경원이 선택적으로 파괴됨
   - '운동 신경원 질환'으로도 불림
4) 중추 신경계의 운동 신경 세포(motor neuron)의 파괴
   - 근육들이 운동 신경의 자극에 대해 적절한 운동 기능을 나타내지 못함
5) 신체에 분포된 감각 신경, 자율 신경 등은 거의 손상되지 않음
   - 감각 이상 또는 자율 신경 장애는 거의 나타나지 않음
6) 주로 성인에게 발병

2. 원인 및 증상

1) **원인**
   - 현재까지 정확한 원인은 밝혀지지 않음
2) **증상**
   (1) 초기 증상
      ① 손, 손가락, 다리의 근육이 약화되고 위축(atrophy)이 발생
         - 손과 발의 운동 장애
         - 손발이 붓고 근육에 통증이 발생
      ② 언어 장애
         - 말하기가 어려워지고 음식물을 삼키기가 어려워짐
         - 혀와 목 근육의 약화

- 커뮤니케이션 장애가 발생
  - 혀의 움직임이 마음대로 되지 않음
  - 발음이 불명확함

③ 연하 장애(dysphagia)

- 혀와 목의 근육이 약해지므로 음식물과 침을 삼키기 어려움
- 흡인(aspiration)이 발생

(2) 병의 진행에 따른 증상

① 전신의 근력 약화

- 손발에 위축 및 걷기와 이동이 어려움
- 전신의 근력이 약해져 자력으로 일어날 수 없게 됨

② 음식물을 삼키거나 말하기가 어려움

- 얼굴의 근육이 약화되면서 침을 흘리기도 함
- 튜브를 통해 영양 공급을 하기도 함

③ 호흡의 장애가 발생함

- 호흡근이 약해져 호흡곤란을 일으킴
- 호흡기의 도움을 받아 호흡함

(3) 잘 나타나지 않는 증상

① 안구 운동 장애

- 안구 운동에 필요한 근육이 파괴되지 않기 때문
- 눈꺼풀과 안구의 움직임으로 의사 표시를 하기도 함

② 방광 및 직장의 장애

- 거의 일어나지 않음
- 배설에 필요한 방광 및 직장의 근육은 파괴되지 않음
- 소·대변을 원할 때 감각이 정상이므로 도움을 받아 해결함

③ 감각의 장애

- 거의 일어나지 않음
- 시각, 청각, 후각, 미각, 촉각 등의 기능이 유지됨

④ 욕창

- 욕창이 잘 발생하지 않음

⑤ 인지 장애가 잘 생기지 않음

- 의식과 오감이 마지막 순간까지 정상이며 지능에 문제가 없음

62

MS(multiple sclerosis) 환자인 40대 여성에게 수공예를 적용하고자 한다. 이 여성의 작업 환경으로 바르지 못한 것은?

1) 통증을 피하기 위해 선 자세를 추천한다
2) 피로를 피하기 위해 다양한 휴식을 추천한다
3) 체온 상승을 피하기 위해 냉 재킷을 추천한다
4) 물건을 옮길 때는 탁자의 윗면을 이용해 밀도록 한다
5) 주방에서 바퀴가 달린 카트를 이용해 물건 옮기기 방식을 추천한다

문제해설

62 MS 환자는 피로가 위험 요소가 되므로 가능한 선 자세보다는 앉은 자세를 추천한다.

답 1)

63

초기 알츠하이머 환자에게 적용하는 보조도구로 가장 타당한 것은?

1) 동화책
2) 휠체어
3) U-cuff
4) 메모 노트
5) 의사소통 보조도구

63 해설내용 참조

답 4)

인지 보상 방법

Explanation

1. 인지 및 지각 손상에 대한 보상 방법

1) 스케줄 노트, 메모리 노트
2) 월 예산 차트 사용
3) 지도 사용
4) 독서 : 페이지 한 쪽에 색이 있는 경계(colored border)
5) 색의 대조를 이용 : 밝은 색과 어두운 색을 이용한 TV 리모컨
6) 크기를 이용한 보상 방법 : 시계의 큰 글자, 큰 전화 버튼 등
7) 주방의 서랍들에 식기들을 분류하여 정돈함 : 색상별로, 특성별로 찾기 쉽게 분류
8) 글자, 단어, 그림 등이 있는 차트(chart)를 이용하여 원하는 것을 표현함
   (1) 식사, 용변, 약물 등의 요구를 표현함
   (2) 그림 또는 단어를 통해 순서에 따라 옷 입기 수행(시각적인 도움)
9) 물건의 배치 : 늘 두던 자리에 둠

2. Alzheimer's Disease

1) 발병

(1) 전체 치매의(dementia)의 약 2/3 정도를 차지함

(2) 연령이 높을수록 발병률도 높음

(3) 가족력(family history)

(4) 기타 원인

① 과거의 뇌 손상(head trauma)

② 낮은 교육 수준(lower educational level)

③ 다운 증후군(Down's syndrome)

④ 여성

2) 주요 증상

(1) 실행증(apraxia)

(2) 실어증(aphagia)

(3) 실인증(agnosia)

(4) 기억력 손상

3) 작업치료

(1) 초기

• 대부분 가족, 친구들과 같이 생활함

(2) 병의 진행

① 시간이 지날수록 보다 구조화된 환경이 필요함

② 시간이 지날수록 보다 많은 감독을 요구함

(3) 효과적인 작업치료

① 개인의 작업 변화에 관심을 가짐

② 치료 시 우선 사항

• 잔존한 능력의 유지

• 환경에 적응(adaptation)

• 줄어드는 기능에 대한 보상(compensation)

(4) 마지막 단계

① 행동의 문제 발생

② 가족과 보호자와의 협력

③ 문제에 대처하기 위한 효과적인 전략이 필요함

④ 전문가들과의 상담, 교육, 지지 등

64

실행증 환자와 파킨슨 환자가 가장 수행하기 어려운 PNF테크닉은?

1) slow reversal
2) contract-relax
3) rhythmic rotation
4) rhythmic initiation
5) repeated contraction

문제해설

64 실행증

시작과 종료의 어려움

PD

- 시작과 조절의 어려움
- 강직이 나타남

답 4)

실행증

Explanation

1. 실행증(apraxia)

1) **목적 있는 운동을 계획하고 수행하는 능력의 손실**

(1) 운동(motor), 감각(sensory), 협응력(coordination) 등의 손상 없음

(2) 정상적인 이해력을 가짐

2. 파킨슨 병(PD : Parkinson's Disease)의 움직임

1) **전형적 증상**

(1) 진전(tremor)

(2) 강직(rigidity)

(3) 수의적 움직임 손상

2) **수의적 움직임(voluntary movement)의 손상**

(1) PD 환자에서 가장 흔한 운동 장애

① akinesia : 움직임의 시작이 어려움

② bradykinesia : 움직임의 느림

(2) 강직(rigidity)

- 근육의 뻣뻣함(stiffness)

(3) 후식 시 진전(resting tremor)

- 진전(tremor)은 활동(activity) 수행 시 종종 감소됨

3) **보행의 손상**(deteriorate)

(1) 시간이 지나면서 보행 속도가 느려지고, 보행 패턴의 손상이 생김

(2) '가속 보행(festinating gait)'

(3) 보행 시 팔 흔들기(swing)가 감소됨

(4) 동결(freezing) 현상

① 움직임의 시작, 유지, 패턴 변화 등을 시도할 때 나타남

② 방향 전환 시, 좁은 복도 또는 계단을 지날 때 나타남

③ 칫솔질, 글씨쓰기, 말하기 등의 시도에도 나타남

65

MS(multiple sclerosis)의 임상적 양상으로 가장 거리가 먼 것은?

1) 강직
2) 편마비
3) 안구진탕
4) 심각한 시각장애
5) 하지 및 상지의 마비

문제해설

65 해설내용 참조

답 2)

다발성 경화증(Multiple Sclerosis, MS)의 임상적 양상

Explanation

1. 초기

1) 감각 이상
2) 복시
3) 한쪽 눈의 시각 결손
4) 피로
5) 정서 불안
6) 사지의 감각 손실
7) 삼차 신경통(trigeminal neuralgia)

2. 진행기(advanced stage)

1) 하지 및 상지의 마비
2) 구음 장애(dysarthria)
3) 심각한 시각 장애
4) 운동 실조
5) 강직
6) 안구진탕
7) 인지 손상 : 30∼70%에서 나타남
8) 우울증
9) 치매 : 5% 미만에서 나타남

66

다음 보기의 내용들과 가장 관계 깊은 중추신경계 퇴행성 질환은?

- 구음장애는 있지만 실어증은 없다
- 운동의 장애는 있지만 감각의 장애는 없다

1) poliomyelitis
2) Parkinson's Disease
3) MS(Multiple sclerosis)
4) Guillain-Barre Syndrome
5) ALS(Amyotrophic Lateral Sclerosis)

67

다음 중 헌팅톤병(HD)에 대한 설명으로 옳은 것은?

1) Putamen이 가장먼저 손상된다
2) 헌팅톤 평가척도로는 UHDRS가 있다
3) 5번 염색체 돌연변이로 인해 발생한다
4) 청소년기에 발생하는 HD는 이완성을 띈다
5) 팔자걸음 패턴을 보이며 울퉁불퉁한 길을 더 잘 걷는다

68

다음 보기가 설명하는 질환은?

가. 신경학적 손상 구조물은 줄무늬체이다
나. 수의적 움직임에 점진적인 장애가 나타난다
다. 유전 확률은 50%이며, 4번 염색체 돌연변이가 원인이다

1) 폴리오
2) 헌팅톤 병
3) 루게릭 병
4) 파킨슨 병
5) 길랑바렐 증후군

문제해설

66 루게릭 병(ALS)

- 초기 증상
  - 손, 손가락, 다리의 근육이 약화되고 위축(atrophy)이 발생
  - 언어장애, 연하장애(dysphagia)
- 병의 진행에 따른 증상
  - 전신의 근력 약화
  - 음식물을 삼키거나 말하기가 어려움
  - 호흡의 장애가 발생함
- 잘 나타나지 않는 증상
  - 안구운동 장애
  - 방광 및 직장의 장애
  - 감각의 장애
  - 욕창
  - 인지 장애

답 5)

67 HD는 caudate의 손상이 일어난 후 putamen이 손상된다. 4번 염색체 돌연변이로 인해 발생한다. 청소년기에 발생하는 HD는 강직성을 띈다. 팔자걸음 패턴을 보이며 울퉁불퉁한 길을 걷기 힘들다.

답 2)

68 헌팅톤병

- 헌팅톤 병은 10만 명 중 5명~10명 정도 병에 걸린다.
- 신경학적 구조 손상은 줄무늬체의 손상이며 임상적 특성으로는 수의적 움직임에 점진적인 장애를 특징으로 한다.
- 부모가 보균자일 경우
  - 유전될 확률은 50%로 우성유전의 형태를 지닌다.
  - 4번 염색체의 돌연변이로 인해 발병한다.

답 2)

69

헌틴턴병(Huntington's Disease)에 대한 설명으로 옳은 것은?

1) 3번 염색체 문제이다
2) 꼬리핵의 손상은 나타나지 않는다
3) 인지와 감정기능의 변화는 나타나지 않는다
4) 꼬리핵의 손상은 조가비핵의 위축보다 먼저 일어난다
5) 조가비핵의 위축이 꼬리핵의 손상보다 먼저 일어난다

70

4번 염색체의 돌연변이가 원인이며 자녀에게 유전된다. 주로 삼킴에 의한 폐렴으로 사망하게 되는 질환은?

1) 파킨슨병
2) 헌팅턴병
3) 근이영양증
4) 알츠하이머
5) 다발성경화증

문제해설

69 헌팅턴병(Huntington's Disease)

- 꼬리핵의 손상은 심하게 발생되며, 조가비핵의 위축보다 꼬리핵의 손상이 먼저 나타난다.
- 꼬리핵은 대뇌피질과 관련되어 있어서 인지력 및 감정기능과 관련이 있다.
- 4번 염색체와 연관되어 나타난다.

답 4)

70 해설내용 참조

답 2)

헌팅턴병

Explanation

발병	• 신경계에 영향을 미치는 유전성 뇌질환 • 보통 발병 후 15~25년 이내 신체적, 정신적으로 무능력 상태에 이르는 퇴행성 질환 – 결과적으로 사망에 이름 • 부모가 보균자일 경우 – 유전될 확률은 50%로 우성유전의 형태를 지님 – 4번 염색체의 돌연변이로 인해 발병
병리	• 1872년 George Huntington이라는 학자의 이름에서 유래한 병명임 • HD를 유발하는 유전자는 4번 염색체 상에 존재함 • 줄무늬체(Corpus striatum)의 손상 – 퇴행(degeneration)은 신경전달물질인인 GABA의 감소에 의해 발생됨 • 꼬리핵(Caudate nucleus)의 손상 – 인지와 감정 기능에 관여함

71

파킨슨병을 앓고 있는 60대 남성은 보행이 가능하지만 일상생활 수행에 있어 현저한 장애가 나타나고 운동조절이 매우 어렵다. 병의 진행 단계(Hoehn and Yahr)는?

1) 1단계
2) 2단계
3) 3단계
4) 4단계
5) 5단계

72

다음과 같은 증상이 나타나는 파킨슨병의 단계는?

> • 자세가 약간 굽어지기 시작한다.
> • 양측으로 강직과 진전이 나타난다.
> • 초기 진단 후 1~2년의 기간에 해당한다.

1) 1단계
2) 2단계
3) 3단계
4) 4단계
5) 5단계

문제해설

71 해설내용 참조

답 4)

72 해설내용 참조

답 2)

PD의 단계별 증상(by Hoehn and Yahr)

Explanation

단계	임상적 증상
1단계	• 편측(unilateral) 손의 휴식 시 진전(resting tremor)이 나타남 • 기능적 손상은 없음 • 글씨쓰기 시 글씨가 매우 작음 - 'micrographia'라고 함 • 빠른 손의 움직임(쥐기와 펴기) 시 약간의 강직(rigidity)이 나타남
2단계	• 증상의 진행이 나타남 • 양측의 운동장애가 나타남 • 보통 초기 진단 후 1~2년의 기간에 해당됨 • 양측으로 강직과 진전이 나타남 • ADL은 아직 독립적임 • 자세는 약간 굽어지기 시작함 - 엉덩관절(hip)과 무릎관절의 굽힘이 동반됨 • 보행은 아직 독립적임

단계	임상적 증상
3단계	• 정위반응(righting reactions)과 평형반응(equilibrium reactions)이 느려짐 • 균형감(balance)의 손상이 발생됨 – 서서하는 일을 수행하기 어려움
4단계	• 일상생활의 수행에 현저한 장애가 나타남 • 아직 보행은 가능함 – 운동조절은 매우 감소된 상태임
5단계	• 마지막 단계가 됨 • 휠체어(W/C) 사용 및 침상생활 • 대부분의 자조활동(self-care activity)을 타인에게 의존하게 됨

73

알츠하이머병 1단계를 설명한 것은?

1) 계산불능 증상이 나타난다
2) 장기회상에 있어 경도의 장애가 나타난다
3) 개념운동 실행증(Ideomotor apraxia)이 나타난다
4) 사지에 강직과 전반적으로 굽은 자세가 나타난다
5) 소대변 조절의 어려움으로 요실금이나 변실금이 나타난다

74

다음 보기는 근육위축가쪽경화증(Amyotrophic Lateral Sclerosis) 몇 단계에 대한 것인가?

> • 어깨통증을 나타내고 손에 때때로 부종을 보이는 Hang-ing-arm 증후군이 나타난다
> • 휠체어에 의존하는 생활을 하며, 심한 하지의 약화가 나타난다

1) 2단계
2) 3단계
3) 4단계
4) 5단계
5) 6단계

문제해설

73 1단계 : 1~3년

- 기억 : 새로운 학습의 장애, 장기회상에 있어서의 경도장애
- 시공간기술 : Topographic disorientation, poor complex constructions
- 언어 : Poor word list generation, anomia
- 인격 : 무관심, 간간이 과민성
- 정신과적 증상 : 슬픔, 때때로 망상
- 운동기능 : 정상
- 뇌파 : 정상
- CT/MRI : 정상
- PET/SPECT : Bilateral posterior parietal hypometabolism / hypoperfusion

답 2)

74 **근육위축가쪽경화증(Amyotrophic Lateral Sclerosis) 4단계**

- 어깨 통증과 어깨통증을 나타내는 손에 때때로 부종을 보이는 Hang-ing-arm 증후군이 나타난다.
- 휠체어에 의존하는 생활을 하며 심한 하지의 약화가 나타난다.
- ADL을 수행할 수 있으나 쉽게 피로를 느낀다.

근육위축가쪽경화증(Amyotrophic Lateral Sclerosis) 6단계

- 휠체어 생활 / 침대에 누워있는 생활을 하고 ADL을 완전 의존을 받는다.
- 중재 : 모든 관절이 수동관절운동을 지속적으로 실시해주며 마사지와 함께 감각자극을 주고 피부를 관리해야 한다.

답 3)

75

근육위축성가쪽경화증(ALS) 환자 삼킴 시 자세변화로 보상적 방법으로 옳은 것은?

1) 옆으로 눕기
2) 똑바로 앉기
3) 고개 뒤로 젖히기
4) 건측으로 기울이기
5) 약한 쪽으로 고개 돌리기

76

근육위축성가쪽경화증(ALS)의 좋은 예후에 해당하는 것은?

1) 남성일 경우
2) 여성일 경우
3) 노인일 경우
4) 숨뇌형 증상이 있을 경우
5) 상·하위 운동신경원이 모두 침범될 경우

77

다발성 경화증(Multiple Sclerosis) 초기에 나타나는 임상적 특징으로 옳은 것은?

1) 복시증 / 반맹증
2) 이상감각 / 복시증
3) 이상감각 / 반맹증
4) 복시증 / 근육 위축
5) 근육 위축 / 이상감각

78

다음 보기가 설명하는 중추신경계 퇴행성 질환은?

- CNS의 말이집의 수초를 손상시킨다
- 주로 남성보다 여성에게 자주 발생된다

1) MS
2) MD
3) 루게릭 병
4) 파킨슨 병
5) 알츠하이머 병

문제해설

75 구강 운동과 혀 기능 제한 환자들에게 많이 사용되는 기법으로 ALS의 경우 구강운동에 많은 제약을 받기 때문에 고개를 뒤로 젖혀서 중력을 이용하여 삼킴을 보상한다.

답 3)

76 좋은 예후

- 젊을 경우
- 여성인 경우
- 초기발병부위가 척수인 경우
- 상·하위운동신경원 중 하나만 감염된 경우

답 2)

77 다발성 경화증(Multiple Sclerosis)의 초기 임상적 특징

- 이상감각과 복시증 또는 한쪽 눈의 시력손실, 피로, 감정이상, 사지의 감각손실 등이 있음
- 진행된 단계에서 마비상태를 가질 수 있으며 조음장애, 삼킴장애도 가질 수 있다.

답 2)

78 다발성 경화증(Multiple Sclerosis)

- 다발성 경화증(MS)의 경우 진행성 신경질환으로 CNS의 말이집의 수초화로 인하여 발생된다.
- 질병이 가장 높게 발생한 경우는 북유럽의 선조인 카프카스인들이고, 주로 남성보다 여성에게 많이 발생된다.
- 원인은 정확하게 밝혀지지 않고 환경과 유전적인 요소의 결합으로 추정이 된다.
- 임상적 특징은 이상감각과 복시증이다.

답 1)

79

Hoehn과 Yahr scale에 관한 설명으로 옳은 것은?

1) 1단계 : 기능적으로 문제가 없고 최소한의 장애도 없는 상태이다
2) 2단계 : 편측에서 증상이 나타나기 시작한다
3) 2단계 : 균형 손상이 나타나기 시작한다
4) 4단계 : 손의 민첩성과 조작능력도 함께 감소하여 기능장애가 증가된다
5) 5단계 : 걷기는 가능하지만 자세가 불안정하다

80

파킨슨병(Parkinson's Disease)의 전형적인 증상으로만 구성된 것은?

1) 강직 / 운동 완만증 / 수의적 떨림
2) 휴식 시 떨림 / 강직 / 운동 완만증
3) 휴식 시 떨림 / 경직 / 운동 완만증
4) 경직 / 수의적 떨림 / 발을 끄는 보행
5) 휴식시 떨림 / 강직 / 발을 끄는 보행

81

파킨슨병(Parkinson's Disease)의 임상적 특징으로 옳은 것은?

1) 경직이 나타나며 발을 끄는 보행이 특징이다
2) 수의적과 불수의적 운동기능 장애는 나타나지 않는다
3) 빠르게 진행하며 퇴행성 운동장애를 보이는 것이 특징이다
4) 느리게 진행하며 퇴행성 운동장애를 보이는 것이 특징이다
5) 발을 끄는 보행과 물체를 잡으려 할 때 떨림이 심하게 발생한다

문제해설

79 1) 1단계 : 기능적으로 문제는 없지만 최소한의 장애가 나타난다.
2) 2단계 : 양측에서 증상이 나타난다.
3) 2단계 : 균형손상이 나타나지 않는다.
5) 5단계 : 침대와 휠체어에 의존한다.

답 4)

80
- 파킨슨병과 관련된 전형적인 증상 3가지는 떨림(휴식 시), 강직, 운동완만증이다.
- 수의적 떨림은 소뇌손상과 관련이 있다.
- 발을 끄는 보행의 경우 전형적인 증상에는 포함되지 않는다.

답 2)

81 **파킨슨병(Parkinson's Disease)의 임상적 특징**
- 느리게 진행하며 퇴행성 운동장애를 보이는 것이 특징이다.
- 수의적과 불수의적 운동기능 장애를 나타나는 것이 특징이다.
- 경직이 아닌 강직이 발생하며, 운동못함증, 운동완만증 증상이 나타난다.
- 발을 끄는 보행은 나타나지만 물체를 잡으려 할 때 나타나는 수의적인 떨림은 발생하지 않는다.

답 4)

82

초기 파킨슨 환자의 작업치료로 옳지 않은 것은?

1) 자세 유연성 운동을 실시한다
2) 이완기술 및 호흡조절을 사용한다
3) 관절가동범위 증진 프로그램을 실시한다
4) 운동은 매회 1~2시간, 주 2회가 적당하다
5) 진전을 감소시키는 도구의 선택이 필요하다

문제해설

82 파킨슨 초기 환자의 치료프로그램

- 매일의 운동 프로그램
  - ROM 운동이 포함
  - 5~10분 정도의 매일 짧은 운동 프로그램 수행
    - 긴 시간의 주 3회 프로그램 보다 선호됨

답 4)

파킨슨 초기 환자의 치료프로그램

Explanation

1. 매일의 운동 프로그램

1) ROM 운동이 포함
2) 5~10분 정도의 매일 짧은 운동 프로그램을 수행함
   - 긴 시간의 주 3회 프로그램보다 선호됨

2. 자세 변화를 위한 유연성 운동(flexibility exercise)

1) 이 시기는 굽은 자세로의 변화가 일반적임
2) 이완(relaxation) 테크닉과 호흡 조절을 교육함

3. 가정 내 도구(household item)의 수정(modification)

1) 진전(tremor)을 감소시키기 위해
2) 'built up handle'
   - 식사, 글씨 쓰기 등에 사용
3) 옷 잠그기(fastener)의 변형
4) 신기 쉬운 신발(slip on shoe)
5) 벨크로(velcro) 의복
6) 바닥의 깔개(rug) 제거 및 가구 재배치
7) 의자는 팔걸이가 있는 의자 사용
8) 화장실의 손잡이, 높은 변기의 사용

4. 기타

1) 시간 관리(time management) 테크닉이 필요함

2) 피로
   • 낮 동안 쉬는 시간을 수시로 제공함
3) 지역사회 자원에 대한 정보 및 지지 단체(support group)에 대한 정보
   • 환자 및 가족에게 정보를 제공함
4) 리듬이 있는 자극이 도움이 됨
   (1) 청각적 자극은 보행에 상당한 도움이 됨
   (2) 댄스 : 보행 패턴을 향상시킴
5) 'rocking motion' : 의자에 앉은 상태에서 앞뒤로 흔들기

83

보기에서 설명하는 근육위축가쪽경화증(Amyotrophic Lateral Sclerosis) 단계는?

> 독립적인 ADL 수행능력이 감소한다
> • 계단 오르기가 어렵고, 팔 올리기가 어렵다. 옷의 단추 끼우기가 어렵다
> • 신체에 신체 부분적으로 선택적으로 약화가 온다

1) 1단계　2) 2단계
3) 3단계　4) 4단계
5) 5단계

문제해설

83 근육위축가쪽경화증(Amyotrophic Lateral Sclerosis) 2단계
- 보통의 약화가 오며 신체에 선택적인 부분적으로 약화가 온다.
- 독립적인 ADL 수행능력이 감소됨
  예) 계단 오르기 어려움, 팔 올리기 어려움, 옷의 단추 끼우기가 어려움

답 2)

84

다음 설명하는 증상이 특징인 질환은?

> • 주의집중과 시공간능력 저하가 두드러지게 나타난다
> • 떨림, 스텝핑 걸음, 자세문제, 움직임 장애 환각의 증상을 보인다

1) 파킨슨 병　2) 루이체 치매
3) 전측두엽치매　4) 다발성 경화증
5) 알츠하이머 치매

84 루이체 치매
- 루이체 물질이 초기 피질에 쌓여 인지장애를 발생시킴
- 주의집중과 시공간능력 저하가 두드러지게 나타나며 떨림, 스텝핑걸음, 자세문제, 움직임 장애, 환각의 증세를 보임
- 파킨슨과 유사하여 과거 1년 이내 파킨슨 병력 없는 경우만 진단함

답 2)

85

PD(parkinson disease) 환자에게 "의자에서 일어나 A지점까지 오세요."라고 지시했을 때 예측되는 현상과 가장 거리가 먼 것은?

1) 발을 쉽게 뗄 수 없다
2) 허리를 구부리고 큰 보폭으로 걷는다
3) 환자는 의자에서 쉽게 일어설 수 없다
4) 걸음을 멈추지 못하고 A 지점을 통과한다
5) 걷는 동안 팔 흔들기의 감소를 관찰할 수 있다

문제해설

85 PD(parkinson disease) 환자의 보행, 자세, 표정, 감정의 문제

- 보행의 손상(deteriorate)
  - PD가 진행되면서 손상이 나타남
  - 초기에는 정상에 가까운 보행이 가능
  - 시간이 지나면서 보행 속도가 느려지고, 보행 패턴의 손상이 생김
  - '가속 보행(festinating gait)'
    - PD의 전형적인 보행 형태
    - 보폭(stride)은 감소되고 속도는 증가되는 패턴
    - 'shuffling appearance'가 나타남
  - 보행 시 팔 흔들기(swing)가 감소됨

답 2)

Explanation PD(Parkinson disease) 환자의 보행, 자세, 표정, 감정의 문제

1. 보행의 손상(deteriorate)

1) PD가 진행되면서 손상이 나타남
2) 초기에는 정상에 가까운 보행이 가능함
3) 시간이 지나면서 보행 속도가 느려지고, 보행 패턴의 손상이 생김
   (1) '가속 보행(festinating gait)'
   (2) PD의 전형적인 보행 형태
   (3) 보폭(stride)은 감소되고 속도는 증가되는 패턴
   (4) 'shuffling appearance'가 나타남
4) 보행 시 팔 흔들기(swing)가 감소됨
5) 동결(freezing) 현상이 나타남
   (1) 움직임의 시작, 유지, 패턴 변화 등을 시도할 때 나타남
   (2) 방향 전환 시, 좁은 복도 또는 계단을 지날 때 나타남
   (3) 칫솔질, 글씨 쓰기, 말하기 등의 시도에도 나타남

2. 비정상적 자세(postural abnormalities)

1) 목을 앞으로 굽힘하고 있으며 전반적으로 구부러진(scooped) 자세
2) 서 있을 때(standing) 나타나는 자세
   - 무릎관절(knee)과 엉덩관절(hip)의 굽힘
3) 정위 반응(righting reaction)과 평형 반응(equilibrium reaction)의 현저한 감소
   - 환자가 자주 넘어지게 됨

3. 우울증

- 50%의 환자에게서 나타남

4. 표정

1) 얼굴 표정의 감소
2) "무표정한 얼굴(masked face)"
3) 얼굴 표정의 감소 단계
   (1) 초기 : 한 측면에만 나타남
   (2) 병의 진행 : 양쪽 모두에서 나타남
4) 얼굴 표정 감소와 움직임 장애로 사회적 교류가 제한됨

86

우리 몸의 항체가 신경전달물질인 아세티콜린(Ach) 수용체를 공격하는 질환은?

1) 알츠하이머
2) 헌팅턴무도병
3) 다발성경화증
4) 중증근무력증
5) 근위축성 축삭경화증

87

파킨슨병을 지닌 노인의 전형적인 걸음걸이로 옳은 것은?

1) 보폭이 넓어진다
2) 보폭이 좁아진다
3) 보폭 횟수가 감소된다
4) 보폭의 속도가 느려진다
5) 보폭은 증가되고 속도는 빨라진다

문제해설

86 중증근무력증(Myasthenia gravis)

- 정의
  - 신경과 근육의 시냅스(nerve muscle synapse) 또는 연결부(neuromuscular junction)에서 화학적 전달과정에 문제가 발생하는 질환 : 자가면역계 질환, 항체가 전달물질인 아세티콜린(Ach) 수용체를 공격하는 질환
  - 발병 : 모든 나이에 발병함, 주로 젊은 여성과 나이든 남성에게 호발함
- 증상
  - 골격근의 약화(weakness)
  - 흉선의 비대(large thymus gland) : 흉선에 종양이 발생하기도 함
  - 수의근(voluntary muscle)의 피로로 인해 발생되는 증상 : 복시(double vision), 눈꺼풀의 처짐(drooping), 언어장애, 연하곤란, 호흡장애

답 4)

87 파킨슨씨병 환자의 보행

- 보행의 손상(deteriorate)
  - PD가 진행되면서 손상이 나타남
  - 초기에는 정상에 가까운 보행이 가능
  - 시간이 지나면서 보행 속도가 느려지고, 보행 패턴의 손상이 생김
  - '가속 보행(festinating gait)'
    - PD의 전형적인 보행 형태
    - 보폭(stride)은 감소되고 속도는 증가되는 패턴
    - 'shuffling appearance'가 나타남

답 2)

88

다음 보기의 중재법이 가장 필요한 대상은?

> 가. 말을 할 때에 크고 명료한 목소리로 한다
> "일상 대화시에 소리 낼 수 있는 가장 큰 소리로 말씀하세요."
> 나. "아"(모음) 소리를 낼 수 있는 최대한의 소리로 크고 길게 유지한다
> 다. "아" 소리를 점차 높여서 가장 높은 소리를 지속적으로 유지한다

1) 헌팅톤병
2) 알츠하이머
3) 다운증후군
4) 파킨슨씨병
5) 다발성경화증

89

근육위축가쪽경화증(Amyotrophic Lateral Sclerosis)의 임상적 증상으로 거리가 먼 것은?

1) 빠르게 진행되는 질환이다
2) 호흡곤란으로 사망하는 경우가 많다
3) 전형적으로 팔 다리 또는 숨뇌의 약화가 시작된다
4) 웃음과 울음을 조절하지 못하는 감정의 변화가 나타난다
5) 초기 증상은 대개 다리에서의 근 약화와 감각변화가 나타난다

90

근이양증(MD)의 특징으로 옳은 것은?

1) Limb-girdle은 여성만 영향을 받는다
2) Becker형은 청소년기까지만 생존한다
3) Duchenne, Becker형은 여아에게만 발생된다
4) 내분비장애, 대머리, 백내장은 Myotonic형에서 나타난다
5) Myotonic형은 먼 쪽보다는 몸 쪽의 사지와 머리 근육에 증상이 나타난다

문제해설

88 리실버만의 성대치료로 발성을 하는 동안 최대한으로 호흡을 하도록 훈련시키는 프로그램이다. 파킨슨씨병으로 인해 조음장애가 동반된 환자를 대상으로 언어적 명료함을 훈련하기 위해 개발되었다.

답 4)

89 **근육위축가쪽경화증(Amyotrophic Lateral Sclerosis)**

- 전형적으로 팔, 다리 또는 숨뇌에 약화가 시작되며 환자는 감정의 변화를 조절하지 못한다.
- 진행될수록 근육위축, 체중저하, 경직근 경련 등이 나타난다.
- 삼키기, 호흡 동작에 점차적으로 어려움을 보이며 호흡곤란으로 사망하는 경우가 많다.
- 눈의 기능, 인지, 대소변기능, 감각기능에는 영향을 주지 않는다.

5) 길랭–바레증후군에 대한 설명이다.

답 5)

90 Limb-girdle은 남녀 모두 영향을 받는다. Becker형은 중년까지 생존한다. Duchenne, Becker형은 남아에게만 발생된다. 내분비장애, 대머리, 백내장은 Myotonic형에서 나타난다.

답 4)

91

다음 중 루게릭(Lou Gehrig) 병을 의미하는 것은?

1) Poliomyelitis
2) Postpolio Syndrome
3) Guillain-Barre Syndrome
4) Parkinson's disease
5) ALS(amyotrophic lateral sclerosis)

92

파킨슨씨 병의 증상과 거리가 먼 것은?

1) 강직이 나타남
2) 글씨가 작아짐
3) 운동시작이 어려움
4) 활동 시 진전이 나타남
5) 보행 시 보폭이 작아짐

93

파킨슨병에 대한 설명으로 옳은 것은?

1) 원인은 기저핵(basalganglia) 손상이다
2) 더위와 추위에 대한 비정상적인 내성을 가진다
3) Hoehn과 Yahr은 이 질환을 4단계로 구분하였다
4) on-off 현상에서 on 상태는 증상이 나타날 때이다
5) 전형적 증상으로는 intention tremor, 강직, 느린 운동 등이 대표적이다

문제해설

91 ALS(amyotrophic lateral sclerosis) 정의 및 병리

- '루게릭(Lou Gehrig)병'으로도 불려짐(프랑스에서는 Charcot's disease) : 1930년대 이 질병을 앓았던 야구선수의 이름에서 기원함
- 임상적으로 근위축, 근력약화, 섬유속성 연축(spasm) 등이 나타나는 퇴행성 질환
- 대뇌 및 척수의 운동 신경원이 선택적으로 파괴됨 : '운동 신경원 질환'으로도 불림
- 중추신경계의 운동신경 세포(motor neuron)의 파괴 : 근육들이 운동신경의 자극에 대해 적절한 운동기능을 보이지 못함
- 신체에 분포된 감각신경, 자율신경 등은 거의 손상되지 않는 것이 특징 : 감각이상 또는 자율신경계 장애는 거의 나타나지 않음
- 주로 성인에게 발병됨

답 5)

92 불수의적 움직임

- 휴식 시 진전(resting tremor)
  - 진전(tremor)은 활동(activity) 수행 시 종종 감소됨

답 4)

93
- 정확한 원인은 밝혀지지 않음
- 5단계로 구분함
- on-off현상 on : 약물의 효과로 증상이 완화됨
- resting tremor가 나타남

답 2)

94

치매 환자가 다음과 같은 증상을 보인다면 GDS 단계는?

- 단어나 이름의 회상이 어렵다.
- 처음 가는 낯선 곳에서 길을 잃어버린다.
- 과거 가능했던 직업 기능 수행의 어려움으로 불안이 나타난다.

1) 1단계
2) 2단계
3) 3단계
4) 4단계
5) 5단계

95

만 72세 남성은 경도의 치매 진단을 받았다. 해당하는 CDR 점수는?

1) 0.5
2) 1
3) 2
4) 3
5) 4

96

다음과 같은 병리학적 과정을 보이는 질환은?

- 대뇌 피질(cerebral cortex)과 히포캄프스(hippocampus)에 퇴행적 변화가 나타나며, 폭넓게 퍼지는(diffuse) 특성을 가진다.
- 염증 반응을 통해 피질과 림빅(cortical and limbic)의 신경의 단백질이 비정상적인 대사과정을 통해 교차 결합된다.

1) ALS
2) 근위축증
3) 파킨슨 병
4) 헌팅턴 병
5) 알츠하이머 병

문제해설

94 GDS 3 단계

- 분명한 기억장애를 보임
- 최초로 나타나는 임상적 문제들에 직면함
- 숙련된 상담자와 면담 시 객관적인 기억장애가 관찰됨
- 증상
  - 단어나 이름의 회상이 어려움
  - 귀중품을 엉뚱한 곳에 두거나 잃어버림
  - 처음 가는 낯선 곳에서 길을 잃어버림
  - 자신의 증상들을 부인하기도 함
  - 방금 전 소개 받은 사람의 이름을 기억하지 못함
  - 독서 후 기억하는 양이 전보다 현저히 줄어듦
  - 과거 가능했던 직업적, 사회적 기능을 수행의 어려움으로 불안이 나타남

답 3)

95 CDR

- 0 : 치매 아님 : none
- 0.5 : 치매의심 : questionable
- 1 : 경도 : mild
- 2 : 중등도 치매 : moderate
- 3 : 심한 치매 : severe
- 4 : 매우 심함 : profound
- 5 : 말기 치매 : terminal

답 2)

96 알츠하이머 병 : 병리(Pathology)

- 중추 신경계(CNS)의 퇴행적 변화
  - 대뇌 피질(cerebral cortex)과 히포캄프스(hippocampus)에 발생함
  - 폭넓게 퍼지는(diffuse) 손상이 특징임
- 염증 반응(inflammatory process)
  - 피질과 림빅(cortical and limbic) 신경의 단백질이 원인이 됨
  - 단백질이 비정상적인 과정(abnormal metabolic process)을 통해 교차 결합됨
- 신경원성 질환(neurogenerative process)
  - 세포벽(cell membrane), 효소, DNA, 단백질 등이 손상됨
  - 산소에 의한(oxygen-based) 산소 독(free radical)의 과도한 제공으로 인해 발생됨

답 5)

97

다음과 같은 병리가 특징인 질환은?

> 피질과 림빅(cortical and limbic) 신경의 단백질이 비정상적인 과정을 통해 교차 결합된다. 주로 대뇌 피질과 히포캄프스(hippocampus)에 발생하며 폭넓게 확산하는 특성을 가진다.

1) 폴리오
2) 파킨슨 병
3) 헌팅톤 병
4) 루게릭 병
5) 알츠하이머 병

98

4번 염색체에 유발인자가 있으며, 줄무늬체(Corpus striatum)와 꼬리핵(Caudate nucleus) 손상이 특징인 질환은?

1) 헌팅턴 병
2) 다발성경화증
3) 중증근무력증
4) 알츠하이머 병
5) 근위축성 축삭경화증

99

다발성경화증 환자에게 가장 우선적으로 적용해야 하는 활동원칙은?

1) 변형예방
2) 관절보호
3) 사회성 강화
4) 활동 습관화
5) 피로도 관리

문제해설

97 병리(Pathology)

- 중추 신경계(CNS)의 퇴행적 변화 : 대뇌 피질(cerebral cortex)과 히포캄프스(hippocampus)에 발생함, 폭넓게 퍼지는(diffuse) 손상이 특징임
- 염증 반응(inflammatory process) : 피질과 림빅(cortical and limbic) 신경의 단백질이 원인이 됨, 단백질이 비정상적인 과정(abnormal metabolic process)을 통해 교차 결합됨
- 신경원성 질환(neurogenerative process) : 세포벽(cell membrane), 효소, DNA, 단백질 등이 손상됨, 산소에 의한(oxygen-based) 산소 독(free radical)의 과도한 제공으로 인해 발생됨

답 5)

98 헌팅턴 병 : 병리

- 1872년 George Huntington이라는 학자의 이름에서 유래한 병명임
- HD를 유발하는 유전자는 4번 염색체 상에 존재함
- 줄무늬체(Corpus striatum)의 손상
  - HD와 밀접한 연관이 있음
  - 운동 조절(motor control)에 중요한 역할을 함
  - 퇴행(degeneration)은 신경전달물질인 GABA의 감소에 의해 발생됨
- 꼬리핵(Caudate nucleus)의 손상
  - 조가비핵(putamen)의 위축(atrophy)보다 먼저 일어나며 보다 심각한 퇴행이 일어남
  - 대뇌 피질과 연결됨
  - 인지와 감정 기능에 관여함

답 1)

99 다발성경화증은 지구력의 감소와 피로도 증가가 가장 중요한 치료의 초점으로 에너지보존의 원칙을 적용해야 한다.

답 5)

100

한국판 확장된 치매임상평가척도(CDR) 중 5단계에 해당하는 지남력은?

1) 자신에 대한 인식이 전혀 없다
2) 시간에 대한 경미한 장애가 있다
3) 시간에 대해 중등도의 장애가 있다
4) 사람에 대한 지남력만 유지되고 있다
5) 시간에 대한 지남력은 상실되어 있고 장소에 대한 지남력 역시 자주 손상된다

문제해설

100 해설내용 참조

답 1)

Explanation 한국판 확장된 치매임상평가척도(Expanded Clinical Dementia Rating)

	CDR 0	CDR 0.5	CDR 1	CDR 2	CDR 3	CDR 4	CDR 5
기억력	기억장애가 전혀 없거나 경미한 건망증이 때때로 나타남	경미하지만 지속적인 건망증; 사건의 부분적인 회상만 가능; "양성 건망증"	중등도의 기억장애; 최근 것에 대한 기억장애가 더 심함; 일상생활에 지장이 있음	심한 기억장애; 과거에 반복적으로 많이 학습한 것만 기억; 새로운 정보는 금방 잊음	심한 기억장애; 부분적이고 단편적인 사실만 보존됨	부분적인 사실조차도 보통 잊어버림; 난해하거나 부적절한 말을 사용하기 때문에 기억력을 검사하기 힘든 경우가 잦음	의미 있는 기억기능이 전혀 없음; 이해력이 없거나 둔한 경우가 잦음
지남력	정상	시간에 대한 경미한 장애가 있는 것 외에는 정상	시간에 대해 중등도의 장애가 있음; 사람과 장소에 대해서 검사상으로는 정상이나 실생활에서 길찾기에 장애가 있을 수 있음	시간에 대한 지남력은 상실되어 있고 장소에 대한 지남력 역시 자주 손상됨	사람에 대한 지남력만 유지되고 있음	자신의 이름에 대해서만 때때로 반응함	자신에 대한 인식이 전혀 없음
판단력과 문제해결 능력	일상생활의 문제를 잘 해결하고 사업이나 재정문제도 잘 처리함; 과거에 비해 판단력은 아직 좋음	문제해결능력, 유사성, 상이성 해석에 대한 경미한 장애	문제해결능력, 유사성, 상이성 해석에 대한 중등도의 장애; 사회생활에 대한 판단력은 대부분 유지되어 있음	문제해결, 유사성, 상이성 해석에 심한 장애; 사회생활에서의 판단력이 대부분 손상됨	판단이 문제해결이 불가능함	단순한 지시나 명령에 대해서도 수행할 능력이 없음	문제에 대한 인식이나 주변환경에 대한 이해가 전혀 없음

101

알츠하이머병 2단계(2~10년)의 특징에 해당하는 것은?

1) 요실금 및 변실금이 특징이다
2) 지적기능에 심한 장애가 특징이다
3) 사지에 강직(limb rigidity)이 특징이다
4) 구부정한 자세(flexion posture)가 특징이다
5) 단기 및 장기 기억 모두 심한 손상이 특징이다

문제해설

101 해설내용 참조

답 5)

Explanation 알츠하이머병 2~3단계

1. 2단계(2~10년)

1) 기억 : 단기, 장기 기억 모두 심하게 장애
2) 시공간기술 : 저하된 구성 능력(poor constructions), 공간 지남력 손상(spatial disorientation)
3) 언어 : 언어빈약(Fluent aphasia)
4) 계산능력 : 계산장애(Acalculia)
5) Praxis : 관념운동(Ideomotor apraxia)
6) 인격 : 무관심 또는 과민성
7) 정신과적 장애 : 간혹 망상
8) 운동기능 : 무휴식(Restlessness), 보행(pacing)
9) EEG : Slowing of background rhythm
10) T/MRI : 정상 또는 뇌실확장, sulcus 확장
11) PET/SPECT : Bilateral parietal and frontal hypometabolism/hypoperfusion

2. 3단계(8~12년)

1) 지적기능 : 심한 장애
2) 운동기능 : 사지의 강직(Limb rigidity) 및 구부정한 자세(flexion posture)
3) Sphincter control : 요실금, 변실금
4) PET/SPECT : Bilateral parietal and frontal hypometabolism/hypoperfusion

102

다음 검사도구들이 진단하는 정신과 질환은?

• CDR	• GDS

1) 치매
2) 자폐
3) 조현병
4) 우울증
5) 정신지체

103

흑색질(substantia nigra)의 신경 세포 변성이 발생되어 도파민 결핍이 나타나는 질환은?

1) Multiple sclerosis
2) Parkinson's disease
3) Alzheimer's disease
4) Huntington's disease
5) Amyotrophic lateral sclerosis

104

다음 사례에 사용된 중재는?

- 진단
  - 치매
- 중재내용
  - 수첩을 사용하여 할 일을 메모한다.
  - 요리시간 알람을 사용해 시간을 알려준다.

1) 행동치료
2) 회상훈련
3) 재활적 접근
4) 감각운동 접근
5) 인지재활 훈련

문제해설

102 치매검사

- 인지장애에 대한 screening test : 초기 단계의 치매를 감별해 줌
- 간이정신상태검사(Mini-Mental State Examination; MMSE)
  - 시간지남력(5점), 장소지남력(5점), 언어능력(8점), 시각구성(1점) 등으로 구성
  - 이 점수를 근거로 노인장기요양보험 등급판정 또는 항치매 약물치료를 하게 됨
- 치매의 단계를 평가하는 대표적 도구
  - 임상치매척도(Clinical Dementia Rating; CDR)
  - Global Deterioration Scale(GDS)

답 1)

103 Parkinson's disease

- 원인 : 명확하지 않음, 가족력과 연관이 있음, 명확한 유전적 정의는 없음, 환경적 요소가 영향을 미침, 독성 물질이 영향을 미침, 식습관이 잠재적 위험 요소가 됨
- 발병
  - 성인에게 발병하는 가장 일반적인 질병 중 하나(퇴행성 신경 장애), 10만 명당 10~400명, 발병률은 연령에 따라 증가되는 경향, 평균 55~74세 사이에 발병함, 남성에게 호발, 흑색질(substantia nigra)의 신경 세포 변성이 발생됨 : 흑색질에서 생성되는 도파민의 결핍이 나타남

답 2)

104 보상적 중재를 이용한 재활적 FOR을 사용한 사례이다.

답 3)

105

다음 중 헌팅톤병의 대표적 증상은?

1) 복시
2) 무도증
3) 운동감소
4) 휴식시 떨림
5) 톱니바퀴현상

문제해설

105 해설내용 참조

답 2)

헌팅턴병

Explanation

• 헌팅턴병은 청소년기 발병 시 경직증상이 발생, 삼킴장애와 인지저하, 무도증이 나타난다.

발병	• 발병률 – 100,000명당 5~10명 • 신경계에 영향을 미치는 유전성 뇌질환 • 보통 발병 후 15~25년 이내 신체적, 정신적으로 무능력 상태에 이르는 퇴행성 질환 – 결과적으로 사망에 이름 • 대부분 성인기에 발병함 – 보통 30~40세 사이에 발병됨 – 20세 이전 또는 50세 이후에도 발병됨 • 부모가 보균자일 경우 – 유전될 확률은 50%로 우성유전의 형태를 지님 – 4번 염색체의 돌연변이로 인해 발병
증상	• 불수의적 움직임 • 비정상적인 걸음 • 어눌한 말투 • 연하곤란 • 인지장애 및 성격장애 등
병리	• 1872년 George Huntington이라는 학자의 이름에서 유래한 병명임 • HD를 유발하는 유전자는 4번 염색체 상에 존재함 • 줄무늬체(Corpus striatum)의 손상 – HD와 밀접한 연관이 있음 – 운동 조절(motor control)에 중요한 역할을 함 – 퇴행(degeneration)은 신경전달물질인인 GABA의 감소에 의해 발생됨 • 꼬리핵(Caudate nucleus)의 손상 – 조가비핵(putamen)의 위축(atrophy)보다 먼저 일어나며 보다 심각한 퇴행이 일어남 – 대뇌 피질과 연결됨 – 인지와 감정 기능에 관여함

106

다음과 같은 환경조정이 필요한 질환은?

- 주요 업무시간을 오전으로 조정한다
- 피로도 감소를 위한 인간공학적 도구를 활용한다

1) 헌팅톤
2) 뇌졸중
3) 중증근무력증
4) 다발성경화증
5) 길랑-바레 증후군

107

다음과 같은 증상과 중재가 요구되는 질환은?

피로, 약화, 통증, 활동 시 떨림이 주된 증상이고, 체온의 상승과 피로증가로 걷거나 활동을 할 때는 냉각조끼를 입히며, 중요한 일은 아침에 하도록 한다

1) 파킨슨 병
2) 헌팅턴 병
3) 다발성 경화증
4) 길랑-바레 증후군
5) 근육위축성 가쪽경화증

108

다음 중 근위축성 축삭경화증(ALS)의 증상으로 옳은 것은?

1) 이상감각이 발생한다
2) 인지장애가 나타난다
3) 주로 손과 발에만 근력이 약화된 후 회복된다
4) 상위운동신경 증후군 증상으로 과반사증, 바빈스키징후, 간대성 경련 등이 있다
5) 초기에 삼킴 장애, 갈비뼈사이근, 가로막 근육마비로 호흡이 어려워져 관을 통해 영양을 공급한다

문제해설

106 다발성경화정은 낮시간에 피로도가 증가하므로 주요업무는 오전 중에 실시하고, 피로도 감소를 위한 인간공학적 도구를 활용, 피로가 발생하지 않도록 적은 반복으로 긴 고정시간을 둔 스트레스칭운동, 유산소 운동을 실시하도록 교육한다.

답 4)

107 **다발성 경화증의 의학적 처치**

염증과 면역 시스템의 반응치료에 중점, 증상완화와 관리의 중점을 둔 약물치료, 대소변 조절 : 방광염엔 실금, 패드, 카테터, 고섬유성 식품섭취, 피로관리, 에너지 보존을 위해 규칙적인 운동과 스트레스 조절, 과로를 피해야 한다.

답 3)

108 운동신경만 침범하므로 이상감각은 나타나지 않고, 상부 및 하부의 운동신경세포만 선택적으로 파괴되어 인지적 문제 또한 나타나지 않는다. 질병이 진행하면서 전신의 근력이 약화되고 호흡이 어려워지는 것은 초기가 아닌 말기에 나타나는 증상이다.

답 4)

109

파킨슨 병의 보행에 대한 설명으로 옳은 것은?

1) 보행을 시작하기 쉽다
2) 점점 보행 속도가 감소한다
3) 몸통을 뒤로 젖힌 자세로 걷는다
4) 보행을 한번 시작하면 멈추기가 어렵다
5) 술에 취한 듯 비틀거리는 형태를 보인다

110

다음 중 중추신경계 퇴행성 질환은?

1) 소아마비
2) 파킨슨씨병
3) 에르브스마비
4) 중증근무력증
5) 길랑–바레증후군

111

양은 적지만 고칼로리의 식단으로 음식을 조절해야 하는 질환은?

1) 치매
2) 파킨슨병
3) 헌팅톤병
4) 다발성경화증
5) 길랑–바레 증후군

112

초기 근위축성측삭경화증(ALS) 환자의 식사 중재로 옳은 것은?

1) 턱 당기기
2) 고개 돌리기
3) 고개 뒤로 기울이기
4) 고개 앞으로 기울이기
5) 고개 건측으로 기울이기

문제해설

109 파킨슨 보행은 전형적인 비정상보행으로써 보행 중에 몸통의 굽힘 자세가 특징적으로 나타나며 한 발짝 길이가 짧게 변한다. 몸통을 앞으로 숙인자세에서 걷기 시작하면 천천히 보행속도가 증가하게 되는 가속보행이 나타나며 정지하고 싶어도 멈출 수가 없는 돌진현상이 나타난다.

답 4)

110
- 중추신경계 퇴행성 질환 : ALS, 알츠하이머, 헌팅톤병, 파킨슨씨병, 다발성경화증 등
  - 뇌성마비는 중추신경계 질환이지만 비진행성병변으로 퇴행성질환은 아님
- 말초신경계 손상 질환 : 소아마비, 길랑–바레증후군, 에르브스마비

답 2)

111 헌팅톤병은 과도한 움직임으로 인해 몸무게 유지를 위해 하루 3,000~5,000칼로리를 섭취해야 하며 칼로리가 높고 양이 적은 음식을 하루 5번 정도 먹어야 한다.

답 3)

112 병의 초기부터 혀의 운동이 제한되는 ALS 환자는 구강기 활동이 제한되므로 머리를 뒤로 젖혀 음식이 구강으로 흘러들어가도록 하여야 한다.

답 3)

113

근위축성 측삭경화증(ALS) 말기 환자에게 가장 필요한 보조도구는?

1) 리처
2) 마우스스틱
3) 오버헤드슬링
4) 짧은엄지 보조기
5) 커뮤니케이션 보드

114

다음 중 중추신경계 퇴행성 질환에 해당하는 것은?

1) 척수손상(SCI)
2) 소아마비(polio)
3) 근이영양증(PMD)
4) 근위축성 축삭경화증(ALS)
5) 길랑-바래 증후군(Guillain-Barre syndrome)

115

다발성 경화증(MS) 환자에 대한 일상생활훈련방법으로 옳은 것은?

1) 중요한 활동은 가급적 오후에 하도록 유도한다
2) 옷 껴입기, 난방용품 구입, 뜨거운 샤워 등을 권장한다
3) 급성기에는 능동운동 및 근력운동을 강한 강도로 자주 해주는 것이 좋다
4) 보장구 등은 되도록 무거운 재료로 제작하여 근력운동에 도움이 되도록 한다
5) 휠체어 앉기 자세를 유지하며, 컴퓨터 사용을 위한 팔걸이와 보조의자를 적당히 맞춘다

116

다발성 경화증(MS)의 좋은 예후에 해당하는 것은?

1) 소뇌 연관
2) 진행성 과정
3) 다중 증상성
4) 40세 이후의 발병
5) 초기 5년 동안의 최소 증상

문제해설

113 ALS 말기에는 눈동자의 움직임을 제외한 모든 운동기능이 소실되므로 안구 움직임으로 작동하는 도구를 사용한다.

답 5)

114 중추신경계 퇴행성 질환으로는 근위축성 축삭경화증, 알츠하이머, 헌팅톤병, 다발성 경화증 등이 있다.

답 4)

115 MS환자의 경우 피로도를 중요 원칙으로 하고, 활동을 가급적으로 오전에 하며, 차가운 조끼를 사용하여 체온을 조절, 무거운 재료를 사용하지 않고, 급성기에는 자세유지나 체위변화 및 폐용성 장애의 방지를 위해 관절가동범위 운동만 한다.

답 5)

116 소뇌연관, 진행성 과정, 다중 증상성 발병, 40세 이상의 발병은 나쁜 예후에 속한다.

답 5)

117

다음 사례의 환자에게 가장 접합한 중재는?

> 40대 다발성 경화증 환자는 독립적 서기가 불가능하고 상지의 근력약화의 소견을 보이고 있다. 식사 시 도움을 줄 수 있게 도구를 변형하려고 한다

1) 포크 손잡이를 얇게 한다
2) 수저나 포크를 곧게 편다
3) 도구에 벨크로를 부착한다
4) 나이프 손잡이를 얇게 한다
5) 수저 손잡이의 길이를 짧게 한다

118

다음에서 설명하는 질환의 증상으로 옳은 것은?

> • 대부분 성인기에 발병한다
> • 4번 염색체의 돌연변이로 인해 발병한다
> • 퇴행(degeneration)은 신경전달물질인인 GABA의 감소에 의해 발생한다

1) 복시가 특징적 증상이다
2) 언어와 인지 손상은 없다
3) 휴식 시 떨림이 특징이다
4) 감각 손상과 안구운동 장애는 나타나지 않는다
5) 초기에는 무도증이 나타나고 후기에는 강직이 증가한다

문제해설

117 독립적으로 서는 것이 불가능하고 상지의 근력 약화를 보이는 것으로 보아 식사를 할 때 도구를 잡고 유지하는 것도 어려울 수 있다. 그러므로 도구에 벨크로를 부착하여 물건을 유지하기 더 편리하도록 보상해줄 수 있다.

답 3)

118 헌팅톤병

발병	• 신경계에 영향을 미치는 유전성 뇌 질환 • 보통 발병 후 15~25년 이내 신체적, 정신적으로 무능력 상태에 이르는 퇴행성 질환 • 대부분 성인기에 발병함 – 보통 30~40세 사이에 발병됨 – 20세 이전 또는 50세 이후에도 발병됨 • 부모가 보균자일 경우 – 유전될 확률은 50%로 우성유전의 형태를 지님 – 4번 염색체의 돌연변이로 인해 발병
증상	• 불수의적 움직임 • 비정상적인 걸음 • 어눌한 말투 • 연하곤란 • 인지장애 및 성격장애 등
병리	• HD를 유발하는 유전자는 4번 염색체 상에 존재함 • 줄무늬체(Corpus striatum)의 손상 – HD와 밀접한 연관이 있음 – 운동 조절(motor control)에 중요한 역할을 함 – 퇴행(degeneration)은 신경전달물질인 GABA의 감소에 의해 발생됨 • 꼬리핵(Caudate nucleus)의 손상 – 조가비핵(putamen)의 위축(atrophy)보다 먼저 일어나며 보다 심각한 퇴행이 일어남

답 5)

119

다음에서 설명하는 증상을 지닌 알츠하이머병의 단계는?

- 지적기능에 있어 심한 장애가 나타난다
- 운동기능에서는 사지강직(limb rigidity)과 구부러진 자세(flexion posture)가 나타난다
- 소변 및 대변의 실수가 자주 있다

1) 발병 후 1년 이내이다
2) 발병 후 약 1~3년이다
3) 발병 후 약 4~5년이다
4) 발병 후 약 6~7년이다
5) 발병 후 약 8~12년이다

문제해설

119 해설내용 참조

답 5)

알츠하이머병의 단계별 증상

Explanation

1단계 : 1~3년	2단계 : 2~10년	3단계 : 8~12년
• 기억 : 새로운 학습의 장애, 장기회상에 있어서의 경도장애 • 시공간기술 : Topographic disorientation, poor complex constructions • 언어 : Poor word list generation, anomia • 인격 : 무관심, 간간이 과민성 • 정신과적 증상 : 슬픔, 때때로 망상 • 운동기능 : 정상 • 뇌파 : 정상 • CT/MRI : 정상 • PET/SPECT : Bilateral posterior parietal hypometabolism/hypoperfusion	• 기억 : 단기, 장기 기억 모두 심하게 장애 • 시공간기술 : poor constructions, spatial disorientation • 언어 : Fluent aphasia • 계산능력 : Acalculia • Praxis : Ideomotor apraxia • 인격 : 무관심 또는 과민성 • 정신과적 장애 : 간혹 망상 • 운동기능 : Restlessness, pacing • EEG : Slowing of background thythm • CT/MRI : 정상 또는 뇌실확장, sulcus 확장 • PET/SPECT : Blilateral parietal and frontal hypometabolism/hypoperfusion	• 지적기능 : 심한 장애 • 운동기능 : Limb rigidity 및 flexion posture • Sphincter control : 요실금, 변실금 • PET/SPECT : Bilateral parietal and frontal hypometabolism/hypoperfusion

120

다음의 증상이 특징인 질환은?

- 강직(rigidity)
- 느린 운동(bradykinesia)
- 빠른 걸음(festinating gait)
- 자세 불안정성(posture instability)

1) 치매
2) 헌팅톤병
3) 파킨슨씨병
4) 다발성 경화증
5) 근육위축가쪽경화증

문제해설

120 해설내용 참조

답 3)

파킨슨씨병의 보행·자세·표정·감정의 문제

Explanation

보행의 손상 (deteriorate)	• PD가 진행되면서 손상이 나타남 • 초기에는 정상에 가까운 보행이 가능함 • 시간이 지나면서 보행의 속도가 느려지고, 보행 패턴에 문제가 생김 • '가속 보행(festinating gait)'이 나타남 – PD의 전형적인 보행형태가 됨 – 보폭(stride)은 감소되고 속도는 증가되는 패턴이 나타남 – 'shuffling appearance'가 나타남 • 보행 시 팔 흔들기(swing)가 감소됨 • 동결(freezing) 현상이 나타남 – 움직임의 시작, 유지, 패턴 변화 등을 시도할 때 나타남 – 방향전환 때, 좁은 복도 또는 계단을 지날 때 나타남 – 칫솔질, 글씨쓰기, 말하기 등의 시도에서도 나타남
비정상적 자세 (postural abnormalities)	• 목을 앞으로 굽히고 있으며 전반적으로 구부러진(scooped) 자세를 보임 • 서 있을 때(standing) 하지의 굽힘이 나타남 – 무릎관절(knee)과 엉덩관절(hip)의 굽힘 • 정위반응(righting reaction)과 평형반응(equilibrium reaction)이 현저히 감소됨 – PD 환자가 자주 넘어지게 됨
우울증	• 약 50%의 환자에게 나타남
표정	• 얼굴 표정의 감소가 나타남 • "무표정한 얼굴(masked face)"이 특징임 • 얼굴 표정의 감소 단계 – 초기 : 한쪽 측면에만 나타남 – 병의 진행 : 양쪽 모두에서 나타남 • 얼굴 표정의 감소와 움직임의 장애로 사회적 교류가 제한되기도 함

121

ALS 환자에게 특징적으로 나타나는 증상은?

1) 욕창
2) 인지장애
3) 감각장애
4) 연하장애
5) 안구운동장애

122

흑색질(substantia nigra)의 신경 변성이 원인이 되는 것은?

1) 폴리오
2) 파킨슨 병
3) 헌팅톤 병
4) 루게릭 병
5) 알츠하이머 병

123

헌팅턴 병(Huntington's disease)의 원인은?

1) 흑색질
2) 히포캄프스
3) 4번 염색체
4) 마이엘린 수초
5) 아세티콜린 수용체

문제해설

121 잘 나타나지 않는 증상

- 안구운동 장애
- 방광 및 직장의 장애
- 감각의 장애
- 욕창
- 인지 장애

답 4)

122 파킨슨 병(Parkinson's Disease, PD)

- 발병
  - 성인에게 발병하는 가장 일반적인 질병 중 하나
  - 발병률은 연령에 따라 증가됨
  - 남성에게 호발
  - 흑색질(substantia nigra)의 신경세포 변성
    - 여기서 생성되는 도파민의 결핍이 발생
- 임상적 양상
  - 느린 진행이 특징
  - 퇴행적인 운동의 장애가 나타남
- 치명적이지는 않지만 기능적 작업수행에 영향을 미침
- 점진적인 운동기능의 상실
- 폐렴 발생
- 수의적 및 불수의적(voluntary & involuntary) 움직임의 장애 발생
- 보행, 자세, 표정, 감정의 문제 발생
- 인지, 자율신경계 기능, 구강 기능 등의 문제 발생

답 2)

123 헌팅턴 병(Huntington's disease)

- 발병률
  - 100,000명당 5~10명
- 신경계에 영향을 미치는 유전성 뇌질환
- 보통 발병 후 15~25년 이내 신체적, 정신적으로 무능력 상태에 이르는 퇴행성 질환
  - 결과적으로 사망에 이름
- 대부분 성인기에 발병함
  - 보통 30~40세 사이에 발병됨
  - 20세 이전 또는 50세 이후에도 발병됨
- 부모가 보균자일 경우
  - 유전될 확률은 50%로 우성유전의 형태를 지님
  - 4번 염색체의 돌연변이로 인해 발병

답 3)

124

다발성경화증의 초기부터 시작되는 증상은?

1) 경직(spasticity)
2) 눈떨림(nystagmus)
3) 눈 운동 시의 통증
4) 조음곤란(dysarthria)
5) 조화운동불능증(ataxia)

125

근위축성 축삭경화증의 단계는?

어깨 통증과 손의 부종이 나타난다

1) 6단계
2) 5단계
3) 4단계
4) 3단계
5) 2단계

126

파킨슨병 초기의 60대 남성에게 필요한 실내 환경수정의 내용으로 가장 타당한 것은?

1) TV는 창가에 놓는다
2) 손잡이를 모두 제거한다
3) 전화기의 버튼을 확대한다
4) 바닥의 러그와 깔개들을 모두 제거한다
5) 의자는 팔걸이가 없는 것으로 교체한다

문제해설

124
- 초기증상 : 근육 약화, 저림, 시각장애, 눈 운동 시의 통증, 시력저하
- 후기증상 : 마비, 경직(spasticity), 조음곤란(dysarthria), 조화운동불능증(ataxia), 눈떨림(nystagmus)

답 3)

125 4단계
- 어깨통증과 동측의 Hanging-arm 증후군 발생
- 휠체어에 의존적
- 심한 하지 약화
- ADL 수행이 가능하지만 쉽게 피로 느낌

답 3)

126 파킨슨병 초기의 작업치료
- 가정 내 도구(household item)의 수정(modification)
  - 진전(tremor)을 감소시키기 위해
  - 'built up handle'의 사용
  - 식사, 글씨쓰기 등에 사용
  - 옷 잠그기(fastener)의 변형
  - 신기 쉬운 신발(slip on shoe)
  - 벨크로(velcro) 의복
  - 바닥 깔개(rug)의 제거 및 가구 재배치
  - 의자는 팔걸이가 있는 의자의 사용을 권함
  - 화장실 손잡이, 높은 변기 등의 사용을 권장함
- 기타
  - '시간 관리(time management)' 테크닉이 필요
  - 피로를 위해 낮 동안 휴식 시간을 수시로 제공
  - 지역사회 자원에 대한 정보 및 지지단체(support group)에 대한 정보 제공
  - 리듬이 있는 자극 제공

답 4)

127

다음과 같은 원인과 병리를 지닌 질환은?

- 신경계에 영향을 미치는 유전성 뇌질환이다
- 줄무늬체(Corpus striatum)의 손상과 꼬리핵(Caudate nucleus)의 손상이 특징적이다
- 수의적 및 불수의적 운동의 점진적 장애가 특징이다

1) Parkinson's Disease
2) Huntington's Disease
3) MS(Multiple Sclerosis)
4) Guillain-barre syndrome
5) ALS(Amyotrophic Lateral Sclerosis)

128

치매환자의 가정환경으로 적합한 것은?

1) 집안의 바닥재는 무늬가 있는 것이 좋다
2) 자주 사용하는 물품은 잘 보이는 곳에 둔다
3) 벽과 문은 동일한 색으로 하여 혼란을 줄인다
4) 책상에는 다양한 장식품을 올려두어 감각자극이 되도록 한다
5) 다양한 계절의 옷을 옷장에 두어 계절에 맞는 옷을 고르도록 한다

문제해설

127

발병	• 발병률 : 100,000명당 5~10명 • 신경계에 영향을 미치는 유전성 뇌질환 • 대부분 성인기에 발병함 – 보통 30~40세 사이에 발병됨 – 20세 이전 또는 50세 이후에도 발병됨 • 부모가 보균자일 경우 – 유전될 확률은 50%로 우성유전의 형태를 지님 – 4번 염색체의 돌연변이로 인해 발병
증상	• 불수의적 움직임 • 비정상적인 걸음 • 어눌한 말투 • 연하곤란 • 인지장애 및 성격장애 등
병리	• HD를 유발하는 유전자는 4번 염색체 상에 존재함 • 줄무늬체(Corpus striatum)의 손상 – HD와 밀접한 연관이 있음 – 운동 조절(motor control)에 중요한 역할을 함 – 퇴행(degeneration)은 신경전달물질인인 GABA의 감소에 의해 발생됨 • 꼬리핵(Caudate nucleus)의 손상 – 조가비핵(putamen)의 위축(atrophy)보다 먼저 일어나며, 보다 심각한 퇴행이 일어남 – 대뇌 피질과 연결됨 – 인지와 감정 기능에 관여함

답 2)

128 치매환자의 환경은 혼동을 줄이기 위해 바닥재는 무늬가 없는 것이 좋으며 벽과 문은 색깔을 달리하여 구별되도록 한다. 책상은 필요한 물건 이외의 장식품을 올려놓아 이식이 일어나는 상황이 발생하지 않도록 해야 하며 옷장의 옷은 계절에 맞는 옷만 두어 계절에 맞지 않는 옷을 입는 문제행동이 발생하지 않도록 한다.

답 2)

129

Multiple Sclerosis에 대한 설명으로 옳은 것은?

1) 초기에 복시가 나타난다
2) 초기에 인지손상이 나타난다
3) 초기에 구음장애가 나타난다
4) 40~60세 사이에 주로 발생된다
5) 바이러스성 질환 후 발병하는 경우가 70% 이상이다

130

Huntington's Disease에 대한 설명으로 옳은 것은?

1) 대부분 조증이 나타난다
2) 주로 초기에 구음장애가 나타난다
3) 14번 염색체의 돌연변이로 발생한다
4) 모든 단계에서 인지 저하가 나타난다
5) 조가비핵(putamen)의 위축이 가장 먼저 시작된다

131

루게릭(Lou Gehrig) 병을 의미하는 용어는?

1) ALS
2) DMD
3) GBS
4) RSD
5) COPD

문제해설

129
- 인지손상 : 진행기
- 구음장애 : 진행기
- 20~40세에서 주로 나타남
- 30~60%는 감기 또는 바이러스성 질환 후 발병함

답 1)

130
- 조증발생 : 10%
- 주로 말기에 구음장애가 나타난다.
- 4번 염색체의 돌연변이로 발생한다.
- 모든 단계에서 인지 저하가 나타난다.
- caudate nucleus의 위축이 가장 먼저 시작된다.

답 4)

131 ALS
(Amyotrophic Lateral Sclerosis)
- ‘루게릭(Lou Gehrig)병’으로도 불려짐(프랑스에서는 Charcot’s disease)
  - 1930년대 이 질병을 앓았던 야구선수의 이름에서 기원함
- 임상적으로 근위축, 근력약화, 섬유속성 연축(spasm) 등이 나타나는 퇴행성 질환
- 대뇌 및 척수의 운동 신경원이 선택적으로 파괴됨
  - ‘운동 신경원 질환’으로도 불림

답 1)

132

헌팅턴(Huntington) 병은 우성유전을 통해 유전되는 형태를 보이는 것이 특징이다. 구체적인 문제는 무엇인가?

1) 염색체 수의 변화
2) Y 염색체 돌연변이
3) X 염색체 돌연변이
4) 21번 염색체 이상
5) 4번 염색체 돌연변이

133

다발성 경화증 환자의 에너지 보존을 위한 보상 방법 중 옳은 것은?

1) 무거운 도구를 사용한다
2) 일을 할 때 가능하면 선다
3) 중력에 저항하는 작업을 활용한다
4) 작업들을 결합하여 여분의 일을 줄인다
5) 손상되지 않은 피부에 온도테스트를 한다

134

다음 보기는 알렌 인지수준 검사(ACL) 결과이다. 해당되는 레벨은?

> • 손의 사용이 가능하다
> • 익숙한 물건의 사용이 가능하다
> • 약물과 금전 관리에는 감독이 필요하다

1) Level 1
2) Level 2
3) Level 3
4) Level 4
5) Level 5

문제해설

132 헌팅턴(Huntington)병의 원인 및 병리

- 1872년 George Huntington이라는 학자의 이름에서 유래한 병명임
- HD를 유발하는 유전자는 4번 염색체 상에 존재함
- 'Corpus striatum'의 손상
  - HD와 밀접한 연관이 있음
  - 운동 조절(motor control)에 중요한 역할을 함
  - 퇴행(degeneration)은 신경전달물질인 GABA의 감소에 의해 발생됨
- 'Caudate nucleus'의 손상
  - 'putamen'의 위축(atrophy)보다 먼저 일어나며, 보다 심각한 퇴행이 일어남
  - 대뇌 피질과 연결됨
  - 인지와 감정 기능에 관여함

답 5)

133
1) 가벼운 도구 사용
2) 앉는다.
3) 중력에 저항하는 작업을 피함
5) 감각장애

답 4)

134 해설내용 참조

답 3)

Allen의 인지수준 검사(ACL)

Explanation

Level 1 자동적 행동 (automatic actions)	• 의식은 있으나 주어진 자극에 몇 초간만 집중함 • 먹고 마실 수 있지만 관찰(monitoring)이 필요함 • 24시간 간병이 필요함 • 지남력 손상이 특징 • 통증에 대해 반응 → 소리 또는 제스처	Level 4 목적 지향적 행동 (goal-directed actions)	• 목적 있는 활동을 함 → 목표 성취를 위한 단계적 수행이 가능함 • 익숙한 내용이나 과거 경험에 대한 정보 교환이 가능함 • 단순한 업무의 반복 수행이 가능함 • 일반화의 어려움
Level 2 자세적 행동 (postural action)	• 불편함에 대한 반응 → 자세의 조절을 통해 반응함 • 대동작 움직임 → 반복하거나 따라할 수 있음 • 의미 없는 방황 • 환경에 대한 간헐적 지각이 나타남 • 단시간의 집중이 있음 • 간단한 언어지시를 수행함 → 느린 반응을 보임	Level 5 탐색 행동 (exploratory actions)	• 자연스런 탐색 활동의 시작 → 시행착오를 통한 학습 • 인과관계에 대한 이해가 있음 • 새로운 것을 학습할 수 있음 → 학습된 것을 일반화시킬 수 있음 • 자조활동에 어려움이 없음 • 현재의 정보와 과거의 정보에 대한 의사소통이 가능함 • 일상이나 업무에서 나타날 수 있는 문제 • 대인 상호관계 및 직업 유지가 가능함 • 6단계 수준의 기능을 가지지만 만족시키지는 못함 • 실직, 이혼, 별거 등이 발생할 수 있음
Level 3 손 행동 (manual action)	• 손의 사용이 가능해짐 – 물건 들어올리기 및 관찰하기 – 자연스런 동작이 나타남 – 연필로 글씨쓰기, 컵의 사용 등 • 익숙한 물건의 사용이 가능해짐 • 기본적인 일상생활 활동 수행이 가능해짐 – 옷 입기, 목욕하기, 양치질하기 등 – 간단한 가사일의 수행이 가능함 – 촉진(prompting)과 감독(supervision)이 필요함 • 약물 관리 및 돈 관리 → 감독이 필요함	Level 6 계획된 행동 (planned action)	• 인지적 장애가 없음 • 정상적 기능을 하는 수준

135

다음 중 중추신경계 퇴행성 질환에 해당하는 것은?

1) BPI
2) Myasthenia gravis
3) Parkinson's disease
4) Muscular dystrophy
5) Guillain Barre syndrome

문제해설

135 • 대표적인 중추신경계 퇴행성 질환
– ALS, 알츠하이머병, 헌팅턴 병, MS, 파킨슨 병 등
• 운동단위(motor unit) 질환
– Polio, BPI, Myasthenia gravis, Muscular dystrophy, Guillain Barre syndrome, Erb's palsy 등

답 3)

136

헌팅톤병에서 후기 증상은?

1) 언어이해력은 남아있다
2) 손에서 무도증이 보인다
3) 암산, 연속된 업무 계산, 기억력에 문제가 보인다
4) 점차 글을 쓰기가 어려워지며 글씨가 커지고 일그러진다
5) 일부 환자는 무도증이 감소하고 경직이 나타나기도 한다

137

중추신경계 퇴행성 질환을 가지고 있는 40대 남성은 병이 진행될수록 호흡근의 약화와 목과 얼굴 근육의 마비가 심해지고 있다. 반면 안구 운동장애와 감각의 장애는 거의 일어나지 않고 있다. 추정되는 이 남성의 질환은?

1) Parkinson's Disease
2) Huntington's Disease
3) MS(Multiple Sclerosis)
4) Guillain-barre syndrome
5) ALS(Amyotrophic Lateral Sclerosis)

138

다음 중 중증근무력증(myasthenia gravis)의 원인으로 타당한 것은?

1) 척수의 급성 신경염으로 인한 문제
2) 바이러스에 의한 신경원 파괴의 문제
3) 피로와 스트레스로 인한 신경 변성의 문제
4) 신경과 근육 사이의 전달물질 파괴의 문제
5) 특정 신경전달물질의 과도한 분비로 인한 문제

문제해설

136 후기 증상

- 걷지 못함
- 말을 못함
- 과긴장과 경직
- 수의적인 움직임이 불가능
- 눈 움직임 어려움
- 도움 없이 ADL 불가능
- (일부 환자) 무도증이 감소하고 경직이 나타나기도 함

답 5)

137 병의 진행에 따른 증상

- 전신의 근력약화
  - 손발에는 위축이 발생되며 걷기와 이동의 어려움이 발생됨
  - 전신 근력이 약화되어 자신의 힘으로 일어날 수 없게 됨
- 음식물을 삼키거나 말하기가 어려워짐
  - 얼굴 근육이 약화되면서 침을 흘리기도 함
  - 튜브를 통해 영양공급을 하기도 함
- 호흡의 장애 발생
  - 호흡근이 약해져 호흡곤란을 일으킴
  - 호흡기의 도움을 받아 호흡이 가능해짐

답 5)

138 중증 근무력증(Myasthenia Gravis)

- 정의 : 신경과 근육의 시냅스(nerve muscle synapse) 또는 연결부(neuromuscular junction)에 화학적 전달의 문제가 발생한 질환
- 증상
  - 골격근의 약화(weakness)
  - 흉선의 비대(large thymus gland)
  - 수의근(voluntary muscle)의 피로
  - 호흡장애

답 4)

139

다음 중 위운동신경세포 증후군에 대한 설명은?

1) 연축이 심하다
2) 근위축이 심하다
3) 병적반사는 감소한다
4) 표피반사는 감소한다
5) 주로 이완성 마비형태를 보인다

140

다음 중 중추신경계 퇴행성 질환은?

1) 소아마비
2) 근이양증
3) 중증근무력증
4) 길랑－바레 증후군
5) 근위축성 축삭경화증

141

파킨슨 환자의 전형적인 증상은?

1) 근위축(atrophy)
2) 복시(double vision)
3) 안구진탕(nystagmus)
4) 이상감각(paresthesia)
5) 휴식시 떨림(resting tremor)

142

다음 중 높은 영양의 고칼로리 음식물 섭취가 요구되는 질환은?

1) 헌팅턴병
2) 소아마비
3) 파킨슨병
4) 다발성경화증
5) 길랑－바레증후군

문제해설

139 위운동신경세포 증후군은 경직성 마비를 띠며 근위축은 거의 없고 깊은힘줄만사가 항진되며 병적반사가 나타나고 연축이 거의 없다. 표피반사가 감소한다.

답 4)

140 중추신셩계 퇴행성 질환에는 알츠하이머, 다발성 경화증, 파킨슨병, 근위축성 축삭경화증, 헌팅톤병 등이 있다. 나머지 보기는 운동단위질환이다.

답 5)

141 파킨슨 환자의 주요 증상으로는－톱니바퀴현상(cogwheel), 휴식시 떨림(resting tremor), 표정 없는 얼굴(masked face), 운동 완만증(bradkinesia)이 특징적으로 나타난다.

답 5)

142 헌팅턴병은 과도한 움직임으로 인해 몸무게 유지를 위해 하루 4000칼로리 정도를 섭취해야 하며 칼로리가 높고 적은 양을 자주 먹어야 한다.

답 1)

2

V·O·L·U·M·E

2024

합격 선배들의 맥 one pick!

퍼시픽 작업치료사 국시대비 문제집

OCCUPATIONAL THERAPY

신경계작업치료 II

발 행 2024년 4월 30일

편저자 작업치료 국시연구회
발행인 이 웅 현
발행처 퍼시픽북스
서울시 중구 충무로 29 아시아미디어타워 501호
TEL. 02-2272-7766(代) / FAX. 02-2272-7166
E-mail : papu77@daum.net

ISBN 979-11-6375-458-9

정가 Volume 2 18,000원

2024 OCCUPATIONAL THERAPY